U0214390

泉州市全国老中医药专家
学术经验传承系列丛书

# 养阳育阴 澄江传薪

中国人民政治协商会议泉州市委员会 编

海峡出版发行集团 福建科学技术出版社
THE STRAITS PUBLISHING & DISTRIBUTING GROUP | FUJIAN SCIENCE & TECHNOLOGY PUBLISHING HOUSE

图书在版编目（CIP）数据

养阳育阴　澄江传薪 / 中国人民政治协商会议泉州市委员会编. -- 福州 : 福建科学技术出版社, 2024.12.
-- (泉州市全国老中医药专家学术经验传承系列丛书).
-- ISBN 978-7-5335-7422-2

Ⅰ. R249.7

中国国家版本馆CIP数据核字第20241XD594号

出 版 人　郭　武
责任编辑　郑琳娜　林　栩
装帧设计　刘　丽
责任校对　蔡雪梅　王　钦

**养阳育阴　澄江传薪**

泉州市全国老中医药专家学术经验传承系列丛书

编　　者　中国人民政治协商会议泉州市委员会
出版发行　福建科学技术出版社
社　　址　福州市东水路76号（邮编350001）
网　　址　www.fjstp.com
经　　销　福建新华发行（集团）有限责任公司
印　　刷　福建新华联合印务集团有限公司
开　　本　787毫米×1092毫米　1 / 16
印　　张　22.5
字　　数　352千字
插　　页　16
版　　次　2024年12月第1版
印　　次　2024年12月第1次印刷
书　　号　ISBN 978-7-5335-7422-2
定　　价　80.00元

书中如有印装质量问题，可直接向本社调换。
**版权所有，翻印必究。**

泉州市全国老中医药专家学术经验传承

系列丛书

中国人民政治协商会议泉州市委员会 编

## 编委会

| 顾　　问： | 肖汉辉 | 刘林霜 | 周真平 | 王祖耀 | 洪川夫 |
| | 戴仲川 | 蔡萌芽 | 庄灿霞 | 黄世界 | 吴艺阳 |
| 主　　任： | 肖惠中 | | | | |
| 副 主 任： | 黄捍卫 | 王家春 | | | |
| 委　　员： | 林庆峰 | 黄清地 | 黄明哲 | 郭赐福 | 徐明侃 |
| | 王建芳 | | | | |
| 主　　编： | 肖惠中 | | | | |
| 副 主 编： | 林进辉 | 胡柏青 | 洪如龙 | 崔丽华 | |
| 编 撰 者： | 李智虎 | 许　讯 | 余治国 | 林家参 | 陈小平 |
| | 庄增辉 | 吴盛荣 | 郭伟聪 | 陈　敏 | 周文强 |
| | 张闽光 | 颜尧民 | 柯晓虹 | 黄志强 | 叶　靖 |
| | 吴志平 | 陈毅菁 | 张旭岗 | 林剑明 | 苏全贵 |
| | 苏福彬 | | | | |
| 指导专家： | 郭鹏琪 | 张永树 | 林禾禧 | 周来兴 | 丁秀贝 |
| | 苏稼夫 | 刘德桓 | 郭为汀 | 崔闽鲁 | 曾进德 |
| | 白剑峰 | 颜少敏 | | | |

# 养阳育阴　澄江传薪

## 编委会

主　　任：王建芳

副 主 任：阮传亮

委　　员：凌珍美　连文元　张丽茹

主　　编：周文强　张永树

副 主 编：黎　健

编　　委：吴宇航　吴端淦

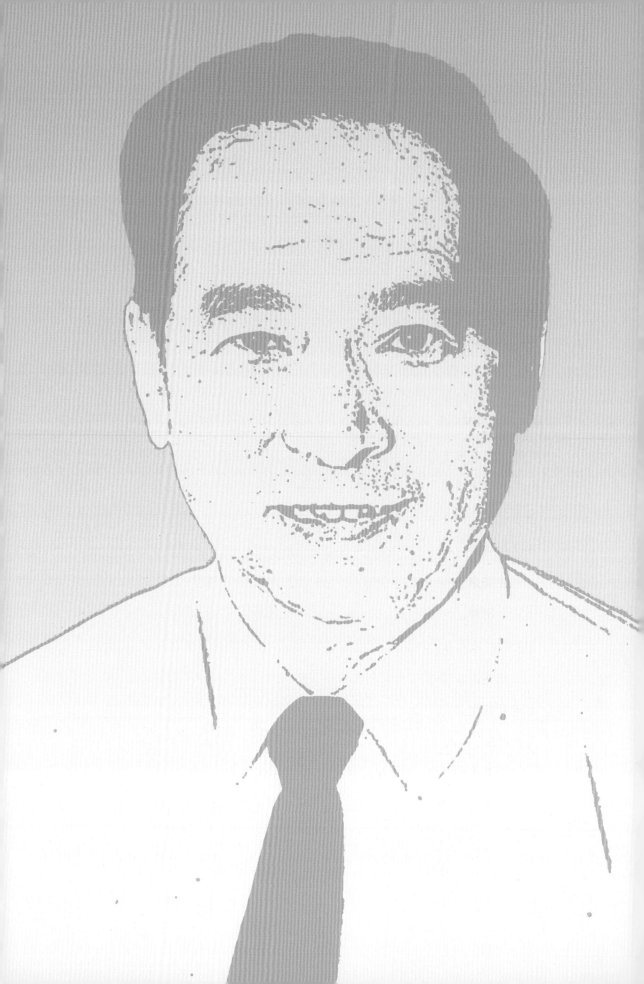

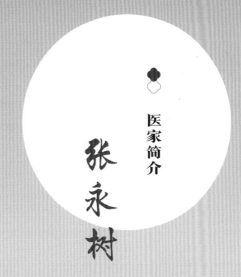

医家简介

张永树

男，1941年1月出生，福建省泉州人。师从针灸名家、福建省首批名老中医留章杰。第三批全国老中医药专家学术经验继承工作指导老师，全国名老中医传承工作室建设项目专家，福建省名中医，福建省非物质文化遗产代表项目泉州市非物质文化遗产代表项目"泉州留章杰中医针灸"代表性传承人。

曾任泉州市中医院针灸科主任，福建中医学院教授、硕士研究生导师；中国针灸学会理事，中国针灸学会耳穴诊治专业委员会和针法灸法专业委员会委员，福建省针灸治疗中心学科带头人；福建卫生系列专业技术中级和高级职务任职资格评审委员，福建省针灸学会副会长，泉州市针灸学会会长等职，兼任美国、马来西亚，以及中国香港和澳门地区10多个学术团体专家顾问。

擅长针药结合调治肝胆结石、泌尿系统结石、带状疱疹、女性尿失禁、历节痛风、中风、偏枯失语、近视、鼻渊、消渴、高血压、疖肿及其他疑难病症。形成了"养阳育阴、通调督任、灸刺并重、针药结合"的学术观点，参与编著《泉州民间偏方选编》，撰写80多篇学术论文，并多次在海内外刊物或学术会议上发表、交流。始终致力于传承弘扬承门针法灸术和中医针灸人才的培养，促进海内外承门学人的学术交流。"张永树临床经验学术思想研讨"被列入全国名老中医临床经验学术思想传承研究项目课题，曾获评中华中医药学会"中医药传承特别贡献奖"、福建省"最美医师"等荣誉。

我自故乡来，应知故乡事。欣悉泉州市政协组织编纂"泉州市全国老中医药专家学术经验传承系列丛书"，作为一名中医人，难掩情动，读之为快。

应邀作序，唯诚惶诚恐。这些老中医，亦师亦友，或常有互动，相谈甚欢；或时有耳闻，神交已久，常被他们宽厚随和、严谨朴实的为人，以及精湛的医术、高尚的医德、诲人不倦的为师风范所折服。

这些老中医，生于斯土，悬壶故里，均熟谙经典，勤于临证，发皇古义，承创新学，锲而不舍地坚持读经典、做临床，其辨证思路、立法立方，无不以阴阳、表里、寒热、虚实、气血辨证为重，依主诉，究主症，察形态，识脉象，审病因，辨证候，分阴阳，定虚实，明部位，定治法，理方药，治本与治标，扶正与祛邪，正治与反治，同病异治与异病同治，酌古准今，论深注浅，因病制宜，用药灵活，代表着当代泉州中医临床的最高水平。

丛书别开生面，分医路、医论、医案、传承和年谱五大部分，突出中医思维方式，真实记录各位老中医的成长、成才、成功之路，呈现各位老中医承师学术思想特色、医疗实践中的丰富临床经验、独特临床验案、成功带教授徒案例，以显著疗效诠释、求证前贤理论，以阐微论辨启迪、开拓后学慧心。所言所述，言简而意赅，语近而旨远。全书理趣兼顾，雅俗共赏，文史交融，图文并茂，是中医理论与临床实践相结合的生动范例，读者若能深研细究并逐渐理解其中奥妙，不失为我辈学习中医理论、提高临床诊疗水平的上佳门径。

于历史深处探寻，中医文化绵延传承，始终在兼收并蓄中历久弥新。站在新时代、新起点，中医学的系统观念在解开生命健康奥秘的征程中显现出前所未有的优势。悬壶济世，庇佑苍生，需要医者精诚至上、大爱无疆，需要接续前行、不懈求索。我们有理由相信，丛书的付梓，定会让中医更好地造福人类，让更多读者大众感悟中医的奥妙，领略中医的真谛，更好地认识中医，享用中医。

　　兹不揣浅陋，聊叙数语以为序。

中华中医药学会副会长

福建中医药大学校长

全国名中医、岐黄学者

李灿东

2023 年 9 月

# 前言

泉山晋水，草木芳华；杏林春暖，岐黄传薪。

泉州，中医药事业源远流长，独具特色。唐设医学博士与助教，宋置惠民和剂局，元有医学提举司，明清立医学正科，留有《随堂医稿》《妇人科杂症医方》《手书医传》《活婴金鉴》等一批泉州特色医书，以及秋石丹、五痔膏、养脾散、疥疮膏、赛霉安等丹膏丸散，存史传世，流通异域，滋育民众，至今仍熠熠生辉。

更有名老中医代不疏出，如唐代的杨肃，宋代的林颐寿、苏颂，元代的余廷瑞，明代的李旸、庄绰、蔡璇，清代的何天伯、黄秉衡、张廷扬，民国时期的郑却疾、涂去病，当代则有傅若谦、傅铮辉、留章杰、林扶东、王鸿珠、张志豪，以及获评的七批十几位全国老中医药专家等。这些名老中医，博览群书，日求精进，虚心应物，融合不同时代中华民族，尤其是泉州地区中医的经验与智慧，身体力行，对后学耳提面命，口传心授，使中医薪火相传，助推泉州中医药事业长期居全省领先地位，使泉州成为全省唯一获国家中医药管理局授予的"全国基层中医药工作先进市"。

时逢盛世，中医勃兴，泉州正全力推进"健康泉州"建设。中国人民政治协商会议泉州市委员会乘势而为，通过市县两级政协纵向互动、市直部门横向联动的方式，将泉州获批"全国老中医药专家学术经验继承工作指导老师"的这些专家的学术经验和临证传承编撰成书，各立专册，全方位多层面展现老中医开启良知、一心为病的道德风范和职业坚守。各分册分五大版块，医路篇，主要记述老中医成长、行医、带教经历、学术成就和科研成果等；医论篇，主要记述老中医的学术流派、学术思想、临床经验、临床科研、医学探索等；医案篇，精选了老中医的经典医案、处方等；传承篇，主要记述医术传承工作，包括老中医对自己老师的回忆和学习心得，老中医弟子跟师的经历、感悟等；年谱篇，以谱主为核心，以年月为经纬，记载老中医的学习、从医经历和学术活动等。全书力求突出学术性和资料性，兼顾通俗性和可读性，并配以老中医访谈音视频二维码，影音再现老中医的应诊实况、操作手法、带教和医路趣事等。

丛书理新验丰、观点新颖、资料翔实、评述确当、论证规范、文字顺畅，出版后可供中医药、西学中人员及中医药爱好者学习参考。基于忠实原著的精神，方中药量多为老中医个人经验用量，有部分超过了药典规范，读者应在专业医师的指导下斟酌使用。

丛书编撰过程中，得到中国共产党泉州市委员会、泉州市人民政府的鼎力支持，中国人民政治协商会议晋江、南安、安溪、永春、德化县（市）委员会，泉州市中医院等单位的有力协助；老中医们无私奉献，执笔人倾力而为，参编人员竭诚工作。借此，谨对关心支持本丛书编撰工作的领导、老中医及所有参编人员致以衷心感谢和崇高敬意！

由于编撰水平有限，丛书还存在不少不足之处，敬请广大同道及读者批评指正。

丛书编委会

2023 年 10 月

# 目录

## 医案篇 193

## 传承篇

**年谱篇**　　　　　　　　　　　　　　　　　　　339

医路篇

## 第一节 "半路出家"，以父辈为榜样

1941年1月22日，张永树出生于今泉州市鲤城区东街美里巷的一个医生家庭。张永树曾祖姑婆是泉州城内著名的民间郎中，祖父是走方医，因家境贫困下南洋谋生。其父亲张天赐10岁的时候从马来西亚回国，受父辈们的影响，父亲开始学医、从医。张永树的母亲也出身于医生之家，家族的从医氛围，让张永树从小就对医学产生了浓厚兴趣。

除了受家庭的影响外，张永树从小认了巷口一位名叫陈伯勋的老中医为干祖父，经常到他那儿玩，听他讲故事，讲中医的神奇之处。张永树总是听得很认真，那些治病救人的故事，在他小小的脑海里深深刻下。

而父亲的为人，影响了他一辈子。父亲张天赐曾经担任过当地邮政部门的保健医生，虽然他的工作职责是负责单位里50名员工的医疗保健，但后来员工的家属、亲戚及其他人都慕名前来求医。在张永树的记忆里，父亲总是"来者不拒"，认认真真为患者诊治，对患者负责，赢得了众人的尊敬和口碑。尽管父亲已去世多年，但被他诊治过的患者至今仍会怀念他。

回忆起父亲，张永树总说，虽同为医生，父亲却从来没有同自己交流过该如何治病、如何对待患者。但耳濡目染，父亲的一言一行已深深烙在他的脑海，真真切切影响着他。不管是为人处世还是行医从教，都应力求正直、认真、负责，对待患者亲和、贴心，设身处地为他们着想。

学习中医，张永树算是"半路出家"。他高中就读于泉州五中，品学兼优。1960年参加高考，他踌躇满志，梦想考上一所名牌理工大学，去圆自己的科学梦。可因父亲的"政历"问题，他被福建林学院录取。在校期间，因营养不良和卫生条件差等，张永树严重水肿并患上肝病，一学期后，因身体实在无法支撑学业，只好休学在家。1961年，泉州开办中医学徒班，打算招收一批中医学徒跟随名老中医学习，主要学习方式为半工半读。那时，张永树的父亲在海滨保健院工作，听闻这一消息，就与在家休养的张永树协商。在这样的机缘巧合下，张永树报名参加了泉州中医学徒班，随后又到福建中医学院针灸师资班进修，

从此与中医结下不解之缘。

至于后来决心选择主攻针灸专业，张永树觉得有4件事对他影响极大。一是大概在他上初中时，有一次张永树看电影期间插映的"新闻简报"专栏中报道了针刺足三里治愈阑尾炎的事例。这是张永树第一次认识针灸，虽有点懵懂但至今仍记忆犹新。二是时任福建省卫生厅副厅长黄春源的一次讲话。他说："现在中医是后继乏人，针灸是后继无人呀！"这话极大震撼了张永树。他还说："中医药是一个伟大的宝库，在你那个地区，在你那个医院，在你那个科室，在你个人身上，能不能展现中医药这个宝库呢？"三是某个深夜，张永树的父亲因牙痛剧烈不得安睡，他虽是名西医，一时也无有效措施止疼。张永树的母亲鼓励在学针灸的张永树给父亲施针治疗，张永树按所学的方法针刺父亲的合谷穴，片刻后父亲的牙痛立止。这是张永树第一次独立施针并取得疗效，给他留下很深的印象。四是厦门的施能云医师做学术报告时，比较全面地讲解了针灸的案例，给当时在台下听讲的张永树留下了深刻的印象。

既然选择了针灸，张永树发挥干一行爱一行的精神，认为人生在世应对社会有奉献，"爱事业、爱医院"是敬业精神和责任感的体现。在张永树的诊室，至今还悬挂着两张泉州市中医院病房和门诊大楼的照片，张永树认为医院也是他的家。事业是"第一生命"，要奋力去做，全心全意去做，做就要做出成绩。有这样的理想，张永树认为，这也是他的家风使然，家风对他的影响从小至今，随处可见。在他赠予母校泉州市第二中心小学的众多材料中有一张1948年东门小学成绩单，当时老师给他的操行评语是"准时、诚实"。如今退休返聘，张永树的上班时间相对自由，不受约束，但他依然准时，若迟到一两分钟，他的心都还"怦怦地乱跳"，总觉得不能心安。

这种家风，也体现在为人处世上。张永树认为，"傲骨不可无，傲气不可有"，"方技者，皆生生之具"，"天地之大德曰生"。要敬畏生命，记得自己是在调理、保护生命；记得自己是一名医生，如果追求虚的、假的东西，就不配当医生。要当好一名医生，先要学会做人。他认为人的优秀品质一是善良，二是聪明。父亲能受那么多人尊敬，也是因为他的善良。几十年来，张永树把善良具体化为行医恪守的三条准则，即"看病不收红包，开药不收回扣，看病

养阳育阴

澄江传薪

按序排队"。

1994 年 12 月，晋江的一位患者李某到泉州市中医院就诊。张永树及针灸科的医护人员不仅为他细心诊治，而且一直鼓励他与疾病抗争，他十分感激。在治疗期间，他的家属曾两次想送给张永树 200 元的红包，都被张永树拒绝了。但他的家属一再坚持，张永树实在推辞不掉，便用这位患者的名字先后办了两个存折，将钱存入账户。病愈出院时，李某收到了张永树还来的存折和存单，他感动不已，一直将存折和存单珍藏家中，留作纪念。十多年前，他将存折、存单连同一份当年的经历说明，一同寄给张永树创办的交流刊物，希望能作为医患关系信任、仁爱、感恩的资料，保存下来、传播出去。

有些患者深知张永树的"脾气"，便不送红包或者贵重的礼物，而是将自家的鸡蛋、青菜、海鲜等"土特产"作为心意赠给张医生，末了还加一句"自己家的，不是花钱买的，一点心意，你要不收就是看不起我了"。有时，实在拗不过患者的心意，张永树只得先收下。但是，他有个规矩，凡是收下东西，一定要回礼。"他经常挖空心思想给患者什么回礼，家里有合适回礼的就拿去送给患者，没有的话，就让我去买，然后再给患者送去。"张永树的妻子傅梅新笑着说。有个家里开杂货铺的吴姓患者为表示对张永树的感激之情，趁没人注意，放下一些花生等小零食，然后便悄悄离开。张永树得知后准备了一份回礼，谁知道那位患者已痊愈出院了。后来好几个月过去了，张永树还一直挂心着那份还没来得及送出去的回礼。

不让熟人插队看病，也是张永树临床看诊的一大原则。无论多熟悉的人，无论来人是谁，无论谁来打招呼，他都坚持按挂号顺序看病。在他面前，患者都是平等的，不少人以丰厚的诊金请他上门诊疗，都被他婉拒了。张永树认为，钱固然很重要，但人生在世，有许多更重要的事情，想当好医生，就不能只图赚钱。

## 第二节　勤学精进，时间就是"功夫"

　　勤勉是张永树的学习之道。1961年，因病休学的张永树，迎来了人生的一个转机。当年，卫生部倡导各地招收中医学徒。符合条件的老中医愿意收徒的，高中毕业以上文化程度愿意跟师学习的，经市卫生局以上行政部门批准，即可安排用国家认定的北京、上海等5家中医院校合编的中医教材进行师徒授课。

　　当时晋江地区（现泉州市）是中医政策贯彻十分得力的地区，在中医机构设置、人才培养及医、教、研等方面都走在全省前列。当时由蔡友敬、留章杰、曾沧海、张志豪等名中医主持教学，开办中医四班。学生每天上午跟师看病，下午学习中医理论，涉的课程有中医基础、中医诊断、中药、方剂、内、外、妇、儿、针灸、伤寒、温病各科及西医解剖等，并按阶段、学期考试，同时每周聆听省内外中西医名家讲座。除了上课，学生还要每天到药房认识中药，并学习怎么炮制、煎煮等。

　　当年10月，张永树办理了完整手续，正式参加该班学习，跟随海滨保健院伍德贤老中医学习中医。同时，在此期间张永树师承针灸名家留章杰。

　　针灸名家留章杰的中医基础理论功底深厚，医古文造诣很高，他曾在民国二十五年（1936年），专程到无锡师从近代针灸大师承淡安，全面继承他的澄江针灸学术体系，同时又学得伤寒学派真谛。学成返乡后成为开拓泉南针灸事业第一人，他在温病方面亦多有建树。在中医四班学习期间，张永树不仅聆听了留章杰老师的系统讲解，而且临床实践也得到他的细心指导。留章杰老先生的教学很严格且有针对性，常令学生豁然开朗。这段跟师经历为张永树的针灸理论和实践打下了坚实的基础，也体现了以承淡安为代表的澄江针灸学派的学术特色。

　　为践行老师留章杰"针刺欲令其舒适，勿令其痛楚，运针不痛，唯在指力"的教诲，张永树不分昼夜练习指力。他选择长而细的毫针，右手拇指、食指、中指握持针柄，先用2~3页粗草纸做捻转练习，熟练后逐步增至40~50页。捻转时注意力集中于针头，腕部悬空，做回旋式，用少许力向内推进，由"天、地、人"三个层次自浅入深缓慢进针，勿令针弯，退针时快速捻转而出，进针时捻转而进。他坚持每日练习2次以上，每次练习30~50孔，长此以往，才基本掌握针刺技能。用张永树的话讲，针灸的手法如同练书法，同样的笔、同样的纸，书法家写字就与普通人不一样。在苦练手法的同时，张永树还勤练太极拳以练气、养气。留章杰老先生除了重视针灸手法教学，也十分重视古代中医经典的传承，严格督促学生学习中医经典。张永树觉得学起来有点吃力，留章杰老先生总是耐心劝慰："你现在如果还没有读懂（中医经典著作），不要急于马上懂。读十遍，你再读时也就不难了。"就这样，张永树只要一有时间，就埋头苦读中医经典著作，哪怕逢年过节也不放松学习，还真应了名言"书读百遍，其义自见"。

"熟读王叔和，不如临证多"，在跟诊、门诊期间，张永树从不放过每一个临证机会。有时出差回家已是半夜了，第二天早上还坚持照常上班。家中有事也极少请假，除非不可抗拒的原因，绝不轻易脱岗……一切只为多临证、多学习。当时泉州市第一医院经常举办西医讲座，张永树认为应该掌握更多的西医知识，做到融会贯通，因此，只要有讲座，他几乎每场必到，早早到场占个好位置，以便听清或方便与授课老师互动。如果碰上自己没把握的病患，他会陪患者找更有针对性科室的专业医生问诊，自己则在一旁学习。张永树认为，针灸科医生，除了全心全意，还需要全科、全才。

"医家功夫在医外"，这是张永树常挂在嘴边的话。为此，除抓紧时间多读经典、多学专业外，他还要求自己要广泛涉猎、博览群书，尽量做到"上知天文、下知地理、中知人事"。他认为，医学具有社会性。人是社会的一员，要读古医书，须对当时社会的历史、地理、政治背景尽可能多地了解；看今人的病，更要对目前社会热点、民俗风貌、地理条件较为熟悉，要留意各种社会现象，才能更好地开展工作。在与他交流中，泉州古城的街头巷尾他如数家珍，闽南地区的一些俗谚趣话他也是信手拈来。他常对学生讲："当医生只知四诊八纲是不够的，要风声、雨声、读书声，声声入耳；家事、国事、天下事，事事关心。"

"好记性不如烂笔头"，这是张永树的人生哲理之一。他常讲："脑袋想的，眼睛看的、耳朵听的、嘴巴讲的，都是无形的，白纸黑字、影像资料才是永久的。"不管在工作时间，还是在生活中，只要一有问题或一有想法，他就马上记下来。勤写、勤记、勤笔录，是他至今保持不变的好习惯。翻阅他的病案，总是记录及时、书写规范，心得体会如实、客观、有深度广度。

"我是个'收破烂'的，但'破烂'不破，集久了都是好东西"。张永树常自嘲。在他家里，堆积着长年累月收集的各种资料，有医学的、有音乐的、有文学的……张永树认为，有些时候沉默的资料会说话，久积的看似无用的"废品"，经过分析，整理后可以得出规律性、结论性的东西，会有证伪效应的作用；有些看似古旧的纸张、照片，经过比对，会有巨大的指导意义。张永树举例，他的老师留章杰，有着丰富的藏书、著述、临床笔记、医案医话，"文化大革命"期间这些珍稀资料被付之一炬，令他十分痛心，但后来留章杰老先生以惊人的记忆、毅力，重新整理出不少资料，虽不足以补万一，但至今仍十分珍贵。

1979年底，取得中医师资格的张永树被泉州市中医门诊部（前身为泉州市工人医院）录用，分配到针灸科工作。1980年3月，他被选派参加福建针灸进修班学习。该班分别在厦门、泉州两地举办，以学习经典著作和留章杰、陈应龙二位传帮带相结合的形式展开教学，学制一年。学习期间，张永树师从留章杰、陈应龙、黄宗勖、施能云、林惠珍、蔡宗敏、吴宝华、黄建章、庄玉柱等老师。留章杰老先生到厦门班讲课并在泉州带教，陈应龙老先生则到泉州讲课，在厦门带教。张永树在泉州初识陈应龙老先生，陈应龙时任厦门市中医院院长，与留章杰老先生同是承淡安高足，也是蜚声海内外的针灸名家。见陈老仙风道骨，张永树真正领悟了为什么人称他为"陈半仙"。陈应龙老先生对张永树极为关心，在有限的时间内言传心授，教了他不少心法诀窍。几次交往后，陈老拍着张永树的肩膀语重心长地说，"就缺少你这样的人"，令张永树倍感责任重大。之后，两人亦师亦友，感情深厚。1988年，两人同被聘为福建省政协委员，共同为培养针灸人才撰写提案。张永树每到厦门必去拜访他老人家，而陈老再忙也会安排时间接待。黄宗勖老师则是福建中医学院针灸老专家，在教学中对张永树影响很大。黄宗勖也是承淡安中国针灸学研究社的早期社员，曾多次邀请张永树到福建中医学院执教。

针灸专业，备考特别吃力。除中医基础、方剂、中药、中医诊断、医古文外，针灸专业的学生还需另花时间熟记数百个穴位的定位、主治功能。好在张永树当年在泉州中医四班学习时打下了扎实基础，再加上平时养成的一些好的学习习惯，张永树的成绩一直名列前茅。

1982 年 4 月，经黄宗勖老师的极力推荐，张永树被选送参加福建中医学院针灸师资班学习。福建中医学院拟开设针灸专业，为此先创办师资班，为将来的授课、带教做准备。在这学制一年的学习中，张永树又拜识了孙兰英、陈俊鸿、陈以教、林宏、肖熙、白介辰、陈竹友、林求诚、蔺云桂等老师。课程除中医基础理论、医古文、针灸各分支学科外，还举办了不少名家讲座，进一步加强了理论基础，提高了专业技能。其间，张永树参与带队到南京和上海考察参观，还参加福建省第二届针灸学术年会，他作为唯一县市级单位代表，两次上台交流论文。同时，他还担任福建代表团联络员，参加华东地区首届针灸学术交流会。

两次进修学习，让张永树受益匪浅，业务能力大大提升，也在针灸学术界初露锋芒。1981 年，他担任泉州市中药加工炮制班班主任，主持泉州市正骨医院学徒班教学工作，并为学员讲授"中医基础理论""针灸学"课程；1982 年，他参加华东地区首届针灸学术交流会，在大会上作题为"灯心灸瘰脉治疗头面部疖肿"的发言；1983 年，他参加福建省首届气功学术年会，在大会上作题为"气功和中医理论"的发言，同年担任泉州市中医院针灸科负责人。在福建中医学院针灸师资班结业典礼上，张永树表示："今天老师们这么认真教导我们，明天我们也会以同样的态度带教实习的学生。"至今，张永树一直信守这个承诺，努力做好临床带教工作。

张永树一生醉心中医。退休后仍初心不改，坚持门诊、坚持学习、坚持收集资料。张永树始终认为，学业的精陋、学识的多寡与个人的辛勤成正比。他常说："我只是沿着一条正确的路努力向前走，时间到了，有所收获而已"，"如果说我今天在针灸界能有一点成绩，应归功于有幸遇到了留章杰老师，追随了承淡安针灸学派，指导我的还有朱庆才、肖玉瑞、庄琴治等老师，后来成为同事的廖美玉、杨淑真也是我实习过程中的好老师"。

而对于自己的个人得失，他说自己是"万分之一"被录用的，很幸运。1978年，中共中央批转了卫生部《关于认真贯彻党的中医政策，解决中医队伍后继乏人问题的报告》的文件。之后，卫生部、国家劳动总局发出《关于从集体所有制和散在城乡的中医中吸收一万名中医药人员充实加强全民所有制中医机构问题的通知》。1979年7月，福建省卫生厅举行了一场选拔考试，张永树被推选参加，而且成绩名列前茅，成了全国录用的"万分之一"。张永树最终在泉州市中医院门诊部（1983年并入泉州市中医院）有了"立足之地"。

个人得失是小事，学业发展是大事。对于学中医，张永树曾举例说明，泉州提线木偶戏在2008年北京奥运会开幕式上能大放异彩，那是几十年的功夫积累。学中医难就难在不能急于求成，学好中医要有信念、要有毅力、要有积累，时间就是功夫。

## 第三节　金针度人，不放弃一线希望

大医精诚。来自全国各地，甚至东南亚及美国、日本、挪威、法国、澳大利亚等地的患者，慕名前来向张永树求医，张永树常遇到各种疑难杂症。这些患者往往在来泉州之前，已经辗转多地求医，治愈的难度很大，张永树说："很多人是抱着一线希望来的，只要还有一线希望，我就要努力。"

不少疑难杂症，在张永树面前迎"针"而解，许多人说他的针是"金针"，张永树却很清醒、很冷静，他谦虚地表示："偶然中有必然，必然中有偶然，我不是神仙，不能包治百病，教训多了，经验自然也多了。"

在张永树治愈许多病例背后，是他对中医的深刻理解、对患者的宅心仁厚和对自己的严格要求。中医治病讲究因人、因地、因时制宜，张永树认为，治神是针刺的基础与前提，是达到气至的重要条件，是判断气至、得气及守气的前提和保障。建立平静的内心是医者治神的前提，只有这样，才能在针刺时做到"目无外视，手如握虎，心无内慕，如待贵人"。诊病时，张永树事无巨细，观察入微，针刺时仔细体会针下感受。张永树还认为治神需要医者善于调节患者的心理状态，做好患者的思想工作。因为很多疾病与患者的心理、情绪等密切相关。因此，治病要先治心，通过医患双方努力，才能做到"气速至而速效"。所以，常看到年逾古稀的张永树看诊时调皮得像个孩子，满嘴俏皮话，讲话风趣幽默。"找他看病，药还没吃，针还没下，已经好了一半了"，这是众多患者对张永树的评价。

张永树的诊室就像朋友的会客厅。有一位姓洪记者曾在 2020 年详细记录了张永树诊病的过程。

"请第一位"。11 月 7 日上午 9 时 30 分，张永树准点走进位于泉州市中医院的张永树传承工作室诊室坐诊。话音刚落，一位老太太在家属的搀扶下走进了诊室。

"坐，陪你来的是什么亲人啊？"

"我家女婿。"

"请坐"，当时已经79岁高龄的张永树立即起身搬了一张椅子让年轻人一起落座。

"第一次来啊，看什么啊？"张永树问。

"口腔溃疡，疼到整个脸颊，包括牙齿、鼻子都疼。睡不着。早上女婿5点就来排您的号了。"

"真是对不住了，让您一大早就来排队。"张永树翻看着女患者在其他医院的就诊病历。"您今年79岁，属狗，我们同岁，还同姓，但我要喊您老姐姐，我比您晚几个月出生。"张永树抬头微笑地看着张老太太。

听到张永树的话，张老太太笑了起来，情绪明显放松。"大便秘结，5月到现在从70多斤消瘦到65斤。"在张永树引导下，张老太太详细地介绍了自己的身体情况。

"先去查个血，我们再来聊好吗？"随后张永树请工作室的护士带张老太太去抽血。

一个小时后，张老太太带着血常规的检验报告回到工作室。"问题不大，我让护士帮你贴脚上的涌泉穴，喝7帖中药，如果没有什么不舒服的地方，可以找我这里的护士续药。"

"那我什么时候再来。"张老太太问。"不用再来一趟了，祝您身体健康！"随后张永树起身，面带微笑，送走张老太太。

记者从张永树工作室的吴端淦医生处了解到，张永树目前每周二、四、五早上坐诊，来找张永树看病的很多都是辗转各地看不好的疑难杂症患者。因此，张永树每次坐诊只看8位患者，他希望能在轻松的聊天中，全面了解患者的身体情况，对症下方，药到病除。

吴端淦医生印象深刻的是，一位来自石狮的5岁小女孩，患了特异性关节炎，出生以后每天都会呕吐，每隔两周要飞往北京看一次病，北京的大型医院"一号难求"，看病过程十分奔波。于是，家人带着孩子来找张永树。

由于长期服用含有激素的药物，当年5月来看病时，小女孩全身浮肿、神情呆滞。张永树很仔细地询问孩子的身体情况，甚至追问了患者母亲怀孕时的身体反应，当听到母亲说在孕检时曾彩超发现孩子的胃部有一块阴影时，张永树心里就有数了。

随后，张永树帮孩子贴了耳穴。整个看病的过程长达 2 小时。第二天母亲再带孩子来复诊时，非常高兴地告诉张永树，从医院回家后，孩子都没有吐过。张永树立即联系医院的彩超室，并亲自带着患者进行彩超检查，最终发现孩子的胰长了一个拇指大小的错构瘤，需要手术治疗。

3 个月以后，当家属再次带着孩子找到张老时，眼前的孩子已经眉清目秀，浮肿全消。家属告诉张永树，由于瘤所在的部位特殊，省内的许多医院都不敢接治，最后在上海新华医院手术，目前孩子恢复得很好，这次是来找张永树进行术后中医调理并表达感谢之情的。孩子的母亲说到激动处，感恩得都要下跪了。

洪姓记者跟拍当天，第二位走进工作室的患者是一位中年女性，这已经是她第二次来找张永树看病了。

"最近感觉怎么样？"

"睡觉和大便都有进步，但是我早上赤脚走路，流鼻血了。"

"万物生长虽靠太阳，但现在这个季节不适合赤脚。吃什么药都不如调节自己的情绪，你要答应我，凡事看开点。"

"嗯。"女患者低下头。

"你家住石狮哪里，门牌号几号，我去石狮的时候，要去你家讨水喝。"张永树一句话就把女患者逗乐了。"记得吃甜、吃咸，什么都不嫌，饮食要多样、新鲜、少食，尽量不要吃隔夜或隔顿的饭菜，现在天气忽冷忽热，不要着凉。"

"嗯。"女患者很认真地听着，"我晚上还泡脚了。"

"泡脚好，现在肉贵，保养好了，好上市。"

"哈哈……"女患者再一次笑了。

在聊天中，张永树也已经开好了药方。

在第三名患者进门的间隙，张永树低声告诉记者："这位女患者肺部的肿瘤已经转移到了头部，第一次来找我看病时神态疲惫，但今天看起来好多了，睡眠和大便的情况都有改善，这是好转的迹象啊。"

张永树说："看病是要有环境的。"张永树告诉记者，很多病都是"想不开"导致的，他希望他的工作室能成为朋友的客厅，患者可以在看病的过程中与他用心交流。他希望可以成变身"鸡犬相闻"的邻居，或与患者成为无话不谈的朋友，可以在这里沉思回忆，诉说衷肠。有时候一些心事说出来了，病也就好了一半。因此他总是把为患者看病的时间尽量延长。门诊至中午 1~2 点才看完最后一位患者是常有的事。

"张老您不饿吗？"有时连患者都心生敬佩，不忍心让年事已高的张永树过于劳累。张永树回答道："你们来一趟不容易，我不饿，这么多年我已经练就了自己的生物钟，不看完患者肚子不会饿。"坚守岗位多年，张永树一直是这种作风，一心为患者着想，用自己的医术守护患者健康，认真耐心地坚持看完最后一位患者。张永树的妻子也说，他们家的午饭 2 点之前基本上不会动筷，因为得等到张老下班回家一起吃。

洪记者所跟拍记录的，是张永树几十年行医的一个缩影。如此的场景，在张永树的行医生涯中每天都在不断重复着。用心做人，用韧劲做学问，用生命做事业，这是张永树的座右铭。他常说医学不是万能的，医生也不是神仙，但面对病患必须用心做人、认真负责、和善相待。对待患者要有爱的微笑、爱的眼光，要体贴。对外来务工人员要特别关照，他们不怕苦、不怕累、不怕钱少，最怕生病，生病了举目无亲、无人依靠，如果对他们爱搭不理，那真太没医德了。泉州有句古话，叫"先生时、主人福"，张永树觉得应该改为"医生缘、主人福"，就是要与患者建立一种机缘，以诚相待，这对于患者的治疗有好处。

门诊时，患者在外面等，同事问他："现在要叫谁？"张永树讲不能说"叫"，要说"请"。一字之差，给别人感觉却不尽相同，张永树说这些都是从他的老师那学来的。老师们对待患者的友善、认真态度，都深深影响着张永树。他记得，厦门市中医院的陈应龙老先生，有一次到泉州市中医院公干，当时医院没有电梯，张永树所在的针灸病房在四楼，80 多岁的陈老先生一步一步走楼梯到了四楼病房。忙完后问张永树住在哪里，那时他住在医院对面的向阳新村，陈老先生说一定要到家里看看，张永树家也是四楼，怕老师年纪大不方便，但陈老先生坚持要去。80 多岁了，登了两次四楼。后来，张永树带队到厦门市中医院参观学习，他们一群小年轻到的时候，陈老先生站在门口欢迎，跟大家一一握手，大家要离开的时候，陈老先生也是站在门口，一个一个握手道别。

养阳育阴 澄江传薪

几十年来，张永树一直以师为准，践行老师们的医者仁心。治病时，经常会详细了解患者的家庭、工作等情况。当问到家庭状况时，担心无意中会"刺痛"患者，他的措辞很小心，常常以"你家里有几口人吃饭啊"之类的问题，拉家常式地侧面了解。给患者写病历不会单写症状，而是详细记录患者发病原因、体质等各种相关信息，再进行整体考虑。看到患者排队时站着，会亲自拿凳子给患者坐。"让张老看病很放松，感觉一下子距离就拉近了。"这是绝大多数患者的看病体会。

张永树传承工作室的电脑里保存着张永树所有患者的病历。张永树会交代助手复印检验报告并整理手写病历本并保存在电脑里。"每一份病历，张老都可以跟你讲一个背后的故事。除了看病，患者们也喜欢跟张永树聊心事，因为有些心里话'沉得'只有历经世事的张老才会懂。"这是青年医生吴端淼对张永树名老中医的评价。

"对患者好是应该的，你们不要夸我医德好，只求说我是一名合格的医生。"张永树说，"我的职业是医生，调理人的身体，不只是治疗人的病，更是治疗病的人。"言必诚、行尽心、技求精，精益求精、精心探索、精准诊治、精求疗效，一直是张永树的人生追求。在他践行人生追求的过程中，张永树与许多患者都成了无话不说的好朋友。

患有慢性肾病的李婆婆是张永树的朋友之一，他俩时常通电话，张永树对她十分牵挂，不时前往晋江市东石镇李婆婆家。年逾古稀的李婆婆看到老朋友，脸上洋溢着开心的笑容。据李婆婆回忆，2011 年，她因为肾结石引发肾衰竭，血压居高不下，收缩压在 200~210mmHg，已经在泉州某医院做了 5 次血液透析，疗效甚微。当时的张永树，在泉州市内乃至福建省内都有着响当当的名气，故慕名前来求诊。张永树取足三里、外关、三阴交等穴位做针灸治疗，三次针灸之后，李婆婆的血压稳定下来。2020 年 6 月，李婆婆病情反复，虽有尿意，但一天仅能排出约 500mL 的尿液，伴头晕脑涨，十分难受。她第一时间就想到了这位老朋友，张永树立刻为她支招：买一些新鲜的独头蒜，捣烂贴敷在足底的涌泉穴处。"当晚 9 点贴完穴位，十多分钟后感觉足底发热，再去厕所，排出的尿液渐渐多了。"李婆婆连续贴敷四次后她的病痛就解决了。

张永树解释，用蒜泥贴敷穴位，是一种冷灸，或叫天灸。冷灸与针灸的原理异曲同工——通过刺激穴位，经络作用于腑脏，达到治疗的目的。用此方者最迟三天见效。但是要特别注意的是，部分皮肤比较敏感的患者每次贴敷时间尽量不超过 3 小时，以免出现足底长疱的情况，但即使长疱也不影响药效。

"张老不仅用棍针治好了我身体上的疾病，更为我带来好'孕'，他是医生，更是我们家的恩人。"患者小许说。2010 年，她准备到外地尝试体外受精，不慎患上了重感冒，声带发炎好几天都说不出话来。她来到泉州市中医院寻求张永树的帮助。

经张永树采用棍针手法治疗后，小许病情逐渐好转，十多分钟后就能说话了，对此她惊讶不已。当天就按计划前往外地做体外受精，并成功怀孕生子。多年后的一天，小许再次来到张永树的诊室，与他话家常，并感谢他当年的帮助。

中医调理也是张永树的"看家本领"，他不仅帮助癌症患者摆脱病魔，更帮助患者开启新的人生。

一位石狮的女患者，2012 年新婚不久，体检 B 超时发现左侧卵巢长有肿瘤，后复查有明显增大的迹象。2016 年 6 月 16 日，在福建省协和医院全麻剖腹探查手术切除肿瘤。病理报告为左卵巢癌（13cm×11cm×6cm）合并炎症。患者术后找到张永树时，整个人面色无华、眼神呆滞，反复说自己乏力、烦躁，需要一直喝水，晚上睡不着，睡了又多梦。虽然聊的是病情，张永树却看出了她心里的惧怕，耐心宽慰。女患者这才坦诚相告，由于需要切除一侧的卵巢，只能冰冻卵子，她一直担心今后无法生育。此后，这位患者前来看病总是非常信任张老，倾诉自己的心事，她说只有张永树的话才能使她心安，心情才会渐渐平复。经过近一年的调理，女患者前往菲律宾与家人团圆，不久便顺利产下一子。2017 年，患者特地回国携家属一起送来一块匾额。2021 年，这位女患者的亲戚前来找张永树看病，又带来一个好消息：那位女患者又添一女，如今儿女双全，日子过得舒心满足！

2012 年 6 月 16 日，因左卵巢交界性黏液性囊腺瘤伴部分癌变，时年 33 岁的刘女士到福建省协和医院进行了子宫全切术、右肝表面结节切除术、胰腺钩突囊肿切除术、右卵巢楔形切除术等 11 个部位的手术。术后，又经放疗、化疗，体质下降的刘女士找张永树进行中医调理。张永树为她制订"养阳育阴，通调督任，灸刺并重，针药结合"的调治方案，并鼓励她要乐观，提振她与病魔抗争的信心。早上针灸，下午背着艾灸盒出行、运动，日复一日，刘女士的身体逐渐康复，脸色渐渐红润起来。2020年，当刘女士再次到福建省协和医院复查时，当年的主刀医生惊叹于中医调理的神奇。在一次回访中，张永树了解到刘女士由于术后无法再生育，其丈夫与她离婚，这使她深受打击。雪上加霜的是，她为了维持生计和朋友一起做生意，生意也亏本了。双重打击下，她整个人郁郁寡欢，刚恢复的身体也受到了影响。张永树看在眼里、急在心里，于是和妻子商量怎么帮助她。张永树的妻子傅梅新也是医生，更是位"热心肠"，接到"任务"后的她主动给刘女士作心理疏导，让她保持对生活的信心。为了让刘女士有一技之长，也便于她调养身体，张永树和妻子手把手教她医学知识，张永树的妻子擅长推拿调理，从洗衣机搅拌的原理类比引申推拿的手法，讲解什么是"柔为贵，刚柔相济""点为主，点面结合""动为先，动静结合"。功夫不负有心人，刘女士顺利考取推拿师证书并在某中医馆就业，后来自己开了家理疗馆。现在她身体各项指标都很好，人也开朗了。

如今的张永树已名声在外，但他仍保持谦逊谨慎，遇上自己难以明确的病症，还会写张"介绍信"请其他专业医生帮患者看病，而自己通过研究患者治愈后的病历，改进诊疗方法。"活到老，学到老"，是他常挂在嘴边的话。他时常告诫年轻人，要有事业的紧迫感、工作的危机感，时代在前进，个人的优势有可能转瞬即逝，必须要掌握绝技、攻克难关，尤其在针灸基本功的训练上不可马虎，不要搞花架子。有广博的学识，加上精深的专业技术才是全面发展的中医俊杰。

在他的书房里悬挂着陈应龙老先生赠送的两幅墨宝，一幅是"愿将人病为己病，求得他生是我生"，另一幅是"兴废继绝"。也许，这是他执着于金针度人的最好阐释。

## 第四节　倾囊相授，"学我者必超我"

中医一个重要特点是传承性，历代名家多是师徒相传或家学传承，但现代的教学难以做到这点。张永树反复强调，不能因为自己年纪大、资历久，就可以安享"老中医"的名头，老中医在承前启后、振兴学术等方面要肩负起自己的责任。

在张永树看来，做好传承工作，中医药专业人才的培养是关键，后继无术和后继无人一样可怕。青年人承载着中医的未来，"传、帮、带"至关重要。为了让年轻人得到更好的指导，无论是入门弟子、实习生，还是海内外针灸同行，他都将自己一生的学术观点和临床经验倾囊相授。对此，张永树常提张志豪老先生题赠的那幅墨宝，"弟子不必不如师，师不必贤于弟子，闻道有先后，术业有专攻，如是而已。"张永树说，这句话，他牢记在心。

张永树很注重人才的培养，为了中医和针灸的传承和弘扬，甘为人梯，无怨无悔。1984年，黎健毕业，来到当时张永树任科室主任的泉州市中医院针灸科。尽管当时科室人手很紧，张永树仍积极鼓励年轻的医生参加进修、继续教育，他经常帮忙联系学校、写推荐信。如果遇到典型病例，就会召集科室医生一起仔细分析并讲解，所学知识从不藏着掖着。

"他觉得有责任将自己在中医、针灸方面的经验教训、心得体会传承给下一代。他经常说：'学我者必超我。如果年轻人永远输给我，一代不如一代，那么针灸这个事业就没有前途了，我不能让老祖宗留下的珍宝在我手头上断送掉'。"张永树学术继承人周文强主任医师告诉前去采访的泉州晚报记者黄宝阳。在张永树看来，自己一个人一天最多看几十、上百号患者，而教会一批善于看病的人，就可以造福更多人。

为了让学生多学点知识，张永树常与学生们开玩笑："除了上厕所、睡觉不要跟，其他时间你们都要跟在我身边。"他认为，能够带徒弟的老一辈，一般都是有所成就的，但他们成功和失败两方面的经验都有，作为学生要处处留心，老师的一举一动都是学问，都是非常重要的。当然，学生的悟性也很重要。

他记得有部电视连续剧里有句台词，徒弟学功夫时动作没做对，师父就敲着他的小脑袋说："悟性就在你的脚下。"而脚下功夫就体现在"勤、思、集、传、和"五个字上。

让年轻医师程维芬印象最为深刻的是，张永树曾将一张光碟赠予她，光碟内容是央视《中国文艺》栏目一期关于1987年版《红楼梦》剧组成员再聚首的节目。起初程维芬并不明白老师的意图，后来她悟到张永树是想借这期节目告诉学生"医家功夫在医外"的道理。张永树说，1983年作曲家王立平先生接下电视连续剧《红楼梦》的作曲工作，历时4年，他为这部电视剧创作了13首包括主题歌曲在内的全部音乐，首首脍炙人口，王立平的刻苦钻研精神值得为医者学习。

来自泉州医学高等专科学校的学生王小燕谈到侍诊张永树的感受，她说："张老人真的很好，总是毫无保留地传授我们中医的知识。中医不是'头痛医头，脚痛医脚'，经验丰富且技法纯熟的老中医药专家是积数十年经验磨炼出来的，只要认真求教就能受益匪浅，有时能学到比教科书更为重要的知识。"她觉得，跟师学习，只要用心，往往老师的一投眼、一举足都可能有可以效法学习的地方。

张永树认为中医与针灸传承的周期比较长，急功近利是学不好针灸的。作为针灸科的医生，除了要学好医古文、经典著作、脏象经络，还要弄懂中药学、方剂学。针灸科和其他科不一样，针刺的一切技术操作，都要医生亲力亲为，并且要熟练无误。因此，针灸的传承任务更重。中医的学习要重视师承，师承是你在"走投无路"的时候，你在"踌躇满志"的时候，你在"洋洋得意"的时候，老师利用自身经历给你"点"一下，甚至有时候一句话就可以提醒你或解决你很多问题。

张永树回忆起自己侍诊张志豪老先生的故事。张志豪老先生是内科医生，张永树跟诊老先生好长一段时间，在他的记忆里张志豪老先生讲课不是只讲解"第一大题""第二小题"这类固有知识，而是很切合实际，既有经典的东西又有临床常遇到的问题。比如，中药常用药材之一的生石膏，药铺里的生石膏都是敲碎了放在抽屉，张志豪老先生却提出来生石膏要切成火柴盒大小，到要用时再敲碎，不然会降低药效。用大蒜捣烂敷贴脚底治排尿困难，也是张志豪老先生经验方。所以，张永树认为，从某种意义上讲，中医是一门讲"功夫"的学科，不仅"易学难精"。更是要用心、用韧劲、用生命，做人、做学问、做事业的态度去践行，一定不能停留在一方、一学、一剂、一法，治一病上。中医传承的重要性由此可见。

同时，张永树希望学生能全身心投入学习，沉心静气做学问，尤其要重视中华优秀传统文化的学习。中医是中华优秀传统文化之一，体现的文化博大精深，中医治病讲究因人因地因时制宜，讲究平衡。比如流传至今的"男怕至、女怕分"，即男性在夏至、冬至出现病症的情况较多，而女性疾症则多发在春分、秋分。这就是古人留下来的智慧。开卷有益，学好了，需要再摸爬滚打几十年，拥有广博的学识和精湛的技术，才能做到技到病除。他还提出了"逆传承"。他说曾经有一位名望很高的老中医，每一次患者回诊时，都会问："好点了吗？"这样的问题会让患者碍于情面，没办法说出实情，从而影响判断，而他转为问"有更难受吗？"这样患者就能如实告知病情。

桃李不言，下自成蹊。跟随张永树学习过的海内外弟子，至少有几百人，无论他们身在何方，碰到困难，总能第一时间得到张永树的指导。对于曾跟随张永树学习的年轻人来说，他不仅是一位令人尊敬的师长，更是一位慈祥的家长。在生活上，张永树也力所能及地给予他们关怀。吴端淦医生回忆，有一次下班时，他见气温突变，随口说了句"好冷啊"，张永树立马拿出放在单位备用的毛衣、围巾给他。他不只关心我们，同事们的家属生病了，他都很关心，经常亲自登门探望。

曾有一位学中医的年轻人小万，一度对学业和职业规划感到极度困惑，欲放弃学习中医。在跟随张永树实习2个月后，彻底改变了自己的想法。2013年，小万本科毕业后，决定继续深造，报考针灸专业的研究生，张永树尽己所能为他提供帮助，说："他对中医、对针灸感兴趣，我有责任帮助他。"为此，《泉州晚报》记者张美娟还专门为他写过一篇专访《张永树：留氏针灸守古训　金针度人传授业》，详细记录了张永树的学习、带教等情况。

因为张永树的突出贡献，2006年，他被中华中医药学会授予"中医药传承特别贡献奖"，2010 年 11 月被确定为全国名老中医传承工作室建设项目专家，2020 年获福建省"最美医师"称号，也因为他的学科带头作用，泉州市中医院针灸科成为福建省中医重点专科、继续教育基地、国家临床重点专科（中医专业）、福建中医药大学硕士生辅导点。在他的"传、帮、带"下，2013 年 8 月，"泉州留章杰针灸"获评泉州市非物质文化遗产代表性项目，2017 年，列入福建省非物质文化遗产代表性项目，泉州市中医院针灸科成为该项目的传承点，同时，建成两个全国名老中医药专家传承工作室、石学敏院士工作站、新保松雄外国专家工作室等。一批中医针灸人才正在茁壮成长……

为了患者和学生，2001 年，退休的张永树再次回到工作岗位。他的妻子傅梅新说，20 多年前张永树刚退休，儿女们便劝他不要再到医院上班，好好颐养天年。但他认为他必须得到医院，这样患者才能找得到他，也方便带学生，直至今日他还坚守岗位。此前，他一直骑电动车上下班，风里来雨里去，让人既心疼又可敬。十多年前，出于安全考虑，在家人的坚持下，他才放弃骑电动车，改搭乘公交车上下班。

在张永树的人生中，他觉得老中医要做三件事：一是要"立言"，要创建、有学术主张、有亮点的东西；二是要做好"传帮带"，今天当好学生，明天要为人师；三是要有传人，才不会使学术断层，传人要带出一支团队。他如是说，也如是做。

# 第五节　中医姓"中"，自信创新

　　1983年，泉州市中医院迁至泉州南门新址，当年福建中医学院院长俞长荣教授前来看望带教老师，他语重心长地对张永树等人讲："你们现在带的学生都是未来中医药界的栋梁，要把中医思维的方法传承给他们。"

　　张永树牢记俞院长的嘱托，在诊疗和带教中，始终坚持中医思维。张永树认为，中医思维是学科的灵魂，就是按阴阳五行等基础理论来研究"天人合一，动衡制约"；研究人的生理及病理，指导辨证、施治、预防、养生等多方面，争取以最小的创伤达到最佳疗效。任何时候学中医的人都不可以忘了自己姓"中"，一定要做铁杆中医。在工作中，要能用中医理论来辨证施治，避免成为"不中不西"的"半拉子"医生，要善于利用中医的特色和优势，不可出现"学中医，却不信、不用、不懂中医，最后反对中医"的现象。

　　张永树始终认为，中医思维在理论上是科学的，在实践上是有效的。必须通过临床才能理解理论，掌握理论，再举一反三指导临床。这种理论与实践的紧密结合，是中医思维的典型优点。中医思维是不断积累经验，发挥感官的主观辨别（四诊八纲）并透过现象看本质，辨其邪正消长和主客观相易。理念的偏差往往是危机的开始，中医药的继承和发展首先要坚持中医思维，按中医的规律办事，才能继往开来，建立代代相传的人才梯队。

　　2009年，张永树前往美国讲课，听众主要是从中国迁居到美国的中医。当时，他讲了一句话："将来预计你们可以出现新的流派。"因为美国相关法律规定中医师只能用中医方法治疗疾病，所以中医师们必须大力钻研中医，提升自己的诊疗水平。所以，张永树分享的中医学内容，很受听众欢迎。讲学期间，有些外国人想要学习针灸，但他们称呼经络、穴位不按中医传统的名称，而是叫一号线、二号线、三号线、一号穴、二号穴……张永树说这样不行，学好中医，传统不能丢，尤其在针灸方面，世界要跟我们接轨。2010年，针灸列入世界非物质文化遗产，张永树觉得这不只是针灸界的荣誉，更是整个国家的荣誉。

　　在具体的诊疗实践中，张永树坚持从中医学出发，认为人体是一个有机的整体，机体各个组成部分在生理上相互协同合作，在病理上相互影响。坚持诊疗的整体观念，因为这是中医学对于人体本身的统一性、完整性，以及对人与自然相互关系的总体认识。临床实践中辨治不能停留于表象而忽视本质，应注重因病、因人、因时、因地制宜整体调节。学中医，既要苦干，也要巧干。观察分析、总结规律，找出"人无我有、人有我优"的诊治方法，正所谓"读方三年便谓天下无病可治，行医三年方知天下无方可用"。

在诊疗方面，张永树有很多创新。在继承老师的基础上，他总结40多年临床工作的丰富经验，提出"养阳育阴，通调督任，灸刺并重，针药结合"的学术观点。临床施治中，注重经络理论，善用经络辨证，认为手阳明大肠经在十二经中有独特的应用，其养阳、生津、通腑有着其他经络未能及的作用。养阳统领其中，养阳才能培育阴精，唯调养阳气，津可敷布，才能发挥阳气的推动作用。阳气旺盛，有动力，又有津液滋润，方能通腑，从而维持脏腑的生理功能。六腑以通为补，管道通达，运作正常则安。他进一步举例说明，自然界中水火不相容，对立又统一。万物生长靠太阳，人体不外是阳气、阴精两大部分，阳气为主，阴精为从，就好像一锅生肉，若没有火，放再久也不会熟，所以一定要把阳气顾护好。养阳要调养阳气，不单纯指补阳；育阴是培育阴精，不单纯指滋阴。所谓督任相通，阴阳调和，通调督任法主要是指药物的归经还有针刺和穴位的使用。同时，要灸刺并重，现在灸法普及了，过去是只针不灸或者重针轻灸，现在提出灸刺要并重，结合运用于临床；也要做到针药结合，针灸专业应以针为主，但是需要用药的时候也要开药。

对于经络，不同书籍有不同的解释，张永树觉得最关键的是八个字，即经络是"内属腑脏，外络肢节"的一个网络。通过对经络不同穴位的刺激，可以达到调整脏腑的功能，从而达到改善症状或调节气血、消灭病因、养生健体的作用。现在有一个学科叫实验针灸学，用很多客观的数据来说明这一疗效。比如扎了针以后，它的肌电图、胃电图检查都发生什么变化。总之，它是一种非药物的、非口服的一种强身健体、治疗疾病的方法。基于经络的全新理解，张永树运用经络皮部理论独创一种针法，称为毫针划法，用于治疗顽固性局限性皮肤病等，疗效显著。

古为今用、"土"为现用，也是张永树的一大创新。他结合临床实践，大胆运用一些民间古方、土法治疗疾病，也取得极好疗效。张永树认为，在准确临床辨证的基础上，选用适当的针具可提高针刺疗效，又因每个患者对穴位及针具的敏感程度有异，应适时地改变针具及穴位的选择。比如陈伯甫先生首创的"棍针"，是一种民间技法，张永树将它发扬光大，通过一把食指长短粗细的牛角，在相应的穴位上给予适度的揉、按、捏、压、滚等手法，使患者产生酸、麻、胀、痛等刺激感应，以快速达到疏通经络的治疗目的。他曾用棍针配合针刺治疗颈源性眩晕30例，结果显示疗效优于常规针刺治疗，用其治疗头风、面瘫、腰痛及肩周炎等疾病也显效迅速，与治疗其他针灸适应证一样有效。他以"棍针推拨法"治疗中风后遗症半身不遂103例，均疗效显著。棍针的原材料是牛角，体积小便于携带、操作简便，很适合害怕针刺的患者。他总结耳穴疗法，用压丸法贴敷耳穴治疗过敏性疾患、泌尿系统结石、心脑血管疾病、原发性高血压、呼吸系统疾病、消化系统疾病等，均疗效明显，尤其在镇痛、降压、降糖等方面优于其他疗法，且见效快。在治未病上，压丸法可预防急性结膜炎、流行性腮腺炎、上呼吸道感染、流行性感冒、晕动病、经期综合征、痛经、产后出血等疾病。20世纪80年代，他以耳穴治疗862位近视眼患者，总有效率达62%。

张永树也很重视中草药的运用，他在自己家的阳台种了许多草药。他常说，有些中药的加工炮制方法失传了，试问，有枪却没子弹怎么打仗？中医药是门"功夫"学科，包括四诊、中药的辨识与炮制，无不是"手技"。而习得这些都需要有"脚力"的勤快实践、"眼力"的精微观察、脑力的深思熟虑，青年医生都要"沾泥土、带露珠、冒热气"。中医涵盖了中华传统文化的方方面面，中医师要会针灸、会把脉、会开中药，更要会辨识中药。在张永树的教导下，他的传承人吴端淦医生在自家的阳台上种了许多可以用于药膳的青草药，张永树也很善于用这些青草药配合针灸治疗一些皮肤病等。

针对"只针不灸，重针轻灸"的诊疗现象，张永树通过临床实践积累，认为不同的灸法有其相对应的最佳适应证及病症的特殊阶段。如大剂量的关元灸法具有温阳通督、强壮筋骨的作用，适合治疗腰椎间盘突出症患者。直接灸可固护阳气，养阳育阴，广泛适用于阳气虚衰的内科疾病。创伤疗法方面，灸疮的形成有益于人体的生长，"若要安，三里常不安"，选穴上宜少而精，主要以督脉、膀胱经及脾、肾经为主。张永树曾用此法治疗1例脾虚湿困的慢性荨麻疹患者，取灵台、脾俞（双侧）直接灸，每周1次，结合针刺及拔罐神阙治疗，直接灸灵台时患者自觉热感往督脉上传导。经治1周，皮疹好转，3个月后症状基本消失，半年后随访，患者诉未再反复。

承氏亲传弟子留章杰老师学术经验的一个主要特点就是重视灸法在临床上的应用，张永树传承先师的经验，又加以创新发展，尤其常用瘢痕灸法、灯心灸对一些急症危症，收效甚佳。有一更年期妇女，时年49岁，血崩20多天不止，服用中西药未见缓解，其家人心急如焚，经多方打听，找到张永树。张永树经四诊合参后认为，此妇人面色苍黄、四肢厥冷、舌淡、齿痕重、脉沉细，属脾阳虚衰，便在患者双侧隐白穴上瘢痕灸各11壮，患者随即感觉身热，次日血崩已止。灯心灸，又名灯火灸、灯草灸，最早来自民间。对于灯心灸疗法，张永树有独特体会，用于治疗带状疱疹、痤疮、疖、脓疮等皮肤病，效果甚好。有一中学教师，左腰、腹股沟、下肢部大面积疱疹红肿，剧痛不能寐6天，诊断为"缠腰火丹（带状疱疹）"。张永树单用灯心灸治疗，次日症状大减，继续施用灯心灸，第三天基本得到控制，一周后基本痊愈。灯心灸的手法很简单，用长约1.5cm的灯心草蘸油，茶油、花生油等均可，点燃后迅速点按于病变或穴位处，以"啪"的一声熄灭为佳。张永树临床运用灯心灸治疗疖肿、腮腺炎等热毒证，均有良好的效果。在1982年福建省第二届针灸学术年会上，张永树与苏稼夫合撰的《针刺风池治疗鼻炎》和《灯心灸瘈脉治疗头面部疖肿》两篇论文引起较大反响，两次登台宣读，该论文既新颖又有疗效，而且都是取单穴，是一大特色。

张永树临床施针方面继承先师留章杰的针法，取穴少而精，主张每次针刺一般不超过6针，并善用一针疗法。在辨证取穴的基础上，特别强调行针手法，以能针刺激发循经感传促使气至病所为要。一般在针刺后无经气感应时，医者多采取提插捻转等行针手法，以达到感传的目的，而张永树较多采用运气进针手法。在进针前先用左手拇指探及穴位，用指腹端点按使气感聚集该穴，右手持针将针尖贴近穴位外层皮肤，通过运气将针身缓慢刺入穴道，此过程不提插、不捻转，却能激发循经感传，促使气至病所，提高疗效。张永树开药也是如此，一张药方很少超过 10 味药，"他开的药单，拿到药房，人家一看就知道是出自他手，处方简约，字迹苍劲有力、清晰易辨，可谓是医学界中的一股清流。"一位前去张永树科室问诊的医生说。

在发展科室针灸诊疗方面，张永树屡出奇招。泉州市中医院的针灸科，源于 1953 年 4 月 17 日留章杰和蔡友敬等名老中医发起筹组泉州市联合诊所的一个门诊部。1983 年 8 月 15 日，泉州市人民医院中医部分与该诊部合并成立泉州市中医院，医院内设针灸科由张永树和朱庆才任科室负责人。当时的针灸诊疗是个冷门科室，病患极少，为寻求突破，张永树等人从零开始，长计划、短安排，重点培养一支分工明确、团结协作的团队，争取在医、教、研各方面都做出成绩。

同年，张永树和同事苏稼夫前往厦门取经，学习厦门市中医院创办针灸病房的经验。在医务人员、医疗条件、后勤保障各方面都困难重重的情况下，终于在 1984 年创办了泉州第一个针灸病房。

病房建好后，经过团队充分研究讨论，决定推出三伏灸业务，结果就诊人员爆满，从原来的两三百人到后来的五六百人。之后，其他医院陆续开始开展类似业务，张永树他们继续开创新的诊疗方法，如张永树多年来主持贴耳治疗近视、针灸治疗肝胆系统结石的专科门诊。苏稼夫、林志苇、黄聪阳、黎健、周文强、庄垂加等医生也都主持若干个专科病种的针灸诊疗，针灸治疗带状疱疹、皮肤病、小儿厌食、哮喘、中风后遗症，颈椎病、肩周炎、腰椎关节病、风湿病、糖尿病等，并逐渐形成科室的诊疗品牌，有的诊疗方法甚至在国内外居领先地位。近年来，又将传统中医诊疗方法和现代康复技术结合建立新的康复中心，使针灸科室建设更上一个新的台阶。

张永树认为，事情是靠人办的，靠有能力的人办的。近 40 年来，针灸科能够得到快速发展，关键是有好多善于办事的能人，并形成了年龄、专长、性格不同，却都志同道合的人才梯队，大家和衷共济，相互支持。虽然有时学术观点有所不同，但做到了和而不同，形成和则两利、和则共赢的局面。张永树常说，团结一班人同心协力是真本领，替别人着想是高学问，人品好是高情商。1993 年，由于个人身体健康的原因，张永树辞去科室主任职务，主动退居二线扶持新人，科室主任由年富力强的同志担任。

从 1979 年 12 月张永树到泉州市中医门诊部报到开始工作至今，同事们仍保持协同合作、和谐友爱的关系，实在不容易。其中个人的人品固然重要，更重要的是相互尊重。大家为科室、为学科、为事业相互提携，一路走到今天，让人深悟"能设身处地为别人着想"真是天下第一学问。在医院针灸科、针灸学会理事会至今都有这样一种氛围，大家苦一点、累一点也无怨言。同时，大家深深感受到，一个团队要有一位有威望、能拍板、有远见的核心人物起协调作用，才能步伐整齐，勇往直前。成功的第一要素是要团结一帮人齐心工作，第二才是个人的本事。

张永树觉得中医队伍的建设很重要，自己年龄大了，经验也多，教训也多，可以发挥点余热，这也是他至今坚守岗位的一个重要原因。而且这支队伍已经组建起来了，他舍不得离开。在传承方面，他说他有个人使命，应该多尽一些努力，多做一些工作，所以他要坚持与同行们一起努力，也向年轻的同道学习。

## 第六节　见证历史，"我有责任记录"

张永树认为，经历比学历更重要，老中医除了承前启后、振兴学术外，也要做中医发展的历史见证者。

张永树谈道，中医发展历史见证者的一项重要使命，就是将几十年的临床第一手资料收集好，加以归纳分析，去伪存真、去粗取精。张永树整理收集时非常严谨也非常详细，"人、时、地、事"四个要素缺一不可。张永树说："作为一名医生，我正在参与实践并见证历史，我有责任记录下来，不能让有关泉州中医、针灸各个历史阶段的珍贵资料丢失。作为记录者，我有责任实事求是，记录的东西要经得起历史的推敲。"

为了更好地宣传、交流和记录针灸学术经验，1984 年，张永树创办了一份交流内刊《针灸界》。说起这份内刊，还真来之不易。1980 年 5 月，福建省针灸学会在厦门召开成立大会，陈应龙当选会长，留章杰等当选副会长。参会的张永树详细翻阅会议论文集，没有看到泉州地区医生或科研人员的文章。张永树觉得泉州的针灸自中华人民共和国成立以来一直名列全省前茅，这次怎么"无声无息"？泉州的针灸事业有这个条件，应该予以重视。

1981 年 2 月，福建省针灸学会在厦门召开理事扩大会议。3 月 13 日，晋江地区卫生局召开针灸工作会议，传达厦门会议精神，讨论贯彻意见。会上，张永树具体阐述了自己关于泉州针灸应该迎头赶上的想法，引起了大家的共鸣，并进一步提出应成立一个学术团体，做好协调工作。出席会议的时任晋江地区卫生局局长钱青极表赞成，与会的留章杰、朱庆才、许振宜、詹昌平、蔡芳颜、裴春生、周江宁等同志也提出了很好的建议。会后第二天，钱青局长请张永树把会议的内容及成立学术团体的事项写成申请报告。3 月 16 日，即印发《关于成立晋江地区针灸研究会及其工作任务的通知》，学会成立，会长留章杰，副会长黄建章、朱庆才，秘书张永树。次年 5 月，晋江地区针灸研究会召开针灸科研工作会议，地区卫生局负责人苏柱魁、地区中医学会负责人蔡友敬、王定海到会指导，出席会议人员 19 人。会上，进一步健全了地区针灸研究会理事会

养阳育阴　澄江传薪

组织机构，选出理事 8 人，并由张永树和苏稼夫任秘书长。至此，晋江地区第一个针灸学术团体开始正式架构完成。

在针灸研究会的学术活动深入开展以后，张永树深感创办一份专业刊物的重要作用。留章杰老先生十分支持他的想法，几经酝酿、筛选，最终定名《针灸界》。因刊名既要体现专业，又要有点文采，留章杰老先生认真书写十来幅刊名供选择，又亲自撰写创刊词，他写道："本刊之创，旨在为针灸界互通情报，举凡针灸科研成果、理论发明、各地针灸学术活动、针灸事业兴办、目前难病攻关之例数等，俾使针灸界互相启发、互相切磋……"1984 年 4 月 26 日，首期《针灸界》油印本小册子内部刊发了。首任编辑组组长林志苇为此付出辛劳，筹集稿源、编辑排版、校对都是他利用班余时间完成的。至今，该刊总计刊印 72 期（含 27 期增刊），受众对象涵盖海内外针灸相关从业人员，既宣传了针灸、交流了学术，又促进了沟通、记录了发展，更重要的是通过办刊形成了一支队伍，涌现了一批德才兼备的业务精英。如常务副主编黎健工作周到细致、任劳任怨，负责编辑部日常事务，既有业务水平，又有行政能力；编辑室主任周文强除针灸业务过硬外，文笔也十分了得。通过大家的不懈努力，《针灸界》已在泉州市甚至福建省中医学术领域小有名气。

张永树作为主编，时常感受来自外界方方面面的恩泽、关注和支持。当得到海内外资金赞助时，张永树自嘲为"乞丐"，而当他听到一位默默关注支持的非针灸专业同行一句"您这是在搞事业呀"的话语时，不禁潸然泪下，感叹"理解万岁"。30 多年来的不间断办刊，每一期都倾注了张永树大量的心血，现在他虽年逾古稀，但仍笔耕不辍。除了在医院门诊外，张永树大部分的时间都在家整理资料，撰写文章。老伴戏谑他说："得再买个房子才够装他的材料。"

张永树所搜集整理的资料范围很广，除针灸专业外，还涉及自己老师及各地名师的资料，甚至涉及传统民间艺术如南音、高甲戏等。尤其是自己的老师留章杰的资料，他可以说是不遗余力地收集，而且自始至今，从不间断。

1961 年，步入杏林的张永树就开始观察泉州地区中医学术流派和渊源。他认定承门渊深学宏，开始多方联络老师留章杰的传人，共同促进他承担的省级科研课题"留章杰先生针灸学术经验整理研究"项目的完成。1981 年，为确保留章杰、陈应龙两位大师传承工作的开展，在福建省针灸进修班期间，张永树抓紧了解并确认他们的弟子，建立了参加学习的近百名学员的个人档案，拓展了传承队伍。1982年，福建中医学院针灸师资班由承门弟子黄宗勖主办，张永树也按上述办法建立了一支近50人的新传承工作队伍。其间，学院指派他带队到南京中医学院参观学习。那是张永树首次到访承淡安等名老中医开创的高等中医学府，他争取时间拜识了杨长森、盛灿若等中医老前辈。其后若干年又拜谒周仲瑛、项平、邱茂良、肖少卿、杨兆民、王玲玲、王启才等中医名家，收集承老先生等人的资料。

1987年，在全国灸法会议上拜识承门亲传弟子山西省的谢锡亮，建立了密切的联系。1991年，邀请谢锡亮老先生访问泉州，谢老先生对留章杰老先生的业绩赞许有加，其后谢老先生与张永树两人飞鸿不断，并把他征集到的"承门学谊录"资料转交给张永树，助力整理及发掘，为澄江针学的研究提供更多素材。2010年8月9—10日，张永树协同旅美门人蔡达木、谢小芬教授，不远千里专程到山西侯马探望谢锡亮老先生，临别时谢老先生对大家不畏长途劳顿来访、传承故业精神表示赞许，语重心长地交代勿忘承门学派的传统德术和技艺。

1989年、1999年，张永树分别出席承淡安老先生诞辰90周年、100周年大型纪念活动，拜望其后人承为奋、梅焕慈及苏州诸位承公门人。两次纪念活动期间，拜识领导、名家、承门弟子，如王雪苔、田从豁、赵尔康、杨甲三、谢永光、陈太羲、戴念方等，以及来自美国的洪伯荣、黄煜和英国的张莹，收集承老先生的资料。

1990年，湖南中医学院筹建针灸陈列馆，张永树将收集整理以留章杰老先生为主的资料送呈，充实该馆馆藏及陈列品。并和香港针灸协会会长谢永光一起出席该馆开馆典礼。1993年，张永树专程到重庆拜访承淡安老先生的战友、中国针灸讲习所教务长张锡君及其弟子余朋千，戴念方弟子童登禄，收集承老先生资料。

2002年，时任南京中医药大学党办副主任夏有兵的博士课题是承门学术。为此，夏博士专程到泉州收集资料，张永树和泉州同仁热情接待并提供了不少有价值的资料。2012年，已是南京中医药大学副校长的夏博士，带队到海外寻找承门弟子的薪传史迹，张永树尽力帮忙联系马来西亚怡保幸镜清老先生，并由承门传人温月娥、魏锦辉接待，确保夏博士走访任务的顺利完成。

2003—2004 年，张永树应邀到新加坡、马来西亚讲学，宣讲承淡安针灸学术流派及发展。其间，拜访马来西亚怡保当地名老中医幸镜清、招行知、丘荣清，了解承门传人广东曾天治的弟子苏天佑在当地薪传业绩。苏天佑 1973 年到美国传播中医针灸，1975 年在麻省开办纽英伦针灸学校，培养了众多针灸人才。后来到中国台湾和日本等地施诊带教，并在美国定居，获"美国针灸之父"称誉。张永树整理、撰写了《美国针灸之父苏天佑在海外传播澄江针灸学派史迹》在《中国针灸》发表，填补澄江针灸学派海外传播研究的空白。2009 年，张永树和爱人傅梅新应邀赴美国考察讲学，终于与苏天佑博士相会。

此外，张永树还在世界范围内不遗余力地传播中医、针灸文化，他曾多次应邀到印度尼西亚、马来西亚、新加坡、美国等国家诊疗、讲学百余场，同时兼任中国香港和澳门，以及美国、马来西亚等的 10 多个针灸学术团体专家顾问。他毫无保留地指导、帮助针灸同行，为针灸事业的发展做出自己的贡献。

1991 年以来，张永树参与组织和领导"中国泉州—东南亚中医药学术研讨会"等 10 余次国际学术活动。1995 年，到日本讲学，传播中医针灸文化；1996 年，跟随中国医疗队到印度尼西亚服务，他克服水土不服、语言障碍等困难，用心诊治，用针灸解决许多疑难杂症，《印度尼西亚日报》曾对此做专题报道，一位 80 岁高龄的病友还赋诗相赠："大夫医术真高明，千万患者感恩深；聘期一年何其短，骊歌未唱已伤情"。2002 年，张永树再访印度尼西亚，为雅加达中医师公会做《正确认识针灸适应证》专题报告，当地《世界日报》《国际日报》都对此做了详细报道。2003—2004 年，张永树分别到新加坡、马来西亚中医院校进行学术交流与考察，张永树做了 20 多场学术讲座，所有讲座均突出中医学科特点，以临床实践的案例分析为主，深入浅出的讲解广受欢迎。2006 年 9 月、2009 年 11 月，张永树又先后为第八届和第九届亚细安中医药学术大会做主题报告，宣传中医理论及中国针灸，受联合国驻印度尼西亚卫生官员和各国专家的高度赞扬。他先后承办省级培训进修班 5 个，吸引法国、泰国、菲律宾、美国、新加坡、马来西亚、印度尼西亚、加拿大、日本，以及中国香港、中国澳门、中国台湾的学子共 100 多人到泉州市中医院学习针灸。

2010 年，中医针灸列入"世界非物质文化遗产代表性名录"，让张永树兴奋不已。他说，这个荣誉来之不易，作为针灸人，责任更重，使命更大。记录、宣传中医针灸不仅要走出国门，国内更关键，应从小学抓起。现在他们张永树团队正在与一所学校合编中医课外辅导教材，他希望越来越多学校关注中医、支持中医。其实，这不是他一时的有感而发，而是他在国外经历让他体会深刻到中医"从小抓起"的重要性。他去日本讲学，发现日本人对中国传统文化非常关注，听讲座时，大家都听得很入神。一次讲座，有一位听众问张永树："听说你们秦始皇也灸足三里呀？"张永树就把施能云老先生曾讲的满平的故事说给他听："贵国文库里有一个关于满平的记载，满平活到 242 岁，他妻子 221 岁，儿子 196 岁，儿媳 193 岁，孙子 151 岁，是因为灸足三里的关系。"当时，灸足三里在日本非常流行，后来有一位日本的脑外科博士，还专门来泉州市中医院进修针灸技术。

张永树的这些努力不仅广泛联络了海内外承门弟子，培养了针灸人才，又拓展了针灸人才队伍，宣传、记录了中医针灸。其中，内刊《针灸界》、"中国泉州—东南亚中医药学术研讨会"已成为福建省中医文化的两个品牌。2008 年起，张永树应邀成为泉州市电视台《养生之道》专题讲座主讲嘉宾，他以中医药理论结合生活实践做科普宣教，传播未病先防、已病防变、病后康复的"治未病"常识，以另一种形式宣传中医。

为传承张永树的学术经验，2007 年 11 月 29—30 日，泉州市针灸学会主办"首届海内外张永树学术经验研讨会"；2010 年 5 月，福建省针灸学会、泉州市针灸学会、泉州市中医院和泉港中医药学会在泉港共同举办"第二届海内外张永树学术经验研讨会暨张永树临床经验传授班"，张永树亲自授课。面对学员的业务需求，张永树可以说知无不言、言无不尽，学员们需要的材料，只要手头有的，都毫无保留地给学员。

对于为什么做这么多，张永树用当时自己在新加坡、马来西亚游学时撰写的一对联子回答："上联为医缘乡缘广结缘，下联为爱心恒心平常心，横批为同气相求。"

在张永树看来，中医药不仅要研究过去也要研究现在，已有的中医药理论和经验要继承才能发扬，需要留存历史，这才是珍贵的财富。目前，张永树开始转向研究养生，他认为养生最重要的是内求，是养心，并把自己的养生知识总结为56个字的打油诗：养阳育阴好修为，管好饮食通与睡；妇人经产带下顺，心态通达最珍贵；天伦乐和琴瑟随，品茗少酒杯莫醉；少小调护老来康，适度活动健寿慧。

引人注目的是，在张永树传承工作室的角落，放着一把座位处已经磨损的榫卯结构的红木椅子。门诊时，张永树穿着白大褂健步上前，稳稳地坐了上去，整个身体与椅子紧贴，双脚放在脚垫处。"有一种气场"，张永树说完这句话，微笑地闭上自己的眼睛，一副很享受的样子。实际上，这把椅子的"年龄"比泉州市中医院建院时间还长30岁。这是1953年留章杰等8位老中医创办中医联合诊所时购置的。后来诊所几易其名，这把椅子随着老中医们迁徙，直到1983年跟随张永树来到新建院的泉州市中医院。它一路见证了泉州市中医院的发展历史，也一路见证了张永树传承、发展、记录泉州针灸事业的信心、恒心和热心。

时代在前进，科技在发展，中医及针灸事业仍有一些不尽如人意的地方。为此，张永树写了一篇《中医救人，谁救中医》的文章，表达了忧虑，提出了对策。他也在《人民政协报》上刊发过《请关注中医药事业的异化》一文，提请全国政协委员关注。虽是一家之言，但也充分体现了他对中医事业发展的赤诚之心。从1961年参加泉州中医四班学习到2024年，从1964年创办泉州海滨卫生院针灸科至今整整60年，其间，张永树经历过风雨坎坷，也有过欢乐荣耀。回眸一笑，无怨无悔，张永树笑着说："针灸惠我、予我，我把针灸当饭吃"，"生命不止、奋斗不息"。

医论篇

第一章

学术特色

# 第一节　阴阳藏象观

## 一、注重阴阳学说及阳气主要功能

### （一）阴阳学说是中医的哲学基础，也是方法学基础

阴阳学说是中医学最为基本的理论，是中医学形成的哲学基础，也是中医临床思维的方法学基础。对阴阳学说的理解首先当明了"阴阳是宇宙间的一般规律"，《黄帝内经》"阴阳应象大论篇"云："阴阳者，天地之道也，万物之纲纪，变化之父母，生杀之本始，神明之府也。治病必求于本。"然而，规律是可以发现，可以认识，但不可创造，不可违背的。就人之生命而言，《黄帝内经》"生气通天论篇"曰："生之本，本于阴阳。"人之生老病死亦无法摆脱此规律，故有"阴平阳秘，精神乃治"之说。将万物及其属性分为阴阳两部分，是一种典型的二分类方法，这种方法学的概念在中医理论中是极为常见的，也是非常重要的。从脏腑属性的阴阳之分、脏腑功能的阴阳之分到临床上思维中的八纲辨证、脏腑辨证、邪正相争、治标治本，无不贯穿着这种二分类的方法。

### （二）阴阳的另一层重要意义就是承认差别

宇宙之大无不由阴阳所分，相关的事和物都分属阴阳，万事万物都有差别，都有阴阳的不同归属，而且在不同的前提下，可有不同的解读，临证之变无不以此为据。因而，在辨证时既要抓住基本相同的共性，也要注意其他客观存在的个性因素，辨证时不要拘泥于几个证型，而要注意其中差异，因病、因人、因时、因地而采取基本不同的论治。例如，同是脾虚证，不同的患者所表现的症状不会绝对相同，必然有各自阴阳之偏颇，况且到了脾虚证也常兼有心脾两虚、脾肾两虚等；又如"热因热用""塞因塞用"也是典型的知常达变的例子。

### （三）阴阳的主从关系

在"阴平阳秘"的阴阳平衡中，阴阳之间是有主从关系的，阳为主，阴为

从。中医学将人体的整体与局部、功能与形体用阴阳加以概括，认为只有通过阴阳的相互消长、转化、运动，才能保持阴阳的相对平衡，从而维持人体的生存。阳主动，化气而形成功能，具有温煦、护卫、气化、固摄、推动的作用；阴主静，成形而形成物质，具有滋养、涵润组织及充塞形体的功能。所谓"阳化气，阴成形"（《黄帝内经·素问》"阴阳应象大论篇"），正是由于阳主动、化气，阴阳的动态平衡运动以阳的变动为主导，故而有"人之生，气之聚也，聚则为生，散而为死"（《庄子》"知北游"），生命的诞生是由阳气聚敛阴气而成。张永树崇尚张介宾在《类经图翼》"大宝论"中的精辟见解："天之大宝，只此一丸红日，人之大宝，只此一息真阳。"又曰："凡万物之生由乎阳，万物之死亦由乎阳，非阳能死物也，阳来则生，阳去则死矣。"故称："自生而长，自长而壮，无非阳气为之主，而精血皆其化生也，是以阳盛则精血盛，生气盛也，阳衰则精血衰，生气衰也。"说明阳气在人体生、长、壮、老、已的生命过程中起着主要的作用。

### （四）阴阳的动态观

阴阳生于动静，"太极动而生阳，静而生阴"（周敦颐《太极图说》），为一体之两种变化状态，故曰"太极生两仪"。仪，即变化状态，由太极动静而产生，亦随其动静相对变化而变化。万物禀天地动静之性，亦有动静变化之理，万物皆可视为一太极。阴阳二气是对动静性质的形象概括，故阴阳本意不是事物的一分为二。动静即为太极相反的两种状态，太极动则不静，静则不动；动多则静少，静多则动少；欲动则不能静，欲静则不能动。阴阳互为其根，恰似钟摆左右摆动，或左或右，左极而右，右极而左；左含向右之势，右含向左之势，动极而静，静极而动。了解了这种"势"，就掌握了阴阳变化之"机"，明乎此理，自可持简驭繁。

阴阳是从事物的动态变化中体现出来的，亦应在变化中把握，属阴或属阳绝不是物质固定不变的属性，阴阳本是从事物的动静状态立论，也不应该把所有事物强行划分为何属阴、何属阳，故将阴阳分属于两种物质则违背了阴阳的原意。《老子》中所谓"万物负阴而抱阳"，亦是万物皆有动静的意思，岂可一物属阴，而另一物属阳。

### （五）阴阳的整体观

阴阳学说的建立是基于对自然界事物的认识和对客观现象的分析，其包容了众多的自然现象并与人体的生理病理建立了一系列的联系，形成了"天人相应"的整体观念，因此，在临床辨治时必须充分考虑这一系列的相关关系，从而提高辨证分析的准确性和客观性。

对阴阳整体观的认识不能仅从大的、整体的范畴进行阴阳的分类和辨别。阴阳的整体分类不只是泛泛而指，而要有准确的定位和指向。其在天为六气，在地为五运，在人则分为三阴三阳，天、地、人、阴、阳的变化是相互呼应、互为相关的。在辨证时，要从天人相应的角度出发，多因素地考虑，更重要的是进行三阴三阳的定位分析，从整体观出发寻其病因，定其病所，进而结合八纲辨证，以表里寒热虚实定其病性，从而完整、客观、准确地辨证辨病。

## ◆ 二、对阳气的认识

### （一）阳气在生理上占主导地位

从天人合一的观点看，大自然一切活力来源于阳，"万物生长靠太阳"，俗话说月光再亮也不能晒谷子。人身之贵者，莫过于阳气，阳气是生命的象征，有阳则生，阳旺则康，阳衰则病，阳绝则死。

《黄帝内经·素问》"生气通天论篇"说："苍天之气，清净则志意治，顺之则阳气固，虽有贼邪，弗能害也，此因时之序。""阳气者，若天与日，失其所则折寿而不彰，故天运当以日光明。是故阳因而上，卫外者也。"更加说明了阳气为健康之本，为寿命之根。如果阳气不固，不能发挥卫外作用，则贼邪害之，六气淫之，或外感，或热病于焉而生。可知阳气的盛衰和布达的顺畅与否可表现为卫气功能之强弱，关系到健康与否。若使阳气失其所，就必然会危及生命。

升降变化乃气化运动的基本形式之一，是人体生理活动的重要标志。而这一标志的基础是在阳气主导下的阴阳变化，是以时间的变动为依据的，这一时间是四季更迭及日夜更替。依照季节变更及每日的时间变化，阳气或生长收藏，或升降出入，从而导致了阴阳的消长变化。故《黄帝内经》以"四时阴阳"称之，强调了四时与阴阳的相关性。

升降一息，则生命终了。升降的基础在于阳气的变化，故常认为升降的动力在于阳气，即所谓"人以气化而不以精化"（黄元御《素灵微蕴》）。人体之气化升降以五脏六腑的功能活动为基础，以中气升降为枢机，中气旺盛，枢轴运转，机体气化升降正常，人体安康。从这一意义上讲，阳气在人体生理的动作过程中是占主导地位的。

### （二）阳气在病理过程中的作用

张永树师从承淡安高足留章杰，一脉相承，崇尚伤寒学派。张仲景论伤寒，亦以阴阳为纲，凡患者正气盛、抗病力强、病情呈亢奋状态者属三阳病；而患者正气衰、抗病力弱、病情呈虚衰状态者属三阴病。由此可见，在其发病过程中，正气强弱起着至关重要的主导作用，而伤寒六经分证即表现了以机体阴阳二气升降导致变化失常的态势。六经是人体生命系统中 6 个不同层次的反映，它表现了人体阳气的层次性分布，六经病证是人体之气在天地之气的影响下运行失调的结果。六经病证可分为阴阳两大类，如上所述，是以人体阳气的变动为主导的，它反映了人体阳气在病邪作用下的功能状态，具体体现在六经的开阖枢功能机制上，因此，阳气变动是《伤寒论》的着眼点。

临证多以经方取效，以用温热之药见长。以伤寒为例，阳气在人体生理上的重要地位决定了阳气虚衰乃病机关键。因为阳衰或气化升降失调，可变生百病；或卫外不固，六气淫之而为病。故有"阳盛而生病者千百之一，阴盛而生病者尽人皆是"（《素灵微蕴》）之说。

综上所述，张永树以阴阳学说为指针，从大量临床实践中悟出阳气为主的生理病理现象，提出"养阳育阴"的学术主张。在通督任、灸刺并重的医疗实践中证实其疗效是明确的，如大剂量艾灸治疗腰椎间盘突出症和原发性高血压，针刺治疗顽痹、顽固性皮肤病均取得较好的临床疗效。

# 第二节　辨证论治观

## 一、基本观点

辨证论治的基本观点为整体观念、动态观察和以调为主。

首先，从整体的观念出发，把病、人、时、地统合为整体进行考量，既把握对疾病的总体认识，又将疾病与个体患者结合考虑，了解疾病对人各种生理过程的影响，以明确各个病理过程出现的缘由；同时还应考虑病程发展、日夜变化、季节更迭、地域特点等各种时间、空间因素对患者个体的影响，以达到天人合一、身心合一。

其次，未病先预防，已病观转归，病后促康复，对患者及疾病应动态应对。阴阳生于动静，疾病是一个不断变化的动态演变过程。因此，只有用动态思维的方法去观察病情，才能全面、准确地把握疾病，进行恰当的施治。临床实践过程中，根据诊断治疗后出现的各种反应去分析、判断，而后进行再次辨证，才能进一步把握疾病本质及发展趋势。

第三，施治之时，注重以"调"为主，具体为"养阳育阴，疏导气血，补虚泻实，调畅通道"。临床特别强调"治病须识扶阳"，认为在"阴平阳秘"的阴阳平衡中，阴阳之间是有主从关系的，阳为主，阴为从。因此，必须在固护阳气的基础上保养阴精、疏导气血，以达补虚泻实的目的。

## 二、因病辨治

病和证并不是对立的，是可以有机结合的。正如张志豪老中医强调的，张仲景从来是教人辨病论治，从来是提"辨病脉证并治"的，在古医书中病、证、症并无明确区别。片面强调辨治，犹如以现代语法去解释古医书的主谓语、动宾结构一样，没有意义。

病应指中医的病因、病性、病位、病机，另一层含义是西医诊断的病名。

因病辨治有两层含义：第一层从四诊所得的信息分析中医"病"的概念（病因、病机、病能、病位），然后辨其表里寒热、虚实。然后制订相应的治则和方案；第二层则是西医的诊断病名，西医所运用的诊断手段有些是四诊的延伸，而且量化、更客观，诊断要点明确，为国际所认可，具法律效力。

然而，现在的医生多是强调西医的病名诊断，而丢弃了中医辨治的思维模式，结果就把中医异化了。要注意，中医辨病的前提是和辨证相结合，而西医的辨病也是中医必须掌握的，只有建立西医诊断，才能运用法律武器保护自己。如为患者做三伏天贴敷防治哮喘时，必须严格体检，排除肺部占位性病变、活动性肺结核、急性支气管炎、肺源性心脏病和其他严重基础性疾病的患者，保证只把支气管哮喘、喘息型支气管炎的病纳入。一来可提高疗效，二来避免医疗纠纷。

尽管如此，临床辨证仍需注意以下几点。

首先，古医书对病、证、症并无明确的划分。辨证分型是今人为统一临床症状而定的，或是长期以来各临床医家的经验所形成的，因此，一般意义上的辨治，证型有不同版本，难以统一，且不能囊括临床所见的疾病，令临床医生觉得无所适从。如典型的脾虚比兼有心、肾、肺、肝证的少得多，因为到了脾虚阶段往往难有单纯一脏受累。更进一步来说，同是脾虚，不同的病者，临证也有所不同。中医临床辨治重点在于辨别各种差异或个性，寻求病症或患者的特质，辨而治之。如果简单地按一定标准，硬把差别抹杀，只求共性的辨证不是绝对真理。

其次，中医对特殊的病名辨治效率高。民间有些确有神效的单方、验方，并无一般意义上的辨治程序，也对一般意义上的辨治提出质疑。说明临床辨治存在着不同的层次，在某些特定的情况下，仅以单纯的中医辨病亦能解决部分临床问题。从这一角度出发，因病辨治存在一定的道理，而辨证与辨病相结合也存在一定的必然性。

第三，西医的基础理论不同于中医，概念不可混同，更不可牵强附会。中医的基础理论是用宏观的方式讨论人体的系统模型，从而发展出整套医疗方法。但是其系统过于庞大，用西医微观的观点很难提供直观的证据。引进西医的方法，用西医的分科及诊断方法来重新界定中医，这种做法与其说是"中医现代化"，不如称之为"中医西医化"，其结果是使中医完全失去原有的优点。"头痛医头、脚痛医脚"是长期以来中医认定庸医的标准，然而西医化的中医大多数用的正是这个逻辑方法。应该注意的是，中西医在临床上可取长补短。有些形态学改变或认为是不治之症的，以中医的思维或可以找到解决的办法，《黄帝内经·灵枢》"九针十二原"载："疾虽久，犹可毕也。言不可治者，未得其术也。"古人云："言不治者，未得其要。"医学不是万能的，但是在不断发展的。

## 🔶 三、因人辨治

临床服务的对象是病的人，看的是人的病，不要忘记以人为本。而人是万物之灵，有其社会地位、性格感情、人际关系，其个体特异性是大量存在的。早在《黄帝内经》中就有多种对人的类型进行分类的方法，如按五行分类（《黄帝内经·灵枢》"阴阳二十五人"）分为木、火、土、金、水5型；按阴阳分类（《黄帝内经·灵枢》"通天"）分为太阴、少阴、太阳、少阳、阴阳和平之人等5型；按肥瘦分型（《黄帝内经·灵枢》"逆顺肥瘦"）把人分为肥壮人、瘦人、常人、壮士、婴儿等5型；按情志分型（《黄帝内经·素问》"血气形志篇"）指出由于形志苦乐的不同，而形成形乐志苦、形乐志乐、形苦志乐、形苦志苦、形数惊恐等5型。

由于不同类型的人有着不同的情志变化，进而可产生不同的生理病理过程，这也从侧面提示要将七情辨治放在重要的位置上。若从脏腑的基础生理因素考虑，心为君主之官，心理调节是健康、康复的重要因素。不同类型的患者将导致不同的医患关系，以及医患之间不同的沟通方式，而临床辨治是需要一个良好氛围的，当医生必须有过硬的专业素质、心理素质和人际关系协调能力。这也是因人辨治中一个极为重要的内容。

## 四、因时辨治

因时辨治不应仅达到"春夏养阳、秋冬养阴"（《黄帝内经·素问》"四气调神大论篇"）或"冬病夏治"的片段性治疗水准，而应该达到运气病机制论、运气辨证理论、运气论治理论这样的医学地理气象学水平，或者达到子午流注针法所揭示的时间医学水平，从而形成系统的理论以指导临床辨治。然而，以上的理论学说有着逐渐走向消亡的趋势。目前，大多学生对此避而不学，作为中医学的高难理论，其现状是束之高阁，未能较好地运用于临床。若临床医生没有充分意识到这些理论对实践的重大指导意义，对此视而不见，那么传统中医理论的弘扬也无从谈起了。

中医学的整体观念有两个层面的含义，一是将人体的脏腑、经络、气血等作为一个整体来考虑分析，以得出有关的生理病理机制，并据此进行相关的辨治；二是指宇宙气化与人体气化的宏观整体关系，这个关系即是"天道—气化—物候（包括病候）"的关系。立足于脏腑气化与外界"六化"的气化辨证，着眼于辨清这两类矛盾相互作用的焦点，从而打开辨证论治的广阔领域。然而，在临床上往往只考虑第一个层面的内容，而大大降低了辨证论治的水平，使许多疾病的治疗"未得其要"。

## 五、因地辨治

中医的运气学说不仅考虑了时间、物候与人体之间的关系，同时也考虑了人体在不同地理情况或不同地域下所产生的不同生理病理变化，以及由此导致的对疾病的易感性和疾病的不同传变，系统地揭示了人与空间的关系。因此，中医的整体观念是从人的整体，以及人与时间、空间统一的整体出发进行考量，从而形成的"天人合一"观念。在这样的理论指导下，人体内产生的变化是无穷尽的，而作为医者的职责则是探索并遵循其变化规律，以达到"循而治之"的目的。从这一角度出发，因地辨治与因病、因人、因时辨治同样重要。如果这样考虑问题，临床的辨治过程在程序上也就相应地产生了诸多的环节，而每一个环节都存在着大量的变数，这毫无疑问会给学习者增加了很多的困难，也易产生多个方向的歧途，这也是中医学为什么在很大程度上依赖于临床经验。也正是因为有着大量的变数，其疾病的发展或康复的结果将变得"一切皆有可能"。所以一旦掌握其间的规律，临床的辨治思路将大大拓展，使许多一般性治疗达不到的目的变得有可能实现。

在因地辨治方面，要注意中药药效与产地（还有收获季节）的相关性，以及地方的人文习俗与辨治的关系。有的民间习俗、饮食习惯将直接或间接地影响治疗的结果，如山西的醋、四川的麻辣、印度尼西亚的喜灸、端午节的雄黄酒等。同时，环境因素也是因地辨治的重要内容，如空气的流通性、周边环境的污染等。

# 第三节　经络辨治观

　　将经络及其理论运用于人体的生理、病理、预防、诊治、康复称为经络辨治。

　　今人强调辨证论治是中医学的精髓，但多谈及脏腑、三焦、气血津液、卫气营血及八纲辨证等，鲜有专论经络辨治的理论和临床资料，这是个重大疏忽。实践证明，将经络理论运用于临床是十分有效的，针灸工作者有必要重视这一命题。

　　张永树重视经络理论，注重经络辨治。经络在人体的分布，纵横交错，互相网络，内属于脏腑，外络于肢节，每一条经脉都有一定的分布部位，这是固定不变的。根据经脉分布的部位和所联系的脏腑生理病理特点，详细分析各种临床表现，确定病在何经、何脏、何腑，而后予以循经治疗，或予辨证用药，结合引经药使。张永树常以制附子温煦督脉；制龟甲、紫河车摄任脉；熟地黄、黄精入足少阴；柴胡、当归入少阳等。

　　强调经络辨治不是要否定其他的辨治方法。运用经络辨证，要有整体观念，必须注意经脉、脏腑与人体各个组织器官的相互联系和相互影响的规律，要全面深入地了解疾病的发展和分析证候的演变过程。经络辨证，除了指出经脉脏腑所属的病症外，还应分析其寒、热、虚、实等证候属性，以及经络、脏腑、气血、阴阳的偏盛偏衰，这就必须同时应用脏腑、八纲、气血等辨证方法。此外，还必须因病、因人、因时、因地和医者本人的经验去取舍从何种方法辨治。同样一个人身上患的病可以用不同方法施治而达到殊途同归的效果。当然其中有疗效的差别、副作用多少的差别。

　　《黄帝内经·灵枢》"经脉"记载了十二经脉病候的"是动病"和"所生病"，这些症候群是古人通过实践肯定的，可以对照症候，直接诊断出病变的经络。尤其要关注十二经脉的"所生病"，就经络而言，阳经起着主导作用。人是以脏腑为中心，通过经络联成一整体，就脏腑而言，五脏为主导。阴经主所属五脏所生病；但阳经所主的不只是六腑，而是有较大的主治范围。如手阳明大肠经是主津之所生病，手太阳小肠经是主液之所生病，手少阳三焦经是主气之所生病，足阳明胃经是主血之所生病，足太阳膀胱经是主筋之所生病，足少阳胆经是主骨之所生病。

其临床上常取以下经脉所属之腧穴。

## ◆ 一、手阳明大肠经

手阳明大肠经有三大作用：养阳、生津、通腑。养阳统领其中，养阳才能培育阴精，唯调养阳气，阳气生精，故能生津，阳气推动，"津"可敷布；阳气旺盛，有动力，有津液滋润，方能通腑，从而维持肠腑生理功能。六腑以通为补、为用，管道通达，运作正常则安。阳明经为十二经中阳气最旺之经，养阳为其最主要作用。

刺手阳明大肠经穴之手三里治外感是张永树常用的鼓动阳气、驱邪外出、见效快速的绝技。症见恶寒、发热、鼻塞、喷嚏、流清涕、头痛、头晕、周身酸楚、舌淡红、苔薄白、脉浮，单取手三里一穴，予强刺激，患者有微微汗出之感，上症即可消除，体温可下降1~2℃，外感获愈。外感初期表阳被郁，针刺手三里，可振奋阳气和卫气，"阳明之经气旺，则卫气外发而汗出。"外邪从汗而解。在外感多发的季节每周都有数位外感患者求治。弟子跟师期间，初步统计张永树刺手三里治外感发热52人次，体温下降者有35例，占67.3%。该疗法刺激强，孕妇、体弱者禁用。

《黄帝内经·灵枢》"决气"云："腠理发泄，汗出溱溱，是谓津。""五癃津液别"载："三焦出气，以温肌肉，充皮肤，为其津，其流（留）而不行者为液。"津是指向外分泌的体液，包括汗、泪、唾液等。手阳明大肠经"是主津所生病者"，所举病症有齿痛、目黄、口干、鼽衄、喉痹等，其涉及部位为口齿、鼻、眼、咽喉。在临床上，针刺手阳明大肠经的合谷或手三里等穴，患者口中有生津的感觉，口干、咽干即刻得到缓解，随着津足而治愈他疾的有慢性咽炎、消渴等。针刺激发了手阳明经经气，生津乃阳气布达的结果。弟子初步统计了门诊伴口干、咽干症状并针刺合谷或手三里的患者243人次，有生津感觉的患者212人次，占87.2%。其中，针刺合谷的生津作用优于手三里。张永树曾在全国针灸会议期间的义诊中复现了针刺合谷生津，令参会的针灸专家、教授颇感兴趣。

手阳明经属大肠、络肺，取该经穴灸刺可通宣肠腑而见奇效。六腑以通为用、以通为补，是中医防治疾病的绝妙之处。经络也是通道，亦应"以通为用、以通为补"，手阳明大肠经当首选。阳经主"津、液、气、血、筋、骨"，只有津为向外的、排出的，因此"津"所对应的手阳明大肠经的"通"很重要。可理解为广义的"腑"的汗腺、泪腺、唾液腺，如开合失度、"不通"，也将出现一系列病理变化。其次，大肠为消化系统最末端，水谷的精粗、人和外邪（细菌、病毒）搏斗后病理产物，最后要经此排出，要"通"。因此，从脏腑经络的角度上看，手阳明大肠经在经络灸刺通腑中尤为重要。柯韵伯在《伤寒论翼》中用"闭阖"的含义解释阳明病特点，说："阳明为阖，凡里证不和者，又以阖病为主。不大便固阖也，不小便亦阖也。不能食，食难用饱，初欲食，反不能食，皆阖也。自汗出，盗汗出，表开而里阖也。反无汗，内外皆阖也。"

三叉神经痛是常见的难根治疾病，近年收治了 27 例三叉神经痛患者，该病患者六成为腑气不通、经脉受阻所致，取手阳明大肠经合谷宣通腑气，留针时九成以上的患者有肠鸣，针后可达通便、疼痛控制的效果。针刺疏通了手阳明大肠经脉、经别，则大肠腑气畅通，病理产物排出，通则不痛。另外，针刺迎香也有较好的宣肺通腑作用。1995 年版的高校教材《经络学》中提到"当低频声信号输入商阳穴后，结肠的蠕动频率加快，波幅增大"就是一个佐证。而对于慢性结肠炎患者的便秘或习惯性便秘，针刺合谷、迎香，最初 2~3 次可达通腑作用，久之无效，需针药结合、灸刺并重，此即因病制宜。在临床上不但要善于抓住主要矛盾，还要正确认识针灸的适应证，因病、因人、因时、因地制宜，适时运用各种疗法，杂合而治，为患者解除病痛。

## ● 二、足太阳膀胱经

足太阳膀胱经"是主筋所生病者"，应从经络理论来理解，从足太阳膀胱经的外经部位来理解。其所循行部位筋肉分布最广、最多。足太阳经所出现的病症也是以筋病为主。如"冲头痛，目似脱，项如拔，脊痛，腰似折，髀不可曲，腘如结，踹如裂"等。这些病症同时又是足太阳经穴所主治的。《黄帝内经·灵枢》"经脉"在归纳足太阳经所主病中就有"项、背、腰、尻、腘、踹、脚皆痛，小指不用"等。正如张景岳注说："周身筋脉唯足太阳为多为巨。其下者结于踵，结于踹，结于腘，结于臀；其上者，挟腰脊，络肩项，上头为目上网，下结于顽。故凡为挛、为弛、为反张戴眼之类，皆足太阳之水亏，而主筋所生病者。"

另外太阳又称巨阳，为三阳之首，主一身之表，能"为诸阳主气"（见《黄帝内经·素问》"热论篇"）。《黄帝内经·素问》"生气通天论篇"云："阳气者，精则养神，柔则养筋。"王冰注："然阳气者，内化精微，养于神气，外为柔软，以固于筋，动静失宜，则生诸疾。"阳气内可养神，外可柔筋。此乃阳经"养阳达育阴目的"的经典之论。足太阳膀胱经是养筋的典范。

留章杰是福建省针灸界一代名师、福建省首批名老中医。他于1935年往无锡参加近代针灸大师承淡安主办的"中国针灸学讲习所"学习针灸。留章杰学术上主张"以攻逐病邪为急务"，在辨治坐骨神经痛时有关于足太阳膀胱经的论述"膀胱为寒水之经，太阳为一身之表，主阳，标阳本寒。该经循行之足胫部和足太阳经筋感受清湿之气引发斯疾。寒水之经与清湿之气（阴寒之邪），同气相求也"。《黄帝内经·灵枢》"小针解"云："清气在下者，言清湿地气中人也，必从足始，故曰清气在下也。" 清湿之气从足太阳、足少阳之孙络而入大经，循经上至股、髀枢，所过之处出现疼痛。足太阳经从上感受风寒之邪是自表入项而见恶寒发热，头项强痛；从下感受清湿之气是渐次的、缓慢的，因其经气不畅，谓之痹。因清湿之气属阴，称寒痹。同是太阳经受邪，前者是通常称的伤寒之太阳经证（麻黄汤、桂枝汤证）；后者则是世人鲜为论及的"髀枢骨痛"。留章杰用此病名以区别太阳经证，又区别于通称的"寒痹"。在治疗上重用灸法，灸刺并用。取穴加用承扶、殷门、委中、申脉等足太阳经穴，更取申脉、绝骨、昆仑温针灸或直接灸。

针灸在临床最常治疗的病种是筋骨酸痛，即"是动则病"。如项背部拘紧酸楚、时作时止，多因劳累，受风寒而作。足太阳又称巨阳，能"为诸阳主气"（《黄帝内经·素问》"热论篇"）。人身的阳气内可养神，外可柔筋。《黄帝内经·素问》"生气通天论篇"说："阳气者，精则养神，柔则养筋。"王冰注："然阳气者，内化精微，养于神情，外为柔软，以固于筋。"《黄帝内经·素问》"生气通天论篇"说："太阳者，巨阳也，主诸阳之气。阳气不足则筋病生。"风寒之邪侵袭首犯太阳，应辨为足太阳膀胱经经气不足，或外邪留滞，经气失宣，常取大椎、风池、天柱、风门、膏肓等足太阳膀胱经经穴或交会穴，振奋阳气，驱邪外出，可获良效。而急性腰扭伤常取委中，"腰背委中求"，委中刺血，也可取攒竹、睛明，此两穴也是足太阳膀胱经经穴。

## 三、足阳明胃经

足阳明胃经"是主血所生病者"。气血是构成人体生命的基本物质。《黄帝内经·灵枢》"经脉"云："人始生，先成精……谷入于胃，脉道以通，气血乃行。"《黄帝内经·灵枢》"决气"云："中焦受气取汁，变化而赤，是谓血。"胃为水谷之海，主受纳、腐熟水谷，水谷精微变化而为血。胃与血的产生有直接关系，为后天之本。《黄帝内经·灵枢》"终始"云："脉口三盛，泻足太阴而补足阳明，二补一泻，日二取之……阳明主胃，大富于谷气，故可日二取之也。"足阳明经属胃络脾，而脾胃与血的化生有密切联系。

足阳明胃经循行部位动脉分布较多，如大迎、人迎、气冲、冲阳（跌阳）等部位，分别是面动脉、颈动脉、股动脉、足背动脉所在处。特别是人迎、冲阳还作为诊候脉气盛衰的主要部位。《黄帝内经·灵枢》"动输"说足阳明之"悍气""……出颃，下客主人，循牙车，合阳明，并下人迎……故阴阳上下，其动也若一。"说明足阳明胃经"多气多血"（《黄帝内经·灵枢》"九针论"）与循行部位有关。

足阳明胃经的异常变动表现多为热入血分之证。如"病甚则弃衣而走，登高而歌……甚则欲上高而歌，弃衣而走"；"狂，疟，温淫，汗出，鼽衄"（《黄帝内经·灵枢》"经脉"）等。《黄帝内经·素问》"阳明脉解篇"解释说"其脉血气盛，邪客之则热，热甚则恶火"，"阳盛则四肢实，实则能登高"，"热盛于身，故弃衣欲走"，"阳盛则使人妄言骂詈，不避亲疏"等，就是以阳明脉的"血气盛"为主要特点，表现为"热盛""阳盛"的见证。用"血"来概括足阳明胃经的主病，既可包括足阳明胃的腑病、经病，还可概括其血热、阳盛的特征。

足阳明脉的"是动病"病候主要体现在精神情志方面。曾治一例患者王某，男，28岁，派出所干警。不能入睡2年。自诉上高中时常因讨厌某人就不敢与他对视，并感觉此人已经知道了自己的秘密，并常常为此苦恼，此症反复发作。2年来因工作压力大，此症持续不解，导致紧张、思虑、烦恼、不能入睡，曾往泉州市第三医院、福州市神经精神病院求治，诊断为强迫症。服用西药（具体不详），无效。而往泉州市人民医院求治中医，予服用中药汤剂，以活血化瘀为主，服用后发现思维涣散，时有答非所问现象，而自己并不知觉，无法正常工作。故而求治于针灸治疗。其舌脉、纳食、二便无异常，余无不适。查脑地形图示，正常范围，但额叶异于其他脑叶。故以此为辨证依据，前额为阳明所主，辨为阳明经病，以手足阳明经穴配合头皮针调治。半年后患者诉进展不错，思维涣散已解，紧张、思虑、烦恼、不能入睡已解，答非所问现象已解。已恢复正常工作，因惧怕复发，要求继续调治。当今社会竞争激烈、压力骤增，疾病谱发生了变化，以心理、情志所致疾病增加。以手足阳明经穴调治该病获得成功是一个创新点，扩大了针灸可治疗的病种。

《黄帝内经·灵枢》"经水"云："足阳明，五脏六腑之海也，其脉大，血多，气盛，热壮，刺此者，不深弗散，不留不泻也。足阳明刺深六分，留十呼……"这些都是刺法指导。"治痿独取阳明"是指治疗痿痹时常取阳明经经穴，尤以足阳明胃经为优，取其调养气血。气血调和，痿痹可愈。

## 四、足少阳胆经

足少阳胆经"是主骨所生病者"，因其行身之侧，经过的部位骨节较为显著，从上至下有头角、胸胁、髀枢、股、外辅骨、绝骨等。杨上善注："足少阳脉主骨，络于诸节，故病诸节痛也。"张隐庵注说："主骨所生病者，为头痛、颔痛，缺盆、腋下、胸、胁、髀、膝外、胫、踝皆痛，乃足少阳经脉所循之部分而为痛也。"

养阳育阴 澄江传薪

有位患者，反复外感恶寒，汗出咳嗽，周身酸痛月余。其一个月前不慎外感风寒，出现恶寒、发热、喷嚏、流涕、鼻塞、周身骨节酸痛，在当地药店自购三九感冒冲剂、复方对乙酰氨基酚片（扑感敏）、VC银翘片等同时服用。发热、喷嚏除，但出现汗出，并以夜间为甚，常常要更换两三次内衣；恶寒加重，添加衣被恶寒不减，伴咳嗽痰白。而来泉州市中医院内科求治，查血常规，白细胞计数偏高，胸片示肺纹理增粗增多，以抗感染治疗为主，症状反复，主诉不变。因既往有骨质疏松，骨节酸痛，胸、腰椎多处压缩性骨折，常来院针灸，故来求治。症如上述，头晕头痛，神疲，口苦咽干，不欲饮食，欲呕，大便干结、3~5日一行，舌淡，苔薄白，少津，脉浮。诊断为太阳少阳并病。因太阳病过度治疗所致。予针大椎、风池，针后患者感周身温暖轻松。中药方用柴胡桂枝汤加味。处方为桂枝10g、黄芩6g、党参12g、制半夏10g、生白芍15g、柴胡10g、生大黄3g、枇杷叶15g、大枣3枚、甘草3g、生姜2片，2剂。嘱煎前中药先浸泡半小时，一煎时，水开即倒出药汁1/3，后文火煮10min再倒出药汁1/3，再文火煮10min倒出所有药汁；二煎时，2碗水煎取1碗药汁，每日1剂。2日后，患者复诊，诉当晚汗止，次晨通便，恶寒、头晕头痛、周身骨节酸痛、神疲、口苦咽干、不欲饮食、欲呕全除，仅有咳嗽，无痰，予大椎、风门拔罐而愈。至今患者多次外感，症见恶寒汗出、头晕头痛、微咳等，未作周身骨节酸痛。

总之，经络周流全身，如环无端，其气血盛衰又和日月星辰运行息息相关，子午流注针法揭示了"天人合一"的奥秘。经络是通道，遍布全身。经络系统既是完整的网络，又是连接脏腑和体表的重要渠道。调畅此通道，则身心通泰，健、寿、慧俱全。充分运用古人和今人对经络的论述、理论和研究经验是十分重要的，若能在临床中将其广泛、深入地实践，必将大大拓展针灸防治疾病的范围，突显其神奇疗效。

# 第四节　养阳育阴法

鉴于阳气在人体的生理病理中处于主导地位，张永树提出"调养阳气，培育阴精"（简称"养阳育阴"）的大法。辨证取穴上以通调督任为主，取大椎、百会、腰阳关、手三里、头维，以及阴中阳穴关元、气海为要穴；手技方面则采用灸刺并重。在针药结合方面有许多成功的案例，方药的运用上多以附子、肉桂、干姜为君，辅以制龟甲、黄精、紫河车。

采用温阳之法，使用一味附子往往得心应手，且常收奇效，即使盛夏酷暑，只要辨证精确，亦见投之取效。针灸取穴归经常以督、任二脉为主，其养阳之法常与补气通阳、育阴涵阳二法同用，以达补气以助阳、育阴以涵阳的目的。

## 一、养阳与补气通阳

气、阳不足常缘于阳气亏虚或布达不畅，临床上往往表现为阳不制阴，而阴气相对偏盛的虚寒性病理变化。根据脏腑之气与脏腑之阳的关系，温阳药能益脏气，而益气药必须与温阳药相伍才能达到温补脏腑之阳气的功效，因此对于阳气虚证的治疗，或温阳以益气，或在补气基础上以助阳；根据阳气的主要生理功能必以生发为主，或温阳益气以达通阳行气。张永树曾以肝阳为例，肝体阴用阳，肝阳不足则其用难展，无力疏泄布达，也是造成气机阻滞的原因，疏肝理气的本质应是强肝阳。

张永树收治过《金匮要略》所载"肾着病"者数例，症见自觉体重，腰中冷，如坐水中，腹重如带五千钱。分别以甘姜苓术汤及针刺肾俞、脾俞（施补法）而立愈。盖肾受寒湿，着而不去而身重，腰中冷，如坐水中；脾运受阻，而见腰以下冷，腹重如带五千钱。治以调养肾脾之阳，温中散寒而告愈。

## 二、养阳与育阴

阳气者，精则养神。以温养心脾之阳，固护阴精，治疗盗汗伴顽固性失眠；

柔则养筋，足太阳膀胱经主筋之所生病，调护人身最长的阳经，培育阴精，筋润精足。临床取大椎、合谷，运针得当则周身温润，咽津涔涔。手足六条阳经分别主筋、骨、津液、气、血所生病，表明调养阳气，滋养阴精的必然相关。而阴经是主五脏所生病，五脏精气旺盛即可令阳成盛而呈生机蓬勃。

人之"阴升"为脾胃水谷之气上升于肺，人之"阳降"即心肺之阳下降于肾，而阴之升必须依赖于阳气之蒸腾。故培育阴精必从扶阳养阳入手，其可谓"阳气生旺，则阴血赖以长养"。所扶养之阳，是含有蒸腾之阴精之阳气，是有化生基础的阳气，是阳中含阴的阳气。也就是说欲养育阴精，须同时扶养阳气，且不是单纯、直接地温阳补阳，须防单用温燥之药而劫伤真阴，而多以甘温滋润之法。具体地说，是在培补之时，以填精补髓、滋养阴精的药物为主、为基，配合温阳化气之品，而达到阴阳相偶、培育阴精的综合作用。如此之法，即"阴中求阳、阳中求阴"之大法。

## ● 三、养阳育阴，督任为重

针灸施治首选"通调督任"，督为阳经之海，大椎为诸阳之会。《黄帝内经》所言，黎明时两目睁开，卫气即从睛明穴出，经足太阳膀胱经上头，然后布散督脉全身阳经（手足六条阳经均在头部交会）。入夜睡时，卫气又从睛明进入体内。营为阴，卫为阳，督脉总督一身之阳气。任为阴脉之海，该脉之关元、气海为阴中阳穴，元气出入之所。取督脉之大椎、背阳关、百会，以及八脉交会穴之后溪（通督脉），任脉之关元、膻中、会阴穴，配八脉交会穴列缺（通任脉），加上诸阳经的其他穴位如天柱、风池、肾俞、上髎、委中、外关、合谷、阳溪、手三里、头维、足三里等，共奏通调督任之功。

任脉为阴经之海，手之三阴均起于脏，足之三阴均归属于脏，并分别在回来手足和阳经相接。所谓阴在内，阳之守；阳在外，阴之使。阴作为物质基础，是人体生理病理变化的总前提，根据阴经直接归属脏而联络腑，阳不断以功能活动来充实阴精，又不断耗散阴精，所谓"阴生阳长，阳生阴长"。任脉也以总任阴脉而和督脉相协调，其间还依赖络脉、奇经八脉等协同。人始生两精相搏谓之神，男女两性交合时督任脉的通经接气即是完成阴阳相合的过程。张永树收治肾亏宫寒、月经闭止之不孕妇人，即以温养关元，辅金匮肾气丸加制龟甲、紫河车，续治半年而效。关元乃阴中阳穴，灸刺并用以达养阳育阴，同用方药而取效。

督、任脉均起于少腹，出于会阴，上行于腹正中及背正中。督、任脉与冲脉一源三歧，交汇贯通，在生理、病理上有着必然的联系。从历代文献看，督、任两脉的生理功能是统督背部之阳、腹面之阴及诸阳经、阴经，为全身经脉之海，调节阴阳，为十二经之纲领及动力；且为肾气肾水之通路，主生肾气、交通心肾、充养髓海、益脑、主生殖功能等。

张永树以阴阳学说为指针，从大量临床实践中悟出阳气为主的生理病理现象，提出"养阳育阴"学术主张。在通督任、灸刺并重的医疗实践中证实其疗效是明确的。如大剂量艾灸治疗腰椎间盘突出症和原发性高血压；针刺治疗顽痹、顽固性皮肤病取得较好的临床疗效。

# 第五节　通调督任法

## 一、温阳通督法

张介宾云："人而无阳犹天之无日，欲保天年，其可得乎！"临证常采用温阳之法，使用一味附子往往得心应手，且常收奇效，即使盛夏酷暑，只要辨证精确，亦见投之取效。针灸温阳首选督脉，盖手足三阳经均与督脉相交会，其他阳脉直接或间接与之相通。体内各脏腑亦经足太阳经的背俞穴与督脉经气相通，故督脉统摄诸阳，为阳脉之海。取督脉经之大椎、腰阳关、命门等穴施予直接灸、温和灸或针之补法来温补阳气、通达督脉，以达防邪入侵、驱邪外出之目的，用于颈椎病、腰椎病、风湿性和类风湿关节炎及其他虚寒性疾病。

例如，治疗痹证注重温阳逐邪。即令热痹，其本亦责之阳气不足风寒湿留滞为多，每取大椎针以补法或直接灸之达温阳通督之神功。此法治疗痹证，不按"以痛为输"在痹痛之处施治，体现中医的整体调节特点。曾总结用自热敷料贴大椎治疗 32 例痹证患者，总有效达 29 例。

## 二、通督驱邪法

留章杰强调说，有病必有因，无因不成病。应注重辨证求因，力主攻邪为急务，因而重视辨证取穴与循经远道取穴相结合。《黄帝内经·素问》"骨空论篇"说："督脉为病，脊强反折。督脉者……与太阳起于目内眦，上额交巅，上入络脑，还出别下项，循肩膊内，挟脊抵腰中，入循膂络肾。循肩膊，内挟脊抵腰中，入循膂络肾。"根据督脉与阳脉总之都纲的地位及其循经和络属关系，提出一切外感病、阳经病均可取督脉经穴治之，如外感病针大椎、风府。有时为了加强疏解三阳经表邪之功，加通督脉的手太阳后溪；兼发热者，大椎刺络放血或艾条温和灸；急性腰脊扭伤，泻水沟以舒筋活络，利脊止痛；周围性面瘫初期取大椎、百会以清泻头面风邪。

曾治一例印度尼西亚女性老华侨，由外感致后遗全身酸痛，足底麻木如贴纸，历时3年。曾辗转治疗于侨居地和国内大城市的医院，皆罔效，后慕名求诊，观其精神萎靡，面色㿠白，舌淡而胖，脉弦细。辨为阳气不足，无力祛邪。针大椎施以补法，以鼓舞阳气逐邪外出，施针时病者自觉酸麻由上、下、左、右四方传至周身，出针后顿感全身霍然轻松。第二天再针1次即返印度尼西亚。后半年来信称诸症均未再发。

## 三、通督开窍法

《难经·二十八难》载："督脉者，起于下极之俞，并于脊里，上至风府，入属于脑。"《难经·奇经八脉》载："督脉者起于下极之俞，并于脊里，上至风府，入于脑。上巅循额，至鼻柱。"这是主干，尚有3条分支从腹后而出，其主要联系脏器是脑、脊髓、肾、胞宫、鼻、眼、口唇等。督行人身之背，统一身之阳，其病者，实则脊强锐折，虚则头重，大人癫疾，小儿风痫。究其源，多为督脉受风邪所干，而风为阳邪，无孔不入，其性开泄，易袭人体阳位，常挟他邪闭阻、骚扰人体诸多孔窍而致病。留章杰于20世纪50年代参与乙型脑炎的抢救获得神功。留章杰认为乙型脑炎病毒始入太阳，速传督脉而呈督脉病症，并由督脉而走太阳经阳维，入少阳，直贯心、肾、脑而出现诸多重证，刺以大椎通督醒脑而取效。鉴于督脉的分布、生理、病理特点，以及留章杰的成功经验，创通督开窍法，治疗脑神志疾患及其他窍闭之证。如中风闭证，昏迷不醒者，取百会、水沟以通督醒脑开窍，兼失语者，加哑门、廉泉；癫痫者，取百会、大椎、命门用羊肠线埋藏以通调督脉、醒脑止痉；鼻渊者，针印堂，灸上星或百会，以通督活血、宣肺利窍。开窍之法，首取督脉，其中尤以百会、水沟为首选，盖百会位居督脉至高位，其下即为脑腑，有百脉朝宗之势，一窍门开则百窍俱开，适用于一切窍闭证，具有通脑络、开脑窍、镇痉息风、苏厥回逆之功。水沟为手足阳明与督脉之会，能醒脑通窍、启闭苏厥、镇静安神，与风府酷似配伍，一前一后，两面夹攻，善治卒中窍闭，牙关不开之急症。此外，神庭、素髎、龈交、兑端亦是开窍之要穴。

## 四、温任益心法

张景岳说："善补阳者，必于阴中求阳，则阳得阴助而生化无穷。"临证常取任脉经穴之关元、气海，以阴中求阳，温阳补气，用于心血管多种疾病的防治及康复。任脉为阴脉之海，由上行腹里，贯脐，至胸中而散。现代医学之心血管病包括中医之眩晕、胸痹、真心痛，隶属少阴经之心肾病症。心属火主血脉，肾属水主元气，水火相交，阴阳相贯，方能化气上腾，灸关元既能益命火而振元阳，又能补三阴助其经气上升。关元是任脉和足三阴经交会穴，为三焦元气所出，系一身真阳。任脉为阴脉之溪，"以阴救阳，阴阳互根"，在心阳不足的情况下，取关元这一阴中阳穴来温阳益心是有理论根据的。大剂量隔姜灸关元治疗117例高血压临床观察并和107例针刺常规治疗做对照（随机分组），经统计学处理，症状疗效前者为优，降压疗效无明显差异。

## 五、充任滋肾法

清代岳含珍在《经穴解》引用《黄帝内经·素问》"骨空论篇"云："任脉之为病也，男子内结七疝，女子带下瘕聚。" 又说："任之肾病，五脏虚弱、失精，虚乏冷极，小腹胀满，小便淋涩不通，溃疝小腹痛，妇人白带下。"而且，任脉于关元、中极等处与足少阴肾经相通。可见，任脉病症与肾脏关系至为密切。肾乃先天之本，内寓真阴真阳，为人体阳气、阴液之根本。重视阳气的同时，亦应时时不忘顾护、滋养阴精，久病伤肾，诸多慢性疾患、经带病、男女泌尿生殖系统疾病，均可酌取任脉经穴之神阙、石门、关元、气海、中极、曲骨，以充益任脉，滋养肾脏，扶正祛邪。

依此，创"神阙摩术"，以劳宫穴贴摩神阙、关元、气海、中脘、中极、曲骨等任脉诸穴，旁及肾、胃、脾、肝诸经，共奏充任滋肾之功。具体操作：左劳宫贴脐，右劳宫贴左手背（女性左右手交换），以神阙为中心，顺时针方向作圆周摩圈，由小至大计9圈，（上至中庭，下至曲骨）。然后逆时针方向摩圈，由大至小计6圈，止于神阙，至此称1周次。随时随地均可施术，每次可行若干周次。施术时轻松自如，集思于施术部，勿躁勿急。此法传授给众多肾气不足患者，坚持施术一个月以上者均有良效。

## 六、调任理气法

清代周学海《读医随笔》"升降出入论"说："气之亢于上者，抑之降之；陷于下者，升而举之；散于外者，敛而固之；结于内者，疏而散之。"此乃治气机出入之大法。临床首选任脉为气机升降之通道。常取任脉经穴之膻中、中脘、气海3穴分治上、中、下三焦之气机不利，且灵活相配，以达调理气机、宣通上下之目的。缘膻中位居上焦，积聚宗气，为气之会穴，又称上气海，功善调气降逆、止咳定喘、宽胸利膈，统治一切气郁之病，尤擅治上焦之气病。中脘为胃之募穴，六腑之会，古人云："中脘者，禀人之中气，营气之所出。"针灸中脘能激发诸阳经气，振奋中阳，升清降浊，调和中州气机，偏于治中焦之病。气海乃生气之海，又称下溪，为治气病之要穴，主元气不足，总调下焦气机不利。如哮喘病取膻中平喘降逆，配中脘强其生化之源，标本兼顾，上、中二焦同取，常见显效。

曾治一例患者康某，男，18岁，哮喘反复发作15年，每逢季节交替或食辛辣鱼腥即作，喘时气促胸闷，端坐呼吸，未经系统治疗。1992年10月8日来诊时咳喘剧，夜不能眠，心胸憋闷，纳呆，二便调。舌红边有齿印，苔薄黄，脉浮偏数。体检示，体瘦萎黄，抬肩息胸，气喘气促，胸廓饱满，叩诊清音，双肺布满哮喘音。心电图检查示，肺型P波。拟诊为哮喘（脾肺不足，痰浊内壅）。治则为补肺建中，豁痰定喘。取膻中、中脘为主穴，针治一个月后喘平食增，颜面转红润，后续服中药，配合针灸而愈。复查心电图，肺型P波消失。

## 七、交通任督法

清代岳含珍之《经穴解》曰："督行人身之背，所以统一身之阳，任行人身之腹，人身之有任督，犹天地之有子午也。"足见任督二脉在统摄阴阳、治病强身的重要作用。张永树注重督升任降，气运周天。任督通则百脉皆通也，任督相通，阴阳调和，阴精阳气相得益彰。病理上任督或各自为病，或相互转化均可取交通任督法治之。临床上应用此法相当广泛，新感或内伤，阴症或阳症均可取之，尤其对于慢性疾病或疑难病症，或常规针灸治疗无效者，不论寒热虚实，皆可从交通任督着手调治，且常见奇功。如急性腰扭伤，腰似折，痛如裂，让人用担架抬来就诊。依任督相通之理，取关元用特制的灸架持续温灸3h，配合人中、百会及腰阳关等处理，不但可直立走路，还可自己把担架扛着返回，其神效略见一斑。

## ● 八、滋养任督法

清代叶天士在《临证指南医案》中曾提出"八脉隶乎肝肾"。肝肾同属下焦，而奇经八脉中居主导地位的督、任、冲3脉皆起于下焦。任脉与足少阴肾经相通，督脉与足厥阴肝经在巅顶相交会。任、督与肝、肾在生理上相互联系，在病理上亦互相影响，肝肾不足可累及任督而为病。任督失和又易伤肝肾，因而重视任督的滋养成为通调任督的方法之一。督为阳脉之溪，任为阴脉之海。任督充则阴阳和，百病不生，体健身壮。人常道"若要安，三里常不干"，殊不知滋养任督亦为健身养生之要点。练习贯通小周天即取此意。临床对于肝肾亏虚患者或痼疾证常拟滋养任督之法，或取任督二脉经穴相配治之；或取桂附入督脉，龟甲、鳖甲入任脉，辨证用药治之，每有桴鼓之效。此外，运用关元配后溪、腰阳关配列缺也是滋养任督的好方法。后溪、列缺均是八脉交会穴，刺之即通任督二脉，临床运用时亦多见效。

例如，顽痹是按照常规治疗难以取效的杂证。痹之为患，牵及各脏器，迁延日久，耗伤体能，正气不足，极易发作。临床上常取大椎、腰阳关、百会、神阙、关元、长强，配足三里、三阴交等穴而取效。曾治一例患者吴某，男，21岁，曾患左坐骨神经痛，经针灸而愈，一年后复患此疾，病在右侧，经多方针灸治疗无效后采用上法而见效，且神疲、形寒、纳减、不寐诸症均告愈。

针灸大师承淡安说："人身之经络，调则治，不调则病。针灸之功，所以调其不调，而使复其治也。"作为承门再传弟子，继承了承门学说的精髓，"通调任督"成为其针灸学术思想的特色之一。

以任督二脉统领全身，不同于一般的循经取穴，它体现了祖国医学的整体观察和辨证论治思想，且取穴精少，疗效可靠。

留章杰说："刺而不诊，医家之忌。"针灸临床重视辨证，分清阴阳。他认为"重滋阴轻养阳，只养阳不滋阴"均不全面，应通调任督，此既能养阳，又可滋阴。

在通调任督之法中，针灸手法也是疗效的关键，针刺时的基本手法、补泻手法、灸术也极讲究，如治急性腰扭伤，温和灸关元要持续 3h，这里有个施灸的"剂量"问题，不可忽视。

第二章

临证经验

# 第一节　取穴用穴心得

### ◆ 一、耳穴

　　临床常用耳穴是张永树临证治疗的一大特色。张永树曾是中国针灸学会耳穴诊治专业委员会委员，早年就有《王不留行贴耳穴治疗近视 438 例临床观察》《耳穴镇痛即时疗效临床观察》《艾灸耳尖穴治疗麦粒肿 82 例观察》等。近年又著有《耳穴诊治是多学科研究的热点》，以及与人合著的《肺亦合内之"皮毛"初探——从耳针肺穴配治内脏黏膜病变谈起》等文在相关学术大会进行过交流或发表。耳针运用的特点与体针相同，取穴精专力宏，治法灵活多变，重视灸法，耳针与体针合用，可预防疾病。

　　耳针，特别是在耳穴敏感点上扎针，奇痛。用耳针时先耳廓望诊，后在阳性反应及相应部位以指切找敏感点，再行针刺，通常只取一穴，患者不觉痛，耳针与体针配用，疗效卓著。贴近耳穴取穴亦较少，为 1~3 穴。

　　吸入过敏性物质，表现为内之"皮毛"，即消化道、泌尿道黏膜的过敏反应，如水肿、渗出，而致二便自遗。肺主皮毛，"肺亦合内之皮毛"，故取耳肺穴；再取耳脾穴，一为培土生金、二为助运化水湿。对于多例过敏性疾病，主要表现为皮肤瘙痒、皮损者，也常取耳肺穴、耳脾穴，将王不留行籽贴压，取肺主皮毛、脾培土生金之意，常获奇效。

　　几十年来，以耳针与体针配合治疗肝胆、泌尿系统结石。耳针既有镇痛救急之效，亦兼治本，而起到调脏腑气血之功。在肝胆系统结石的治疗上，除在耳穴胰胆敏感点针刺外，还常在耳穴的胰胆、肝敏感点及神门等穴贴敷王不留行籽，让患者饭前、饭后或不适时按压，不仅可即时止痛，还能利胆、排石，从根本上解除病因。耳穴镇痛的效果存在个体差异，镇痛效果差者，调脏腑气血之功亦有可能较弱，则治疗效果受影响。而耳针与体针合用，耳针直指病灶、体针多取远道，不会因针刺造成病灶周围的再损伤，对病灶的修复不失为一个好方法。

　　用耳针与体针合用治疗针灸科最常见的骨关节疾病止痛效果尤佳，相较于单用体针，疗程缩短，疗效提高；治疗妇科杂证，如乳腺小叶增生、子宫肌瘤等，多取耳穴盆腔及相应部位，针刺或王不留行贴压，体针以疏肝为主。

　　提倡用耳穴防病，痛经患者在月经来前一周左右取耳穴盆腔、腰骶敏感点，用王不留行贴压，随症配穴 1~2 个，可取得良好疗效。易外感者，主要为老人或小儿，在季节多变时，用王不留行贴压，常常可以减少外感或不患外感，患者乐于接受。

## ● ▷ 二、体穴

　　腧穴的运用与研究是从临床的角度，与其所属的经络紧密相连的，取穴当精、专、效，少自立奇穴，临床常用针灸的穴位有大椎、关元、腰阳关、百会、合谷、手三里、足三里等，张永树善于运用某些鲜为人用之普通穴位而达到奇效，手三里就是其中之一，前已述。

　　足三里是临床运用最多的穴位之一，属足阳明胃经，为胃之合穴，又是全身强壮穴之一，又名下陵、鬼邪。具有润胃肠，降气逆，泻热，清神，补虚，益气等作用。阳气最旺的阳明经穴更具有调养阳气作用。正如《黄帝内经·灵枢》"五邪"曰："邪在脾胃，则病肌肉痛，阳气有余，阴气不足，则热中善饥；阳气不足，阴气有余，则寒中、肠鸣、腹痛；阴阳俱有余，若俱不足，则有寒有热，皆调于三里。"

　　"肚腹三里留"是《四总穴歌》中的第一句。它简要地指出了足三里对消化系统疾患的重要治疗作用。早在《黄帝内经·灵枢》"四时气"就有综述云："善呕，呕有苦，长太息，心中憺憺，恐人将捕之，邪在胆，逆在胃，胆液泄则口苦，胃气逆则呕苦，故曰呕胆，取三里以下胃气逆。"《黄帝内经·灵枢》"邪气脏腑病形"说："胃病者，腹瞋胀，胃脘当心而痛，上支两胁，膈咽不通，食饮不下，取之三里也。""上支两胁"应也说的是肝胆失宣，故张永树临床治疗胆石症，有口苦、呕呃症状者必取足三里，临床疗效极佳。

治疗消渴症者，必用足三里，可泻胃热，如《黄帝内经·素问》"水热穴论篇"载："气街、三里、巨虚上下廉，此八者，以泻胃中之热也。"另用合谷养阳生津，配用三阴交、血海养阴，配合背俞，疗效肯定，治疗 2 型糖尿病为多。曾治疗一例患 1 型糖尿病的少年，以上穴为主调治，2 个多月后，患者已逐渐停用胰岛素，并且复查血糖在正常范围。而脾胃失和、心脾不足失眠的患者，则用足三里清神，可达胃和寝安。

现代研究表明，针灸足三里对循环系统有良好影响。针刺足三里可出现血管先收缩后舒张的双向反应，并可引起心率减慢，对高血压患者有降压作用。常用足三里降压，疗效肯定，并且易重复。曾治一例女性患者，56 岁，印度尼西亚归侨，以头痛，眩晕，周身乏力，卧病 3 个月为主诉，由子女搀扶来诊。患者半年来因母病操劳过度，3 个月前母亲去世，悲伤不已引致上症。曾以高血压求治中西医（用药不详）均无效。舌淡红，苔黄，脉沉，血压 160/100mmHg。请患者平卧，针双足三里，平补平泻，患者诉有一股气流上至头部，顿时头痛眩晕消失，头目清灵，30min 后出针，患者自觉已无恙，测血压为 130/80mmHg。续针 5 次而愈。后随访半年血压正常。

关元，属任脉，位于脐下三寸，小肠募穴，与《难经》"六十六难"所说的"脐下肾间动气"相联系，是任脉与足三阴的交会穴，为三焦元气所出，系一身真阳。任脉为阴脉之海，关元为阴中阳穴，是强壮要穴，因而对全身起着重要作用。《类经图翼》指出："此穴当人身上下、四旁之中，故又名大中极，乃男子藏精，女子蓄血之处。"所以为治疗诸虚百损的首选要穴。李时珍曾在《本草纲目》中盛称灸法："艾灸百病，能回绝气。""透诸经而治百种病邪，起沉疴之人为康泰。"

临床常用关元，且多用灸法。关元是养阳育阴的要穴。热敷关元温阳益心，治疗冠心病、高血压属气血亏虚、心阳不振，并与针刺太冲、内关对照。凡收缩压下降 15mmHg，舒张压下降 15mmHg，心电图 T-ST 恢复正常，心律恢复正常等，临床表现明显改善者，记为有效，在 52 例中有效 35 例，对照组 31 例有效 25 例。

公派印度尼西亚工作期间，张永树曾以关元大剂量隔姜灸治疗原发性高血

养阳育阴　澄江传薪

压 117 例，并设针刺对照组 107 例。治疗结果：两组降压疗效比较无显著差异；两组症状疗效比较有显著差异，灸关元组为优。通过分析，印度尼西亚地处热带，当地人怕风怕冷不怕热，因骄阳暴晒，多汗而耗气伤阴，故最宜灸关元养阳育阴。故特别强调治病当因病、因人、因时、因地制宜。

合谷为手阳明大肠经的原穴，是临床运用较多的穴位之一。因其与第二掌骨桡侧的生物全息理论刺激点相近，可调治全身疾患。根据经络理论，并联系临床实际可知，合谷生津、通腑作用最强，同时还有养阳作用，其镇痛、解表等作用也都是以此为基础的。

合谷还可用于发汗解表，祛风散寒。因其属阳气最旺的阳明经，可振奋阳气，祛邪外出。针后汗出，为"阳明之经气旺，则卫气外发而汗出"。《杂病穴法歌》载："汗、吐、下法非有他，合谷、内关、阴交杵。"意指合谷能发汗和止汗，内关能催吐和止吐，三阴交能止泻和通下。这是穴位的双向性。伤寒有汗，为表虚，针刺合谷，振奋阳气、卫气，固表卫外，可止汗，手法应用补法。近年来，以耳针、合谷为主治疗一例脚汗多，每天要换十几双袜子的病例，针刺后脚汗已明显减少，现每天仅一两双袜子即可。《兰江赋》载："无汗更将合谷补，复溜穴泻好施针，倘若汗多流不绝，合谷收补效如神。"

合谷配太冲，祛风定痛。两穴皆为原穴，合谷属阳主气，太冲属阴主血，二穴同用能搜风、理痹、通经，因二穴位于四肢歧骨之间，犹如把关之将士，故称为"四关"。

合谷配三阴交，理气活血，常用于妇产科疾患。早在南北朝时，徐文伯就用补合谷、泻三阴交来堕胎。近年来，临床上对妊娠过期、胎膜早破等采用电针二穴引产，也收到良好效果。大量临床实践证明，针刺此两穴对临产妇能增强宫缩，扩张宫口，现在也用于引产和无痛分娩等。

大椎为督脉的要穴，是常用的腧穴之一，也是通调督任这一学术思想的重要体现。督脉的督领经脉首先是阳脉，故又称为"阳脉之海"，能总督诸阳。手足三阳经均与督脉相交会，最集中的地方是大椎。《难经》虞庶注说："《经》言督脉起于下极，上入属于脑。吕氏曰，诸阳之海也；杨氏曰，阳脉之都纲。据其督脉之流行，起自会阴穴，循脊中上行至大椎穴，与手足三阳之脉交会；

上至哑门穴，与阳维会其所；上至百会穴，与太阳交会；下至鼻柱下水沟穴，与手阳明交会。准此推之，实谓为诸阳之海、阳脉之都纲也。"因此，针灸大椎养阳作用最强。

# 第二节  针灸临床操作解析

## ● 一、针刺手法应用体会概要

针刺的疗效取决于医生准确的辨证、正确的取穴、精湛的手法，而针刺手法在针刺疗效中起着举足轻重的作用。同样针刺一个穴位，有人产生酸麻胀重的感觉，有人产生一过性刺痛感，有人几乎没有感觉，所产生疗效当然也不同。

先言指力，后谈操作手法。指力是指在一定的临床实践中，医生熟练地运用指部和腕部的力量，以最适当的速度进针使患者产生最小的痛苦。但指力不是越大越好，应能灵活自如地运用力的大小和方向，尤其是医者持针要灵活和协调。

指力要多练习。针灸是手技，诚如书法练习，学会笔画、章法不难，要写得大方、得体得靠自己勤练、苦练。不练，再高明的老师也不能带出好的书法家，针刺练习亦如是。练习指力有二：一练形，即练好基本的持针、捻针，以增强手指部的力量，可用较长、较细的毫针钻捻旧账本或粗草纸，开始由 2~3 页逐渐增至 50 页，腕部悬空，手指作回旋式钻捻。二练意，练习时要求心静神清，调整意念，做到"手如握虎"，集中精力，全心放在持针上，方能中正平直。若能此二者，指力自到。

针刺之前医者术前须查针体有无弯曲。钩弯，必先整理好针体。让患者取最舒适之体位，不合刺之即痛。张永树认为以上两点虽与刺术无直接关系，但必将影响医者的操作及针感的产生。

欲行针前，应观察患者，先与之交谈沟通，取得患者的认可，调动患者的主观能动性，加强医患之间的互动，营造相互信任的氛围，这一点非常重要。

进针之时，以爪切之，疾入皮肤。切勿在皮肤上摇摆（即刺不入），凡痛皆在表皮。进针法为单手捻转进针。如果指力不够，用捻转进针，患者感觉较痛。但左右手协同操作，加上足够的指力，以及患者的主观能动性，常于不知觉之间已进针，患者不觉痛。

不论什么方法进针，如何提插捻转，针刺的关键在于得气，气至病所。对外界刺激的反应为人体正常生理功能之一，针刺对人体也是一种刺激。因此，当针刺入人体后，医者和患者都会出现不同的感觉。下针后医者觉得针下沉紧，并有不同程度的抵抗与吸力感；病者有酸、麻、胀、痛，以及凉、热等感觉，甚至有向四周或上下传导的感觉，两者综合而称为"得气"，或曰"针感"。有了针感，说明人体接受了刺激而发生了反应，古人认为，气至而有效，气速至而速效，气迟至而迟效，气不至而不已。这种认识无疑是正确的。张永树认为得气之要先治神。《黄帝内经·素问》"宝命全形论篇"说："凡刺之真，必先治神。"《小针解》云："粗守形者，守刺法也。上守神者，守人之血气有余不足，可补泻也。"所谓治神，主要是指医生针刺操作时的治神。即医者下针后要聚精会神，专心致志地体察针下感觉，观察患者的感觉，两者密切配合。其次是加强对得气感的控制，主要有守气和行气。守气，即守住已得之气，以拇指、食指、中指紧握针柄，按之稍动或缓动，使已得之气保持一定的强度和持续的时间，切忌大幅度或快速地提插捻转。行气，即在守气之后，采用适当的提插或捻转手法，使针感传导或扩散，力求气至病所，充分发挥针刺的效应，以提高疗效。

针刺的补泻应以辨证为前提。实证才能谈泻，虚证方可言补。而临床上多为虚实夹杂、寒热错综之证。故不轻言补泻，要在同一个患者身上表演"烧山火""透天凉"是不可能的，这是因为同一位患者不可能同时有纯实证又有纯虚证。临床最多用的是平补平泻，根据穴位本身具有的双向调节作用，调阴阳，进而调气血、寒热、虚实。

## ❀ 二、灸法解析概要

"针"和"灸"是针灸科两大主要手段，应做到针灸并重，方得卓著疗效。临床之时，常以直接灸、艾条灸、灯心灸等灸法手段取效，在治疗缠腰火丹、疖肿、风湿痹痛、冠心病、高血压、睑腺炎（麦粒肿）、哮喘、崩漏、痛经，以及颈椎、腰椎疾病等病症方面取得满意疗效。

艾草之药性能温中逐寒，宣理气血，除温开邪，生肌，安胎，暖子宫，杀蛔虫。功可灸百病，通十二经，同垂绝之阳。自古至今，施灸以艾草为原料，而无其他药味可取代。以艾草灸于穴位之上，其热穿透皮肤，直入筋肉，也有针感得气的体验，有深、有浅，有长、有微。艾炷灸（直接灸）时，穴位上有灼热刺痛之感，灸后即无。若火柴或其他可燃物品灼伤，当时不痛，过后的遗痛可持续良久。在施灸（直接灸）的穴位上使用的规格以 3~5 壮为度，灸后不做特殊处理，不会化脓。如此灸之，有感传，灸后不痛，不化脓，不会令人生畏，易于接受。

直接灸的操作规程如下。

（1）取精制艾绒。

（2）取穴定位必须准确，然后端正患者的体位。

（3）对穴位进行消毒，然后点少许无菌甘油，再用消毒干棉球擦干，以稍润穴位。

（4）搓制艾炷。取少许艾绒，用手指来回搓揉，使之成为上尖底平的圆锥形宝塔状的实心艾炷，大小如绿豆，将其置于穴位上。肌肉较丰厚的穴位上，用大于绿豆的艾炷，肌肉较浅的穴位上，用与绿豆等大或稍小的艾炷。

（5）以线香点燃艾炷的顶尖部，当艾炷燃至底部，即用手指压灭之，艾灰即覆盖在穴位上，勿揩净。再放第 2 壮艾炷于原穴位上。再点燃其顶尖部，再压灭之。依次按要求施灸 3、5、7、9 壮等。

（6）注意观察施灸过程中是否有类似针感、气至病所的现象。若有，应予记录。

在这 6 条操作规程中最关键的是第 4 条搓制艾炷。没有一定的指力，没有经历一番搓揉练习，很难搓制成结实不散、形状、大小如一的艾炷。其过大、过小、过松都会影响操作，影响疗效。

采用的直接灸是瘢痕灸，不宜在头面部及其他有碍美容的部位施用。其穿透力颇强，也不宜在阴经穴位施用，以免损害皮下的神经血管。施灸过程中，注意在不同体位条件下，艾炷都必须稳固贴穴位上，防止燃烧的艾炷掉落在其他部位，灼伤皮肉。艾炷瘢痕灸会灼伤皮肉，夏月汗多、应少用，若施用，要防止合并感染；有糖尿病史、皮肤病的患者也应慎用。

灯心灸法是用灯心草蘸油，点燃后快速按在穴位上进行焠烫的方法。采用该法治疗缠腰火丹、疖肿、疱疹后遗神经痛等，均取得良好的治疗效果。操作方法如下。

（1）根据疾病选定穴位，并做好标记。

（2）取直径1.5~2 mm、长4~5 cm的灯心草，将一端浸入油中（花生油、芝麻油、茶油均可），点火前用软棉纸吸去灯心草上的浮油（以防油过多，点燃后滴下烫伤皮肤或烧灼衣物），施术者用拇指、食指捏住灯心草上1/3处，即可点火（火焰不可燃之过大）。

（3）将燃火一端慢慢向穴位移动，并稍停片刻，待火焰略变大，则立即垂直点灸穴位（勿触之太重或离穴太远，要做到燃火之端似接触而又非接触皮肤），以发出"啪"的清脆的爆焠声。

（4）点灸次数可根据病情需要灵活掌握。一般2~4次。灸后局部保持清洁，防止感染。

临证用灸时要注重灸的量，以及灸的量效关系。注意观察施灸过程中是否有类似针感、气至病所的循经感传现象。重点要求搓制艾炷，目的是搓制成形状、大小如一的艾炷，而这正是准确控制灸量的前提和基础。灸法的效果是不同的灸法与不同的灸量协同产生的灸治结果。在采用关元灸治疗高血压时，必须采用大剂量灸的做法，方可取效。

古人运用灸法时，对灸治的量非常重视，根据患者的体质、年龄、部位、病性等方面把控灸量，例如，根据患者的体质、年龄进行施灸的文献《外台秘要》："凡灸有生熟，候人盛衰及老小也。衰老者少灸，盛壮强实者多灸。"所谓"生"是少灸之意；"熟"是多灸之意。再如，根据疾病的程度进行施灸的文献《扁鹊心书》，载："大病灸百壮，小病不过三五七壮。"又如，根据身体部位的差异进行施灸的文献有《医学入门》，载："针灸穴治大同，但头面诸阳之会，胸膈二火之地，不宜多灸，背腹阴虚有火者，亦不宜多灸，唯四肢穴最妙，凡上肢及当骨处，针入浅而灸宜少，下肢及肉厚处，针可入深，灸多无尽。"

作为艾炷灸，灸量是由艾炷的大小、壮数的多少决定。艾炷一般做成圆锥形或三棱锥形。《小品方》记载："灸不三分，是谓徒冤。"此言做艾炷欲令根下阔三分，若减此不复孔穴，不中经络，不能除病。艾炷的大小有麦粒大、绿豆大等。《备急灸法》载："岐伯、孙真人治风犬咬法，即令三姓三人于所咬伤处，各人灸一炷即愈。"《黄帝明堂灸经》也多为3~5壮。《千金方》载："曹氏灸有百壮，五千壮者。"《小品方》灸壮多为50~100壮。总之，灸壮有数壮、百壮，乃至千壮。有一次灸量，也有累积灸量，不管怎样，要产生一定的灸效，首先要积累一定的灸量。《千金翼方》卷二十六载："疟，灸上星及大椎至发时令满百壮。"这就是灸积累量。《太平圣惠方》卷六十一云："凡痈疽发背，经一两日不退，须当上灸之一二百壮。"这也是灸积累量，是否顿灸壮数越多越好呢？ 也不尽然。《普济方》"针灸"云："灸风者。不得一顿满一百……灸寒湿者。不得一顿满千。"《千金方》"论风毒状第一"云："灸脚气八穴轻者不可减百壮，重者乃至一处五六百壮。勿令顿灸，三报之佳。"由此观之，要想获得一定的灸效，先要有足够的灸量。《医宗金鉴》"刺灸心法要诀"云："凡灸诸病，火足气到，始能求愈。"

灸火之缓急也是决定灸量的重要环节，它取决于疾病的性质。一般实证、寒证采用急火泻之，如直接灸，把艾炷直接放在皮肤上面施灸，轻者采用非化脓灸，重者采用化脓灸，即通过艾火的烧灼使灸处皮肤烫伤，致溃烂化脓成为灸疮，愈后留有瘢痕，又称"瘢痕灸"；久病体虚者采用微火温补之，采用隔姜灸、隔蒜灸、隔盐灸、隔附子灸等。

施灸时间的长短同样是决定灸量的一个方面，可根据病情灵活掌握，灸的时间长则灸量大，灸的时间短则灸量小。急性病症、体质强壮者，一般采用重灸、多灸，使用大艾炷急火长时间多次灸治，1天2~3次，每次30min；慢性病症、体质虚弱者，一般采用缓灸、少灸，使用小艾炷短时间灸治，1天1次，或隔日1次，每次15min。

由于灸疗法的特殊性，灸量长期以来一直是困扰针灸界的难题。目前，关于灸量的厘定标准尚无应有的规范可循。临床上，艾炷的制作、大小的选择、灸治的时间、疗程的确定及诸多因素与适应证和疗效的关系等多取决于对经验的掌握程度，缺乏客观的量化检测和监测手段，可参考价值低。灸量的积累是客观揭示灸法作用原理的基本前提，也提示了在今后的研究中应注重对灸量的研究。

### ◆ 三、棍针术的应用

棍针术可治疗高血压、低血压、头晕、头痛、中风偏瘫等。棍针术系闽南民间流传的主要用于治疗筋骨酸痛的一种特殊的治疗方法。旅居缅甸的爱国华侨陈伯甫先生经过 20 多年的实践、探索、总结、整理，完善了棍针针具，著有《筋科棍针疗法》一书。张永树将棍针术融入中医经络理论，丰富了操作方法，扩大了治疗范围，提高了治疗效果。使棍针术这一流传于民间几近失传的优秀文化遗产，回归中医。

棍针术的操作方法为左手先寻找病灶或定施术部位，右手持棍针依照不同的病症选取以下手法。①推拨法：用棍针的粗锥端在病灶部向一定方向推动，主要针对病灶较粗大的部位；用棍针的刀形端在病灶部边挑拨边移动，主要针对病灶较细小的部位。②划动法：对于病灶在腹部的或呈片状的，用棍针的粗锥端来回划动。③刮法：对于病灶呈结节状者，或手足等肌肉较薄部位，用棍针的刀形端在病灶部朝一个方向反复刮。④手拨法：病灶肌肉丰厚的，用手指代替棍针推拨。一般一个部位推拨 2~3min，2~3 天 1 次。

# 第三节　用药特色

　　以经络辨治为主要治则，以针灸为主要治疗手段，但从不排斥其他治疗手段。"杂合而治"，治疗手段上主张"灸刺并重，针药并施"。甚则广收民间经验治疗方法，如灯心灸、棍针术等均为民间流传而行之有效的方法，经整理后并加以规范化及临床发挥，逐步推广，而成为患者及同行接受的治疗方法。

　　张永树所用治法不拘泥，看似随心所欲，却对各种疗法的适应证成竹在胸。用药有两大特点，一者顾护阳气，药性多用温热；二者充分体现以"调"为主，所有药物看似平淡无奇，药味较少，一般在7~9味，甚则仅有4~6味。然而方中用量较一般量稍大，往往有1~2味药药量最大，说明其治疗指向明确。同类药物不宜过多重复使用，除非有特殊的原因或有特别的治疗方向，故其临床常选用同类药中药效突出者。常用的药物有制附子、肉桂、桂枝、干姜、细辛、龟甲、熟地黄、黄精、蕲蛇、茜草。常用方有桂枝汤、小青龙汤、小柴胡汤、二陈汤、四君子汤、四物汤、补中益气汤等。

## ● 一、方

　　以针为主、针药结合，善用经方，并注重收集运用民间验方。常用的方剂有桂枝汤、小柴胡汤、小青龙汤、麻杏石甘汤、四逆散、四君子汤、归脾汤、补中益气汤、二陈类方、地黄类方，以及民间验方风茯神等。

　　二陈汤是燥湿化痰的主方，也是治痰的基础方，出自《太平惠民和剂局方》，组成为半夏、化橘红、白茯苓、甘草，加生姜5片、乌梅1个，水煎服。二陈类方包括温胆汤、导痰汤、涤痰汤、金水六君煎等，临床常用其加减治疗肺系渗出性炎症，相当于中医的湿热，最常用的是温胆汤。

　　温胆汤最早出自南北朝时期名医姚僧垣《集验方》，组成为生姜4两、半夏2两、竹茹2两、枳实2枚（2两）、橘皮3两、炙甘草1.5两（1两=50g）。全方以温胆为主，重用半夏、生姜为君，其性辛温，可温胆化痰，和胃止呕，升清降浊，以助胆恢复其升发之功和温和之性；橘皮为臣，辛温芳香，取其辛能散气，温能和气，助半夏、生姜升清降浊，理气和胃化痰；甘而微寒之竹茹为佐药，以防温燥太过；枳实苦辛微寒，辛开苦降，破逆行气；甘草为使，调和诸药。重用生姜于其他药物一倍之量，并全方以辛温为主，补胆虚，温胆寒，化痰浊，而促胆之升发，助胃之和降。而南宋陈无择《三因极一病证方论》之温胆汤为："陈皮三两，半夏二两，茯苓一两半，炙甘草一两，竹茹二两，枳实二两，共为粗末，每服四大钱，加生姜五片、大枣一个，煎服。"与《千金方》所载温胆汤比较，各药剂量均有减少，而生姜减少尤多，且增加茯苓、大枣两味。"加茯苓一味，为治痰主药。痰之本，水也，茯苓可以行水；痰之动，湿也，茯苓又可行湿"（《世补斋》）。生姜在方中已不再是温胆散寒化痰的君药，而是与大枣相配、调和营卫的佐使药。由于用量上的变化，药物在方中的地位也发生了变化，全方性能亦变，由温胆变作和胆、清胆，清胆和胃、理气化痰。这一改变为后世医家所遵循，以致此方成为习用之方而忘却《集验方》《备急千金要方》之温胆汤，有的甚至张冠李戴，云：温胆汤之温乃"清"字之误。"温"非温阳之温，而是温和；"清"非清热之清，而是清静。温胆汤是清静胆腑，安和胆气，使胆腑宁静温和能行使其职权；是通过和解调理脾胃气机而达到祛痰治胆之目的。后世将《三因极一病证方论》之温胆汤以胆南星易竹茹而成导痰汤（《妇人良方》）；温胆汤加胆南星、石菖蒲、人参名涤痰汤（《济生方》）；温胆汤去竹茹，加人参、熟地黄、酸枣仁、五味子、远志便是王肯堂的十味温胆汤（《证治准绳》）；温胆汤去竹茹、枳实，加熟地黄、当归就成了张景岳的金水六君煎（《景岳全书》）；温胆汤加黄连，名黄连温胆汤；温胆汤加瓜蒌、浙贝母，名蒌贝温胆汤；温胆汤加栀子、香豉，名香豉温胆汤；温胆汤加黄芩、黄连、麦门冬、芦根，名加味温胆汤等。临床常用的是《三因极一病证方论》之温胆汤，病历很多，不再累述。

四君子汤是补气的基础方，主要用于脾胃气虚，出自《太平惠民和剂局方》，组成为人参（现多用党参）、白术、茯苓、炙甘草。用其治疗数例高龄老人，其机体功能低下，已不能进食。1~2剂四君子原方，老人便恢复进食，又多活了好几年。此时如果用大补的高丽参等，反而欲速则不达，而四君子看似简单，但组方合理，恰到好处，恢复其后天之本、脾胃之气，继而使其生命出现勃勃生机。

陈某，男，52 岁，以反复黑便、消瘦半年为主诉于 2005 年 7 月 22 日入住泉州市中医院。经胃镜检查示，食管下段肿瘤。于 7 月 31 日行食管癌根治术。术后第 15 天（8 月 14 日）并发吻合口瘘，右脓胸。于 8 月 17 日行空肠造瘘术，并以抗感染、静脉全营养等对症支持疗法为主治疗，空肠食糜灌肠进食。9 月 9 日会诊。诊时见咳嗽，痰少，为泡沫样时夹有黄稠痰，夜间较甚，睡眠较差，二便通畅，舌淡，苔白腻，脉细，胸腔闭式引流每天引流出 60~100mL 浅黄色混浊夹有块状物液体。予四君子加味，处方为党参 30g、白术 15g、茯苓 18g、甘草 3g、桑叶 15g、荷梗 12g，二剂水煎灌肠。患者虚不受补，以四君子汤最宜；加桑叶，一者润肺止咳，二者宣上焦肺气，利中焦脾胃之气；虽已入秋，但仍有暑气，加荷梗取其清暑湿、利胸膈。以此方加味共进 20 余剂，患者体重增加，无咳无痰，舌转淡红，苔少，脉弦，吻合口瘘尚有一小瘘口，胸腔闭式引流每天引流 10~20mL 浅黄色混浊液体，血象正常，已停抗生素。9 月 30 日针对渗出中药改为温胆汤加减，组成为陈皮 12g、制半夏 12g、枳壳 18g、竹茹 18g、茯苓 15g、黄精 24g、山药 24g、芡实 18g、石斛 15g，进 6 剂，胸腔已无液体流出，吻合口瘘闭合。抓住主要矛盾，以基础方为主，量较大，一剂逆转病情，数剂诸症缓解。

四逆散出自《伤寒论》，组成为炙甘草、枳实、柴胡、芍药。原治少阴热化之四逆证，《方剂学》归于和解剂中调和肝脾之首。临床常加减用于调养肝阳、调达肝气，即木郁达之。中医学的医学模式是"自然—生物—心理—社会"四维医学模式，当今社会竞争激烈、压力骤增，疾病谱发生了变化，以心理、情志所致疾病增加。因而强调肝的条达、升发及疏泄功能，能通利气机，使血脉得运，阴阳才能相贯，此乃肝阳（气）之功。今人多提肝血不足、肝阴亏损、肝气郁结、肝阳上亢、肝火上炎，而少论肝阳（气）不足。秦伯未先生曾明确指出："故肝虚证有属于血亏而体不充的，也有属于气衰而不用强的，应该包括气血阴阳在内，即肝血虚、肝气虚、肝阴虚、肝阳虚四种。正常的肝气和肝阳是使肝脏升发和调畅的一种能力，故称为用。病则气逆阳亢，即一般所谓肝气、肝阳证；或表现为懈怠、忧郁、胆怯、头痛麻木、四肢不温等，便是肝气虚和肝阳虚的证候。这一点对治疗肝病非常重要，如果把肝气和肝阳作为病理名词，都从病理方面去研究而忽视了生理方面的主要作用，并在肝虚证上只重视血虚而不考虑气虚，显然是不全面的。"(《谦斋脏腑辨证法则浅解》)有不少复杂、疑难的病症及妇科杂症，均以四逆散加减，几剂汤药就解决了。运用四逆散时常加用绿萼梅，加强调达肝气的作用。

## ● 二、药

常用的中药有附子、龟甲、蕲蛇、茜草、细辛等。

附子为毛茛科植物乌头 *Aconitum carmichaeli* Debx. 的子根侧根的炮制加工品，含剧毒双酯类生物碱，主要为乌头碱、次乌头碱、中乌头碱等。辛、甘，大热；有毒。归心、肾、脾经。具有回阳救逆、补火助阳、散寒止痛的功效。用于治亡阳虚脱、四肢厥冷、汗出脉微、虚寒泄泻、脘腹冷痛、寒湿痹痛、阳虚水肿、心力衰竭、慢性肾炎水肿等。《神农本草经》谓附子"主风寒咳逆邪气，温中，金疮，破癥坚积聚，血瘕，寒湿痿躄，拘挛膝痛，不能行步"。《本草汇言》载："附子，回阳气，散阴寒，逐冷痰，通关节之猛药也。诸病真阳不足，虚火上升，咽喉不利，饮食不入，服寒药愈甚者，附子乃命门主药，能入其窟穴而招之，引火归源，则浮游之火自熄矣。凡属阳虚阴极之候，肺肾无热证者，服之有起死之殊功。"《本草正义》载："附子，本是辛温大热，其性善走，故为通行十二经纯阳之要药。外则达皮毛而除表寒，里则达下元而温痼冷，彻内彻外，凡三焦经络，诸脏诸腑，果有真寒，无可不治。但生者尤烈，如其群阴用事，汩没真阳，地加于天，仓猝暴病之肢冷肤清，脉微欲绝，或上吐下泻，澄澈清冷者，非生用不为功。而其他寒病之尚可缓缓图功者，则皆宜炮制，较为驯良。"

当代名医、《伤寒论》教授、博士生导师陈瑞春先生说："敢用附子、肉桂，就是学好了《伤寒论》。"而学习《中药学》时，张永树说："附子大辛大热，有毒，要慎用。"

临床运用的附子多为制附子，取其养阳之功，凡有阳虚、阳气不足见症均可选用。常用于心阳不足、风湿痹痛、气虚阳虚便秘等。常用量为 3~10g，用量较多时令先煎半小时，对乌头碱中毒出现的口唇麻木等以甘蔗头煎水、蜜糖水解毒。在临床上，附子使用的次数多了，便懂得抓住 1~2 个主症，从小剂量开始尝试，逐渐增加治疗量。

龟甲，甘、咸，寒。归肝、肾、心经。具有滋阴潜阳、益肾健骨、固经止血、养心补血之功效。养阳育阴法体现于处方用药上，便是附子与龟甲等药物的运用。

蕲蛇，甘、咸，温；有毒。归肝经。具有祛风通络、定惊止痉之功效。善走窜搜剔，能"内走脏腑，外达皮肤"，药力颇强。常用于风湿顽痹，在辨证的基础上加蕲蛇每获良效。

茜草，苦，寒。归肝经。具有凉血止血、活血通经之功效。取其活血通经之用，活血就是改善微循环。多用温药，在方中少佐寒凉之剂可防过于温燥。

张永树的用药特点在于以药之性味调病之阴阳，药味精少，剂量较大，多用温热药，每选用本类药中作用较强的数味，如温阳用附子、通络用蕲蛇、滋阴用龟甲。

　　疗效是一切工作的出发点和归宿，中医的生命力在于临床，在于疗效。中医药不但具有医学性质和自然科学属性，而且具有文化和哲学性质及人文社会科学属性，体现了东方文化的底蕴和思维。中医药学在理论上有独特的生理观、病理观、疾病防治观，其本质特征是从整体联系、功能和运动变化的角度来把握生命的规律和疾病的演变；在实践中体现为个体化的辨证论治、求衡性的防治原则、人性化的治疗方法、多样化的干预手段、天然化的用药取向等，其优势主要体现在临床疗效确切、用药相对安全、服务方式灵活、费用比较低廉等，并且创新潜力巨大，发展空间广阔。特别是针灸疗法，不能直接消除病原体，也不能补充机体必不可少的化学成分，而是通过调整机体的生理功能，激发机体固有的抵御疾病和自我修复的能力，以达到医疗和保健的目的。以生理机制为基础的作用特点使针灸具有非常明显的安全优势与应用范围广泛优势。中医药疗效的判定应根据中医学的特点探索研究建立个体化诊疗的疗效评价方法，应以患者最终结局为判效指标。

　　如何提高针灸疗效？一是应辨证中肯，针灸治病首要是辨证，诊断明确，标本分清，整体调节，掌握"四基"（基本概念、基本理论、基本技能、基本常知）、"四诊"（望、闻、问、切），提高临床能力。二是经络为本，取穴精专，配穴得法，达变权通。三是苦练指力，积蓄内功，气至有效（气感、气场、得气、气行，有一定的氛围），杂合而治。古人云："针、灸、药三者得兼，而后可与言医。"综合治疗，取长补短。四是人文关怀，善于与患者沟通，取得患者的认同，调动患者的主观能动性。

### 一、妇科

　　妇科疾病围绕着经、带、胎、产而产生，治疗妇科疾病主要从肝、肝经、冲任二脉入手，以疏肝、疏肝经、调冲任、强肝阳等方法为主调治。

养阳育阴　澄江传薪

## （一）脏躁

冲任二脉皆起于子脏（胞宫），关乎妇人之经、带、胎、产及全身生理、病理变化。《金匮要略》"妇人杂病脉证并治第廿二"载："妇人脏躁，喜悲伤欲哭，象如神灵所作，数久伸，甘麦大枣汤主之。"妇人常见的神志方面躁动不宁，常因子脏变态，包括生理和病理两类。而神应为广义之神，包括神经、精神方面，以及神疲倦怠，四肢乏力，生活、饮食习惯的改变等。脏躁之"躁"应为躁动之"躁"，躁动不宁，而不是干燥之"燥"。一字之差，差在病因病机的分析。子脏属阴，其变态主要通过冲、任，影响全身；而他脏及四肢百骸的变化主要通过冲、任影响子脏。子脏变态可出现脏躁等诸症，不能把其等同于更年期综合征。曾以冲、任脉为主行针药结合治疗，或单用甘麦大枣汤治疗，或单用针灸治疗等方法治愈几例脏躁，论证了该观点是正确的。

## （二）乳腺疾病

一中年女性，1987年6月1日初诊，主诉其右侧乳头频发血性分泌物2个月。经各大医院求诊，胸透为阴性。血性分泌物涂片见大量红细胞、少量吞噬细胞，予服用红霉素，外涂制霉菌素龙胆紫未见效。考虑乳腺恶性肿瘤。患者精神紧张，前来求诊。检查示，患者局部无红肿热痛，食、睡、二便均调，经调，舌红，苔薄白，脉沉略弦。根据经络循行，予理气疏肝法治疗，枳实15g、生白芍18g、柴胡10g、龙胆草10g、甘草3g，3剂，未见乳头血性分泌物。6月4日二诊，上方加川楝子15g，3剂，未见乳头血性分泌物。6月8日三诊，加制龟甲30g，4剂。至6月23日六诊均未见乳头血性分泌物。患者至今健在，上症未复发。

## （三）经期腹泻

洪某，26岁，未婚。2003年12月23日初诊。主诉其反复腹痛腹泻3个月，以经期为多。月经先后不定期，有痛经，量多、色暗、有血块，诊断为经期腹泻。以疏肝养血健脾之剂治之，配合针灸关元（TDP照射）、上巨虚、合谷、足三里、三阴交、头维、脾俞、肾俞等。其间患者曾有一次月经过多，长达9天，予直接灸隐白3壮，灸时患者自觉有热气沿双下肢内侧上传至腹、胸、头部，头困重、腹痛顿时缓解。次日月经净。患者经过半年的断续治疗，诸症除。

## 二、儿科

小儿的生理特点为脏腑娇嫩、形气未充，生机蓬勃、发育迅速，因而其疾病表现为发病容易，传变迅速，脏气清灵，易趋康复。常见的致病因素包括内因为脾常不足、阳常有余、阴常不足，外因为风寒、风热、喂养不当、调护过度。病位主要在肺、肝、脾、大肠、胃。在治疗上，药针结合，中病即止；注意民间验方的收集与使用；注重腑气的通达；对儿科疑难病，往往从肝论治。

黄某，男，15个月。2005年8月8日初诊。主诉其腹泻，每天7~8次，已5天。患儿平素常外感发热咳嗽。8月1日出现喷嚏、流涕、咳嗽，就诊于泉州市儿童医院，予西药内服（用药不详）。4天后出现腹泻、呕吐。5日高热，体温达40℃，并且颜面、颈后出现风团样皮疹，再次往泉州市儿童医院求治，经查血常规示，中性粒细胞比例升高，而予抗生素静脉滴注（具体不详），药后热降，但风疹、腹泻加重。考虑为药物过敏，故求治于中医。现症为腹泻，8月7日6时至辰下共泻9次，呈水样便，未呕吐，食后腹泻而控制食量，约为原量的1/3，微热（体温37.2℃），无汗，小便量少，舌红，苔薄白少津，脉细数，指纹风关浅红。咽部轻度充血，全身未见风疹样皮损。中医诊断为腹泻，属脾阳不足证。西医诊断为过敏性肠炎。治则为建中止泻。针刺双上巨虚、阴陵泉、百会，平补平泻，不留针。中药方为党参6g、黄芪9g、白术12g、茯苓6g、大枣6g、山药9g、芡实4g、莲子6g，1剂，水煎服。8月9日二诊，8月8日中午起腹泻便中带有粪渣，量转少。针刺双上巨虚、合谷、百会，针法同上。中药方在上方基础上加六神曲6g、蝉蜕7只、蚕茧7只、防风4g，3剂而愈。二诊所用方剂乃民间验方八仙方化裁。

颤证在西医中属于小儿舞蹈病，或抽搐秽语综合征，或小儿多动症。临床多年，约治疗10余例颤证。颤证应从肝入手，平肝息风，针灸以肝、胆、膀胱经穴为主，养肝柔筋。

吴某，男，10岁。1986年3月29日初诊。主诉其双手、颈项颤抖，瞬眼反复发作 3 年，复发 4 个月。1983 年患儿因高热 3~4 天，而出现左手震颤、颈项颤抖，经注射卡那霉素无效，后服用中药 6~7 个月（用药不详）治愈。1985 年农历十二月不明原因再次出现上症，曾往福建医科大学附属第二医院神经科就诊，诊断为小儿舞蹈症，嘱服用泼尼松、氯丙嗪等（未遵医嘱服用）。现症见双手、颈项颤抖，瞬眼阵发，食、睡、二便调，智力发育正常，舌淡红，苔白厚，脉浮细。诊断为颤证，属肝风内动、阴虚内风证。治则为平肝息风。处方为生龙骨 24g、牡蛎 24g、石决明 24g、草决明 10g、双钩藤 10g、制龟甲 20g、甘草 3g，3 剂，水煎服。4 月 8 日二诊，服上药后，症状明显减轻，苔略退，脉浮。上方加煅磁石 18g，3 剂。4 月 15 日三诊，上症基本痊愈，舌淡红，苔薄白，脉浮，上方加枸杞 18g，5 剂。4 月 25 日四诊，诉双肩关节疼痛，上方 5 剂，玉竹 10g、全当归 6g、杜仲 15g，炖食服。6 月 17 日五诊，颈项时有颤抖，舌淡红，苔白根略黄，脉细滑。查血沉 36mm/h。初诊方加煅磁石 18g，5 剂。并开始针灸治疗，取血海、太溪、合谷、太冲、百会、内关、阳陵泉、足三里、三阴交、丘墟等穴，每天选取 2 穴，平补平泻，未再服药，至 6 月 30 日告痊愈。随访 10 余年未发。

此类患儿应查心电图，注意 P-R 间期是否延长，查血沉、抗"O"，排除心脏疾患。

### ● 三、皮肤科

首创针刮法治疗神经性皮炎等皮损肥厚、苔藓化皮炎。操作为持针与皮肤呈 10~15°，在皮损处刮。此乃根据经络皮部理论，操作简单，适应皮损局限者。

善用"灯心灸"这一民间疗法治疗疖肿和带状疱疹。民间有用隔夜茶水清洗伤口的习惯，隔夜茶水有清热、解毒、收涩的作用，外用于湿疹之皮肤溃烂流水，可收到良好的疗效。

以曲池、血海为主治愈皮肤顽疾——湿疹类皮肤病十余例。王某，男，47 岁。主诉其暴露部位皮肤瘙痒、皮损 8 年。8 年前因接触油漆而发为上症，夏季较甚，剧烈瘙痒，冬季减轻。曾经多方治疗，中西药内服外用，局部激光、冷冻等，无效。中医诊断为漆疮，属气滞血瘀证。西医诊断为多形性日光疹。以针刺血海、曲池为主，配穴风池、大椎、足三里、合谷、三阴交，中药复方丹参静脉滴注，大约60次，皮肤瘙痒、皮损缓解。该例接受针灸治疗前持续数年以激素控制病情，针刺后一周自己停用激素，专以针灸而愈。随访两年未发。

皮肤病多因机体营卫虚疏，卫外不固，腠理不密，易于外感风邪，与寒、热、湿邪相合，充斥于腠理而发病；或由于机体禀赋不耐；或因饮食不节；或湿热邪气内蕴；亦有情志所伤等。皮肤顽疾病程较长，必有气血不和，气滞血瘀。张永树认为针灸治疗皮肤病关键是曲池与血海两穴。曲池作为手阳明大肠经的合穴，具有养阳作用，可调养卫阳，驱邪外出，针对病因，治愈皮肤病。《千金方》载："举体痛痒如虫噬，痒而搔之，皮便脱落作疮，灸曲池二穴，随年壮，发即灸之神良。"《千金翼方》载："瘾疹，灸曲池二穴，随年壮神良。"都提出曲池可治皮肤病，其机制应是养阳。血海属足太阴脾经，脾主统血，统领诸血证，具有养血，育阴作用，古训"治风先治血，血行风自灭"。另脾喜燥恶湿，针灸脾经穴能健脾燥湿。与曲池合用能清热利湿、凉血养血。两穴一阴一阳，一脏一腑，养阳育阴，最终达阴平阳秘的治疗目的。

养阳育阴 澄江传薪

第三章

经验方

# 第一节　八仙方

**方名**　八仙方，又叫风茯神。

**来源**　泉州民间流传方。

**组成**　防风6g、茯神6g、六神曲6g、山楂6g、麦芽6g、双钩藤3g、蚕茧7个、蝉蜕10只。

**功用**　祛风解表，健脾安神，和胃消食。

**方解**　本方以防风、茯神为君药，防风其性升散，善行全身，以祛风为主，为治风通用之品；茯神现基本缺药，多用茯苓，甘补淡渗，作用平和，善健脾，宁心安神，为健脾安神之常品。六神曲为臣药，泉州有著名的老范志神曲，又称建曲、泉州神曲，而本方所用乃泉州小儿专用的六神曲，由6种中药发酵制成，具有消食、和胃、解表之功效。君臣合用共达祛风解表、健脾安神、和胃消食的作用。佐山楂、麦芽、双钩藤、蚕茧、蝉蜕。山楂善于消食化积，可治诸般食积停滞，尤为消油腻肉积之要药；麦芽消米面积滞，消食积、健脾胃，助六神曲消食健脾；配钩藤息风止痉，与防风相伍一治内风一治外风，一性寒一性热，达退热祛风止惊作用；蚕茧为泉州独用，有镇静、利尿作用；蝉蜕既善开宣肺气而疏散风热，又入肝善凉散肝经风热而解痉，与双钩藤合用可治夜啼。

**主治**　1~5岁小儿外感吐泻早期。症见发热、鼻塞流涕、咳嗽、惊悸、夜啼、积滞、呕吐、腹胀腹泻，舌淡红或红，苔白或薄白，脉浮，指纹风关、色淡红。

**临床应用及加减化裁**　八仙方是泉州民间流传的儿科通用方。小儿患病以外感风邪为常见，其症或腹胀腹泻、呕吐噎乳，或微咳流涕、鼻塞口渴，或热甚惊厥。临床加减化裁为咳嗽重者加荆芥穗、北杏；腹泻重者加葛根、黄芩；呕吐甚者加木香、半夏。

**验案举要**　见"医论篇"下"第二章　临证经验"下"第四节　临证各科经验"中第二点儿科黄某病例。

**注意事项**　八仙方在小儿外感初期及时投之可见显效。1~3岁幼儿每味药控制在 3~6g；3 岁以上则根据病情及体重等每味药控制在 5~8g。对于外感重症或其他较重的病症则需认真辨证施治，切不可借此轻取。

# 第二节  调气血消痒止痛方

**方名**  调气血消痒止痛方。

**来源**  自拟方。

**组成**  血海（双）、丰隆（双）、曲池（双）、外关（双）、足三里（双）、三阴交（双）。

**功用**  理气活血，消痒止痛。

**方解**  皮肤病发生的机制主要是脏腑失调、气血失和、经络失疏。《外科精要》一书中指出原夫疮疡之生，皆阴阳不和，气血凝滞。认为外症虽生于肌表，而其根源则与脏腑气血改变有关，诊治应结合全身辨证，用药根据经络虚实，不可拘泥于热毒之说。气血失和应是出现皮肤病的主要原因，气血失和可以概括虚、实两个方面：虚则经脉空虚，肌肤失养，出现相应的皮肤症状和全身症状；实则络脉阻滞，皮肤失养，也会出现相应的皮损症状和全身症状。本方所取穴位主要在胃经和脾经，多为多气多血之穴，血海临床主治血症，常用于治疗皮肤病，如《十四经要穴主治歌》载："血海主治诸血疾，兼治诸疮病自轻。"丰隆为足阳明络穴，可祛痰利湿，沉降胃浊。曲池为手阳明合穴，可调和营卫，解肌散风。外关为手少阳三焦经络穴，可疏通经脉，理气活血。足三里和三阴交则可健脾和胃，通经和络。以上组方，可理气活血，消痒止痛，治疗皮肤病引起的各种症状。

**主治**  本方适用于因气血失和，皮肤失养引起的皮损、痒、痛、烧灼、麻木及异物感，对温度及接触异物的易感性增加或降低等。

**临床应用及加减化裁**  "调气血消痒止痛方"适用于各种皮肤病，如接触性皮炎、湿疹、荨麻疹、水痘、扁平疣，以及带状疱疹、手足癣等真菌病。

但由于多种致病因素均可导致气血失和，出现各种皮肤症状，因此常要根据辨证来加减化裁。如七情异常变化引起的脏腑功能紊乱、气血阴阳失调，常加太冲。饮食不节导致皮肤病或病情加重的常加合谷、阴陵泉。疫疠虫毒引起

养阳育阴  澄江传薪

的疥疮、虱病、各种蚤咬皮炎常配合百虫窝。

从治疗手段来看，根据不同的病种、症状也常配合不同治疗方法。如蛇串疮配合灯心灸，湿疹配合耳尖放血等。

┤验案举要├

例一，见"医案篇"下"第二十一节　蛇串疮"。

例二，针灸治银屑病案。

朱某，男，20岁。以反复皮疹3~4年来诊，患者3~4年前无明显诱因左大腿内侧出现鳞屑样皮疹，伴瘙痒，搔抓后出现白银脱屑，局部有点状出血，皮疹逐渐向小腿、上肢、胸腹部、头面部发展，多处就医，1年前皮肤病医院诊断为银屑病，经西药（具体不详）口服、外用后未见明显效果，今求进一步诊治，遂来求诊。症见额头及大腿内侧多处鳞屑样皮疹，额头为甚，部分融合成片、剥除鳞屑后有点状出血，略有瘙痒，胸闷气不畅，纳、寐可，二便调，舌质偏红，苔白略厚，脉浮。辨证上考虑为血液亏虚，风性摇动，不能濡养机体，皮部失养之象。中医诊断为皮疹，属血虚风燥，皮部失养证。西医诊断为银屑病。治以补血活血，祛风化燥。①取血海（双）、丰隆（双）、曲池（双）；②取足三里（双）、外关（双）、太冲（双）；③取合谷（双）、三阴交（双）、血海（双）。每次选取上述1组处方，平补平泻，留针30min。

二诊时，额头及大腿内侧见散在鳞屑样皮疹，色略红，伴瘙痒，胸闷已解，纳寐可，二便调，舌质偏红，苔白厚，脉略浮。①取血海（双）、丰隆（双）、曲池（双）；②取足三里（双）、外关（双）、太冲（双）。每次选取上述1组处方，平补平泻，留针30min。

三诊时，患者额头及大腿内侧皮疹红痒较前明显消退，舌象转为偏红，苔转白，脉转为略浮，证明前法有效，治疗上续用养血补血善其后。取丰隆（双）、曲池（双）、血海（双），平补平泻，留针30min。

┤注意事项├　临床应用本方时，患者应注意保持局部干燥，注意休息，忌食辛辣肥甘厚味。

# 第三节 通调督任除痹方

**方名** 通调督任除痹方。

**来源** 自拟方。

**组成** 大椎、关元。

**功用** 温阳通络，调气宣痹。

**方解** 本方以督脉、任脉要穴大椎、关元为主穴，以温阳通络，调气宣痹。对于痹症，注重温阳通络。对于风寒湿痹，以养阳入手可有显效。每取大椎、关元针以补法或灸法（直接灸、艾条灸、TDP照射等）而达温阳通督任之神功。此法治疗痹证，不需按"以痛为输"在痹痛之处施治，体现中医的整体调节特点。穴位组成中大椎又名百劳，是督脉、手足三阳经、阳维脉之会，有"诸阳之会"和"阳脉之海"之称。此穴有解表、疏风、散寒、温阳、通阳、清心、宁神、健脑、消除疲劳、增强体质、壮全身的作用。关元为张永树临床最喜用穴位之一，为任脉与足三阴经之会穴，为三焦原气所出，联系命门真阳，为阴中之阳穴，人体元气之根本。以督任二脉统领全身，不同于一般的循经取穴，它体现祖国医学的整体观念和辨证论治思想，且取穴精专少，疗效明确，以最小创伤，争取达到最佳疗效。

**主治** 本方适用于因风、寒、湿外邪侵袭，经脉闭阻，气血运行不畅所导致的痹证，是以肌肉、筋骨、关节发生酸痛、麻木、重着、屈伸不利等为主要临床表现的病症。

**临床应用及加减化裁** "通调督任除痹方"适用于各种痹证，出现酸痛、麻木、重着、屈伸不利等临床表现均可使用。临床上常用于风湿性关节炎、类风湿关节炎、肌纤维组织炎、颈椎病、腰椎间盘突出症、肩周炎等。

但随着风、寒、湿之邪的偏胜又应随症加减化裁。风邪偏胜见关节酸痛、游走不定，加膈俞、风门；湿邪偏胜见酸痛重着、肌肤不仁，加阴陵泉、足三里；寒邪偏胜见疼痛剧烈、痛有定处，加足三里、合谷、命门、腰阳关。

养阳育阴 澄江传薪

例一，见"医案篇"下"第十三节 痹证"病案一。

例二，见"医案篇"下"第十三节 痹证"病案六。

# 第四节　胆石症针灸排石方

**┤方名├** 胆石症针灸排石方。

**┤来源├** 自拟方。

**┤组成├** ①耳针。取穴胰胆；和 / 或耳穴王不留行籽贴压，取穴神门、胆、肝、三焦、胃（或消化道上的阳性点）及耳背神门、胆、三焦的对应点。每次取一侧耳穴贴压，2~3 天后取下贴另一侧耳穴。每餐前后按压，每穴按压1~3min，以耳廓发热为度，以气感传至胆区为佳。胁肋疼痛不适时均可按压，以减轻疼痛。②体针。主穴为外关、胆囊穴或阳陵泉、胆俞，每次取 1~2 穴，均双侧。配穴为肝内外胆管结石者加肝俞。针用泻法，气至病所为佳，留针20~30min，每天 1~2 次。

**┤功用├** 疏肝利胆排石。

**┤方解├** 耳针既有镇痛救急之效，亦兼治本，调脏腑气血阴阳之功。针耳胰胆有利胆健胃作用，耳穴贴压神门、胆、肝、三焦、胃等可疏肝利胆，行气止痛，并穴贴压神门、胆、三焦穴贴压神门、胆、肝、三焦的对应点，刺激大，作用强。体针取手足少阳经之经穴，外关为手少阳三焦经的络穴，是八脉交会穴，沟通表里两经；胆囊穴或阳陵泉均在足少阳经上，胆囊穴为奇穴，专治胆系疾病，阳陵泉为合穴，合治内腑，治胆系疾病，行气疏肝，利胆排石。

**┤主治├** 肝胆系统结石，胆囊炎。见胆绞痛，右胁痛，中上腹或右上腹烧灼、饱胀、疼痛，目黄、皮肤黄染、尿黄，舌红或暗红，苔白、白腻或黄、黄腻，脉弦滑。肝胆 B 超示，胆囊结石，胆总管结石，肝内外胆管结石。结石的大小为胆囊内 0.8cm、其他 1.5cm 以内为治疗适应证。

**┤临床应用及加减化裁├** 气虚，加大椎、足三里；气滞，加太冲、内关、胃俞；湿热，加曲池、内庭；肝病传脾、脾失健运，加脾俞、足三里。

**┤验案举要├**

傅某，女，52 岁。体检发现胆石症 5 年，现胆囊萎缩、胆囊充满泥沙样结石，无不适主诉，舌淡红，苔薄白，脉略弦。取耳穴胰胆敏感点针刺，患者感右上腹蠕动，体针外关、胆囊穴，或胆俞，针刺4次后复查B超，胆囊内结石减少一半。共治疗20余次痊愈。随访2年未复发。

**注意事项** 并发胆道感染，发热，白细胞计数升高，中性粒细胞数升高者应加抗感染治疗。在治疗后症状缓解的情况下，患者可根据自己的喜好进食脂肪含量较高的食物，如红烧猪脚、猪排、炒蛋等，以促进胆囊收缩。

第四章

特色诊疗技术

# 第一节 棍针[1]推拨治头痛、眩晕效验

头痛部位多在头部一侧额颞、前额、颠顶，或左或右辗转发作，或呈全头痛。头痛的性质多为跳痛、刺痛、胀痛、昏痛、隐痛，或头痛如裂等。头痛每次发作可持续数分钟、数小时、数天，也有持续数周者。常隐袭起病，逐渐加重或反复发作。

眩晕多见头晕目眩，视物旋转，轻者闭目即止，重者如坐车船，甚则仆倒。可伴恶心呕吐，眼球震颤，耳鸣耳聋，汗出，面色苍白等。一般为慢性起病并逐渐加重，也有急性起病或反复发作。

## 一、证候分型

### （一）风寒袭络

外感风寒，上犯络脉，气血失和，脉络受阻而致头痛、眩晕。临床伴见外感风寒诸证。

### （二）经期气郁

素有肝郁气滞，逢经期即头痛剧烈（或兼眩晕），重者卧床不起。

### （三）腑气不通

前额疼痛为甚，伴口干而燥，烦躁不宁，便秘难能，舌红，苔黄燥，脉洪数。

### （四）气血不足

头痛绵绵难愈，眩晕时作时止，纳呆，面色㿠白，善忘不寐，心悸便软，舌淡，苔白，脉濡。

---

[1] 棍针，旧称太极棍。

## 二、治疗

### （一）取穴

基本穴位为头维、上星、前额部位、太阳、风池。上述 4 种证型均按上述穴位依次选用，并随证略有增加（详见后文）。

### （二）操作

左手按揉穴位，然后右手持棍针推拨之，而后稍加按摩。

手法有轻重之分，棍针有圆钝和尖锐两端之别。以虚、实不同采用不同施术手法。

实证重手法，取尖锐一端施术；虚证及体虚者轻手法，取圆钝一端施术。

### （三）辨证施治

1. 风寒袭络

取基本穴位加天柱、肩井，重手法施术，以疏风散寒，通络止痛。

2. 经期气郁

取基本穴位（重点在太阳、风池），行中等强度手法，以疏泄肝胆经气，通络止痛。

3. 腑气不通

取基本穴位（以头维为主）加迎香，用重手法施术，以疏通胃腑大肠气机而达到止痛之功。

4. 气血不足

取基本穴位（以头维为主），以调理脾胃生化之源，气血充盈上达清空而愈诸证。

## 三、典型病例

胡某，女，42 岁。颧骨至太阳（右）剧烈疼痛，彻夜不寐，重时狂躁啼哭不能自止，口燥厌食，已1个月。经诊为三叉神经痛，服中西药未愈，已2个月。问诊得知头痛发作每伴便坚燥结，舌红，苔黄燥，脉洪大。取基本穴位，加手阳明大肠经迎香，行中等强度手法推拨，术后症状改善，大便通畅。连续施治2次而愈。

## 四、应用

（1）棍针不刺入皮肉，易为患者接受。且简易方便，不必消毒，不会感染。

（2）施术后头痛、眩晕即有一定程度改善，有的甚为明显。

（3）头维是阳明胃经穴位，取该穴对调理脾胃确有特效。

（4）风池是少阳经穴位，既具疏泄肝胆之功，又有宣通清阳、清散头风的效果。

（5）棍针作用于穴位亦具针刺感，不可用力过猛，以免损伤皮肤。

（6）所取基本穴位既可按"以痛为输"解释其治病机制，又因该穴均是诸经要穴（如头维、风池），符合循经取穴原则。

棍针疗法系从厦门市中医院原院长陈应龙、施能云医师处学习而得，特此致谢！

# 第二节　灯心灸治疗带状疱疹

灯心灸又名灯草灸、灯火灸、十三元宵火，是用灯心草蘸麻油点燃后快速点按在穴位上进行焠烫的方法。《本草纲目》"卷六"中记载："灯火，主治小儿惊风、昏迷、搐搦、窜视诸病，又治头风胀痛，视头额太阳络脉盛处，以灯火蘸麻油点燃焠之良。外痔肿痛者，亦焠之。"《幼幼集成》称此法为"幼科第一捷法"，具有疏风散表、行气利痰、解郁开胸、醒昏定搐的作用。

蛇串疮是因肝脾内蕴湿热，兼感邪毒所致。以成簇水疱沿身体一侧呈带状分布，排列宛如蛇行，且疼痛剧烈为特征的皮肤病，中医又称之为"蛇丹""缠腰龙""火带疮"等，西医中相当于带状疱疹。该病好发于胸背、面颈、腰腹部，多于春、秋季发病，愈后多不再复发，但部分患者局部可遗留长时间的神经痛。皮损多为绿豆大小的水疱，簇集成群，疱壁较紧张，基底色红，常单侧分布，排列成带状。严重者，皮损可表现为出血性，或可见坏疽性损害。皮损发于头面部者，病情往往较重。皮疹出现前，常先有皮肤刺痛或灼热感，可伴有周身轻度不适、发热。自觉疼痛明显，可有难以忍受的剧痛或皮疹消退后的后遗疼痛。

## 一、证候分型

### （一）肝经郁热

皮损鲜红，疱壁紧张，灼热刺痛，口苦咽干，烦躁易怒，大便干或小便黄。舌质红，苔薄黄或黄厚，脉弦滑数。

### （二）脾虚湿蕴

颜色较淡，疱壁松弛，口不渴，食少腹胀，大便时溏，舌质淡，苔白或白腻，脉沉缓或滑。

### （三）气滞血瘀

皮疹消退后局部疼痛不止，舌质暗，苔白，脉弦细。

## 二、治疗

治疗时根据患者疮面的分布，以水平线寻找其病患的最高点（"蛇头"）、最低点（"蛇尾"），确定为施灸部位。医者持直径 1.5~2mm、长 4~5cm 的灯心草的一端，另一端以食用油蘸之，约浸 1.5cm。然后点燃，在紧靠"蛇头""蛇尾"处迅速点灸，以发出"啪"的声响为度。每日 1 次，4 次为 1 个疗程。

## 三、注意事项

医者在视诊时务必全面查出散在的疱疹，尤其注意检视患者未诉及的毛发间、耳后，以防止漏掉"蛇头""蛇尾"。

带状疱疹好发年龄为中老年，其中部分患者有糖尿病史。查询病史与体检时应注意是否患有糖尿病，以对治疗和预后作出重要参考。

治疗期间应禁食"发物"，多清淡饮食。同时，应保持二便通调，大便的调畅对清泻湿毒热邪至关重要。

# 第三节　大剂量艾条温和灸关元治疗腰痛

腰痛（腰椎间盘突出症）是临床常见疾病、多发病，也是针灸科主要的治疗病种之一。临床上以腰腿疼痛、腰部活动受限为主要表现，有的甚至生活不能自理。现代医学认为，导致椎间盘突出症的根本原因是椎间盘的退行性改变，腰椎间盘突出症的发病是重要的诱因，常见的诱因为脊柱畸形或生理曲度改变、过度负荷、急性扭伤、错误的治疗手法、剧烈咳嗽、用力大便、长期振动，以及年龄、身高、妊娠、腰椎穿刺等。

## 一、证候分型

### （一）血瘀

腰腿痛如刺，痛有定处，日轻夜重，俯仰旋转受限，痛处拒按，舌质紫暗，或有瘀斑，苔薄，脉弦紧或涩。

### （二）寒湿

腰腿痛重着，转侧不利，静卧痛不减，受寒或阴雨天加重，肢体发冷，舌质淡，苔白或腻，脉沉紧或濡缓。

### （三）湿热

腰部疼痛，腿软无力，痛处伴有热感，遇热或雨天痛增，活动后痛减，恶热口渴，小便短赤，舌质红，苔黄腻，脉濡数或弦数。

### （四）肝肾亏虚

腰酸痛，腿膝乏力，劳累更甚，卧则痛减。偏阳虚者面色苍白，手足不温，少气懒言，腰腿发凉，舌质淡，苔薄，脉沉细；偏阴虚者，咽干口渴，面色潮红，倦怠乏力，心烦失眠，多梦，舌质红，苔薄，脉弦细数。

## 二、治疗

关元（脐下 3 寸），属任脉，是阴中阳穴。功能为养阳育阴，调补气血，扶正祛邪，用艾条温和灸一定的时间可以取效。既可防治多种疾病，又可强壮养生。点燃艾条，置于关元之上温和灸，以觉得温热舒适为度，每次以持续 2h 以上为宜。也可以点燃艾条置于灸架，固定于关元上施灸，可根据对艾条温热的适应度让艾条离穴位的远近加以调节，一般 1 根艾条点尽约 2.5h，这是有效量。

## 三、注意事项

艾条易引起皮肉烧伤，应根据每个人耐受热度的不同加以调节；艾条点燃后引起的烟雾应设法排掉，注意烟火，防止烧灼器物；除关元外，在医生指导下尚可在其他穴位上运用灸架施灸。也可用特定电磁波（TDP）替代。

第五章

医话集锦

# 第一节　宏扬古老传统医学，促进东方文化交流——记前八届"中国泉州—东南亚中医药学术研讨会"

1996 年 12 月 26 日，张永树为印度尼西亚中医药协会举办的学术讲座作专题演讲。东道主送给张永树的锦旗上的献词就是本文的篇名。

### ◆ 一、开创主办地区性国际中医药学术会议先河

泉州是多元文化的宝库，海峡西岸名城。历史积淀深厚，又是著名侨乡，泉州的中医药事业有着辉煌的过去，和海外有着密切的关系和频繁的交流。

改革开放的春风给文化古城带来无限生机。1978 年，中共中央发出了认真贯彻党的中医政策的 56 号文件，使得人才培养、发展学术、机构设置、资金投入及促进对外交流方面都加大了力度。泉州市中医院前身是 1953 年全省首批中医院。1983 年 8 月 15 日迁到新址扩大规模、重新组建，各县区中医院也都相继成立。

1990 年，国家中医药管理局从"八五"规划开始建立国家级师承制度，遴选 500 名老中医药专家，泉州市蔡友敬、骆安邦、吴光烈等 3 位众望所归的老前辈光荣入选（福建共有 13 名），他们都是德高望重的名老中医。为发展中医药事业，他们和时任泉州市中医药学会会长钟秀美、顾问组组长姚排天经充分讨论后提出建议，得到老中医专家张志豪、郭鹏琪、庄玉柱、林金长、王泉瑛的支持，并经泉州市中医药学会理事会决定举办"中国泉州—东南亚中医药学术研讨会"（下文简称"研讨会"）。经泉州市科学技术协会、福建省中医药学会、福建省科学技术协会同意，并向上呈报。中华人民共和国国家科学技术委员会于 1991 年（国科外事字第 421 号文）批复同意。

1991 年 8 月 5 日，时任泉州市副市长薛祖亮、鲤城区政府副区长周子澄、泉州市科学技术委员会主任王重庆，以及泉州市科学技术协会、泉州市卫生局领导同志参加了首届"研讨会"的筹备会。蔡友敬、骆安邦、吴光烈 3 位老中

养阳育阴　澄江传薪

医、泉州市及下辖县中医药学会负责人、泉州市及下辖县中医院院长出席会议，就召开"研讨会"认真研究并形成决议。由于政府介入、部门领导重视，各方面准备工作周密，为会议的成功提供了保证。1991年8月出色举办的"晋江首次海内外中医药学术交流会"是一次预演，拉开了"研讨会"的序幕。

青年画家林剑仆、吴永安为"研讨会"设计了形象鲜明、寓意深长的会标：以3个指头的脉诊突出专业的特点，指向的海浪既象征强劲有力的脉搏，又象征广阔无边的境界。这个会标被历届"研讨会"一直沿用下来。泉州市中医院图书馆翁志荣先生是"研讨会"常年的义务记者，每次会议前后他都会撰写文稿，刊登至《中国中医药报》，及各地方报刊。这些"过时"的新闻稿集纳一起，就是写追记的重要参考资料。

1991年11月22日，首届"研讨会"在泉州市鲤城大酒店召开。时任中华人民共和国国家科学技术委员会主任朱丽兰出席了开幕式。时任副市长薛祖亮致辞。大会发起人、名老中医蔡友敬致开幕词。福建省科学技术协会、福建省卫生厅、福建省中医药学会领导同志也出席了开幕式。

新加坡李金龙，以及中国台湾黄和平，香港苏晋南，北京林心铿、刘坤，上海苏立德，福建省内的俞长荣、俞慎初、盛国荣、杨春波、潘明继等一大批中医药专家到会指导。来自新加坡、印度尼西亚、菲律宾、马来西亚中医药同仁，包括港台在内的来自19个省市代表，以及福建省内代表欢聚一堂，学术气氛浓厚的地区性国际学术会议顺利举办。本次会议在福建中医药发展上开创先河，意义深远。大家相约在此之后每两年在泉州各县区轮流承办"研讨会"。此后，由晋江、惠安、德化、南安、永春、安溪、市中医院先后承办了共八届。现用表格将各届"研讨会"的成果总结（如表5-1）。

表5-1　历届"中国泉州—东南亚中医药学术研讨会"简况表

| 届别 | 时间 | 承办 | 参会人数 | 境外出席情况 | 论文数 |
|---|---|---|---|---|---|
| 一 | 1991年11月22—24日 | 鲤城 | 220人 | 新加坡、印度尼西亚、菲律宾、马来西亚，以及中国香港、台湾 | 452篇。114篇结集刊印 |

| 届别 | 时间 | 承办 | 参会人数 | 境外出席情况 | 论文数 |
|---|---|---|---|---|---|
| 二 | 1993 年 10 月 26—28 日 | 晋江 | 200 多人 | 东南亚各国，日本，以及中国香港、澳门、台湾 | 588 篇。218 篇结集刊印 |
| 三 | 1995 年 10 月 23—25 日 | 惠安 | 375 人 | 新加坡、马来西亚、菲律宾、印度尼西亚、柬埔寨，以及中国香港、台湾 | 658 篇。276 篇收载于《福建中医药》增刊 |
| 四 | 1997 年 10 月 22—24 日 | 德化 | 300 多人 | 新加坡、印度尼西亚、马来西亚、菲律宾，以及中国香港、台湾 | 500 多篇。215 篇收载于《北京中医》增刊；86 篇结集刊印 |
| 五 | 1999 年 10 月 26—28 日 | 南安 | 350 人 | 新加坡、马来西亚，以及中国香港、澳门、台湾 | 508 篇。350 篇收载于《福建中医药》增刊 |
| 六 | 2001 年 10 月 21—24 日 | 安溪 | 258 人 | 马来西亚、新加坡，以及中国香港、台湾 | 268 篇。均收载于《福建中医药》增刊 |
| 七 | 2004 年 9 月 24—26 日 | 永春 | 270 人 | 新加坡、马来西亚，以及中国香港、台湾 | 202 篇。184 篇收载于《福建中医药》增刊 |
| 八 | 2007 年 12 月 1—2 日 | 泉州市中医院 | 237 人 | 新加坡、马来西亚、美国、印度尼西亚、日本、菲律宾，以及中国香港、澳门、台湾 | 237 篇。均收载于《福建中医药》增刊 |

抚今忆昔，开办"研讨会"的 16 年是泉州乃至福建中医药事业发展走向世界的一段历史，蔡友敬、骆安邦、姚排天等创办者已作古，他们参与这段历史，我们也一起见证了这段历史。此时此刻十分感谢他们的前瞻，开创先河；十分

缅怀他们的业绩，是他们的音容笑貌不断鼓励我们多做些切实的工作。

## ● 二、构建推动泉台中医药交流的新平台

泉台一脉相连，血浓于水。自古以来，两岸中医药的交流共融就有许多史料和佳话。泉州市中医院闽台医史研究室承担《闽台医史研究》课题，获福建省卫生厅 1992 年医药卫生科技进步一等奖。1992 年，张永树的 2 篇论文分别在"台湾中国针灸学会第 38 届针灸节"和台湾《明通医药》杂志交流、发表。

陈立夫先生亲笔题赠的条幅："使中医现代化，能普遍治愈世人，是所愿也。"会议同期还举行了首届"泉州—台湾中医药文化学术交流会"，两岸专家学者 38 篇论文和《闽台医史研究》部分论文参加交流，并结集出版汇编。

1997 年 10 月 23 日，在德化举办第四届"研讨会"期间，召开了第二届"泉州—台湾中医药学术交流会"。1998 年 12 月 25—26 日，泉州市中医药学会在惠安召开第三届"泉州—台湾中医药文化学术研讨会"，《泉州中医》1998 年第 1 期为大会论文专辑。

1997 年 10 月 27 日，中华人民共和国国家科学技术委员会以国科外审字（1997）1069 号文批复同意第四届"研讨会"（德化），黄善德、林庆全等 19 人参会，并印制了工艺精美、图文并茂的团员名录散发，表示对会议的高度重视。张永树受大会委托专程赴厦门迎接并陪同代表到德化。

在后来几届"研讨会"及频繁日常互访中，进一步增进同胞血肉相连，学术相互交流的情谊，实是两岸中医药交流的新篇章。

## ● 三、"政府、民众、学术"三位一体弘扬国粹，共树泉州品牌、福建品牌

全国著名老中医杨春波教授连续八届参与"研讨会"，并作主题演讲。他认为："'研讨会'轮流在泉州各个县（市）区承办，通过会内外的宣传及活动扩大了中医药文化在民众中的影响。各地专家齐聚一堂切磋交流，促进了学术共同提高。这是多年来一直探索而未曾找到的办法，值得深研，应该坚持办

下去。"

历届"研讨会"的筹办、审批、主办从一开始就作为政府行为，泉州市委、市政府、市卫生局领导都直接指导、批示、拨款。承办县的党政分管领导都把"研讨会"列入议事日程，亲听汇报、协调督办。各承办地卫生局积极调动人力、物力办好会议。各承办地的党政主要领导及分管领导也都莅会关怀、指导。

福建省科学技术协会、福州市科学技术协会各相关领导历来极为重视，多有指导。福建省中医药学会从第二届"研讨会"起则列入主办单位，福建中医学院、《福建中医药》杂志也都积极支持、协助。

更重要的是"研讨会"有相当雄厚的学术资源。历届莅会的知名专家有北京的陈可冀、谢海洲、危北海、路志正、沈绍功、王炳岐、黄宏昌，上海的何金森、李鼎、戚广崇，湖北的欧阳忠兴，广东的李赛美，台湾的李江川、黄正一，香港的苏晋南、苏东明、颜培增；省内的黄宗勖、林松波、吴炳煌、陈立典、范德荣、康良石、刘德荣、戴西湖、戴春福、吴宽裕、肖熙、许书亮、邱如卿、杜建、陈扬荣、陈小峰、赵正山、胡翔龙、陈成东。海外知名专家有日本的许瑞光、小林严，新加坡的梁世海、郭俊绡，马来西亚的郭廷林、陈期发、林文贤、温月娥、叶明峰，印度尼西亚的李靖。他们的到来使会议的学术交流真正体现了国际级别、高水平的档次。历届的论文汇编或结集出版留下了丰富的医学资料。在基础理论研究和临床各科的观察总结方面，都有突破、创新。在第四届"研讨会"期间，时任《中医杂志》社长黄宏昌主持了国家中医药管理局课题"中医证的规范化研究"会议；在第八届"研讨会"时期，杨春波、吴宽裕主持了"岐黄论坛"学术研讨。这些都是"研讨会"的亮点。

骨伤名师王和鸣教授多次莅临"研讨会"指导。他说："研讨会和《针灸界》（内刊）是泉州的两大品牌，也是福建的品牌。"

"研讨会"和内刊《针灸界》杂志是泉州中医药界的两大品牌，而且二者是相辅相成，优势互补的。首届"研讨会"的印度尼西亚代表把会上得到的《针灸界》带回国后，开拓了中印两国中医药界、针灸界的交流和互访。

信守先师的教诲，在前八届的"研讨会"上，张永树的6篇文章都是阐发留章杰的学术思想和临床经验，把他的精神财富奉献给海内外的同行。

《针灸界》杂志从油印本到彩色铅印本，一直活跃在海内外、业内外单位和个人中。尤其是海外、境外的同行，不太订阅国内刊物。随着和国外交流、互访的频繁（张永树所在科室已有数十批外籍学子进修学习、参观和访问），《针灸界》每期都免费赠送给读者，既发挥了学术效应，也建立了信息交流网络，起了极大的宣传作用。如马来西亚黄净音医师在 1998 年中国大洪水时，通过《针灸界》向灾区捐款；再如，《针灸界》读者中有不少人先后出席"研讨会"。《针灸界》加深了外界对我们的了解，拉近了和我们的距离。作为《针灸界》的主编，我数次前往印度尼西亚、新加坡、马来西亚交流互动，回访老朋友，广结新朋友，为办好"研讨会"尽了绵薄之力。

2007 年第八届"研讨会"会期因故延后。《针灸界》的读者美国朱榕斌，印度尼西亚张雅清，菲律宾朱贤薇，新加坡梁世海、郭俊绌、何和松如期前来访问交流。日本的小林严则在会后赶来会晤。表明了海外同仁的诚意和友情。张永树亦以《针灸界》编辑部名义主持和参与了接待。

## ● 四、学者有国籍，学术无国界，交流促发展，环球同凉热

中医药源远流长，为中华民族乃至世界各国人民作出巨大贡献，尤其在东南亚影响深远。改革开放以来，海外同仁和我们交流互访日渐增多，钟秀美、苏稼夫、魏德嵩、颜少敏、郭为汀、吴仁定和张永树都以不同形式、不同渠道走出国门，世界各地的同仁也频频来泉州市访问、学习。

1986 年 11 月，新加坡中医代表团一行 6 人首访泉州市中医院。新加坡中医学院教授李金龙 1991 年起连续 8 届出席"研讨会"。2007 年 12 月，他以年过七旬的高龄前来参加第八届"研讨会"，并做了《有中华民族的地方中医药文化才能发展》的主题报告，同时发表了 1991 年出席第一届"研讨会"以来的感想，高度评价举办"研讨会"对促进中医药学术文化交流的重大作用，表示将努力推动这一进程，表示还将参加以后的"研讨会"。

新加坡中医师公会名誉会长、新加坡中医药团体协调委员会主席梁世海医

师是泉州籍的热心人，多次参加"研讨会"。虽年事颇高，但壮心不已。1997年12月，"世界中西医结合大会""世界针灸联合会成立二周年学术大会"同期在京举行，他派了代表团参加上述两个会议，自己带团出席第四届"研讨会"，表示要一如既往把中国中医药进步和研究带到新加坡发扬光大，让它在中新两国结出丰硕的成果。泉州市中医药学会聘请他为名誉会长。

首届"研讨会"上，印度尼西亚一同道将《针灸界》刊物带给印度尼西亚中医协会中央理事会总主席李靖。李靖据此联络了张永树，并开始鸿雁往来。1996年张永树被公派到印度尼西亚诊务，在雅加达几次拜望了李靖。1996年12月，李靖邀请张永树做了专题讲座，密切了中印同行的联系。经李靖的努力，将举行第四届"研讨会"的新闻刊载在当时印度尼西亚唯一的中文报纸《印度尼西亚日报》第一版，产生巨大的影响，这是中国中医药学术活动首次在印度尼西亚的报道。次年印度尼西亚森林火灾，经济形势严峻，李靖克服种种困难，带领7人的印度尼西亚中医代表团前来参会。2006年9月，张永树出席在印度尼西亚泗水举行的第八届"亚细安中医药学术大会"（亚细安即东南亚），又和李靖会面。作为东道主的他拎着第四届"研讨会"赠送的挎包忙里忙外，包上的第四届"研讨会"字样和会标分外引人注目，成了中印文化交流的一道风景线。

张永树珍藏的一份精美的16开彩色图册，就是马来西亚华人医药总会派出19人代表出席第七届"研讨会"的特制祝贺画本。该总会是马来西亚卫生部委任全国中医药行政管理单位，偕同马来西亚专业中医师学会、柔佛中医师公会、柔佛州中医学院、槟榔屿中医学院、槟榔屿中医中药联合会、槟榔屿中医学院毕业医师协会、古晋中医师公会、彭亨关丹中医中药联合会，并和陈其桐医师联名，专页刊出"热烈祝贺第七届'中国泉州—东南亚中医药学术研讨会'成功举行"的贺词。在会议期间，他们提供了不少有学术水平的论文，也积极和各国各地的代表沟通。陈期发团长在闭幕式致词时比较了历届"研讨会"的特点，提出许多积极的建议。

马来西亚同仁的友情、支持、求真是一贯的。2006年5月该总会举行成立50周年金禧喜庆，张永树欣然应邀前往吉隆坡出席。自费参加他们的盛典并第二次访问柔佛、怡保、槟榔屿，拜望同行，交流心得，一一回报马来西亚同行对"研讨会"及中医事业的深情厚谊。回国前,张永树写了一对联"医缘乡缘广结缘,爱心恒心平常心",横批"同气相求"。

## 五、"研讨会"是新老交替,培育人才的平台

首届"研讨会"小组交流会上,泉州市中医院苏再发医师是刚参加工作的本科毕业生。作为主持人,我特别请他作专题发言,其扎实的内容、突出的创新点令人至今记忆犹新。对于他来说,第一次在国际学术会议上发言,是一次历练。正是他的勤奋努力,现在已获博士学位了。他的成长标志着海内外的新生力量正将"接力棒"一代接着一代传承下去。

首届"研讨会"由蔡友敬老前辈领衔主办,到了第六届"研讨会",他老人家虽未能与会指导,但谆谆嘱咐要继续办好"研讨会",要让泉州中医药对外交流拓展开花结果。钟秀美、黄皓春先后接任会长后,都认真遵照蔡友敬的心愿,团结一致,办好"研讨会",并有所创新。钟秀美是继蔡友敬老前辈,被确定为第二批全国老中医药专家。她从事中医妇科专业,在海内外(尤其是东南亚一带)久负盛名。曾担任过泉州市中医院副院长,行政经验丰富。主持首届"研讨会"成功地打响了头炮,在后来"研讨会"举办中还一样亲力亲为,做了许多工作。黄皓春会长出身中医,在市卫生局局长、市人大科教文卫工委主任岗位上,认真贯彻中医政策,做了许多切合实际的工作。他主持了第三至七届"研讨会"全盘工作,广泛团结新老中西医人士,协调安排好纷繁的人和事,付出了心血,做出了奉献,功不可没。2006年接任的第五届泉州市中医药学会会长刘德桓,是著名的中医专家,担任过第七届"研讨会"学术委员会主任,克服种种困难成功地主持了第八届"研讨会",显示了新老交替的态势。

通过办会,一批又一批中医人通过中外交流吸纳新知,提高了学术水平,锻炼了组织办事能力,培育了人才队伍。各学科、各县(市、区)也都涌现出医、教、研的精英群体。2002年全国第三批老中医药专家福建省有15位,泉州市就有4位。

泉州市中医院针灸科主任苏稼夫教授是"研讨会"的热心参与者,在市针

灸学会秘书长任内，在做好本职工作的同时，积极发动国内外学术交流，业内外人士对他的医德医术都有很高的评价，他曾被公派到菲律宾、老挝诊务、讲学，提高了知名度。2004年10月，他接任泉州市针灸学会会长；2005年11月，接任省针灸学会副会长后，一如既往地关心支持"研讨会"的工作。当讨论主办"首届海内外张永树针灸学术经验研讨会"时提出和拟议中的第八届"研讨会"连接举办，争取更多与会者可以安排在同一时段出席两场会议。并主动和泉州市中医学会洽谈，得到他们的首肯和欢迎。2008年，他被确定为第四批全国老中医药专家。是福建省泉州市中医针灸界的新生力量。

历届"研讨会"主办方是以泉州市中医药学会为主操作，他们在宣传、约稿、审稿、出版、接待、食宿、参观学习、回程等方方面面都做了大量出色的工作。各县（市、区）的同志轮流承办也十分辛苦。

## ◆ 六、结语

曲终人未散，余音长绕梁，十六个春秋是一段历史，八届的研讨会是一笔财富。"有过多少往事，仿佛就在昨天；有过多少朋友，仿佛就在身边。"值得怀念、回味、反思的人和事太多了。

时代在前进，社会在发展。中医药事业是全人类卫生保健所需、所求。促进它的创新、拓展它的交流就是我们新的起点。要十分敬业，切实做好本职工作，坚持中医思维，把中医的医、教、研做好，把中西医结合做好，把薪火相传的系统工程做好，才有走向世界的前提。所幸的是，长江后浪推前浪，海内外业内精英辈出，新老交替局面已经形成。深信在未来的岁月里，泉州和海内外各地的中医药学术交流会有新的内容、新的成果，迈上新台阶。

## 第二节　传承才能保护，保护才能发展
### ——福建民间传统医药学保护浅议

传统医药学区别于现代医药学，是世界各国人民长期和疾病作斗争及在自我保健中形成的人类文明重要组成部分。中医药学及我国少数民族医药在国际传统医药里因理论完整、系统，历史悠久，资料翔实丰富而雄踞榜首。《中华人民共和国宪法》"总纲"第 21 条明确规定"国家发展医疗卫生事业，发展现代医药和我国传统医药"。国家相关的政策保证了传统医药得到长足的发展。但中医药事业发展是坎坷不平的。新时代我们应加深对传统医药学保护的重要性、紧迫性的认识，全面调研、分类指导，建立传承机制，才能保护中医药。传统医药学带有社会学的内容，社会学界的同志视之为自己的事，更视之为关系民生的事，使我们倍感责任重大，应该为此建言献策。

### ● 一、中医药学是我国医学科学的特色，也是我国优秀文化的重要组成部分

我国传统医药迄今有数千年历史，现存最早的中医经典《黄帝内经》成书于春秋战国时代，那是诸子蜂起、百家争鸣的年代。它和古代天文、农业、数学同时建立在东方哲学基础上。其学说已经被实践所验证和肯定。其主要基础理论五运六气、阴阳五行、脏象经络、针灸推拿、四诊八纲、四气五味等，体现着"天人合一""动态平衡"等古代朴素的辩证唯物主义观点。中华民族的生息繁衍和疾病作斗争依靠的是中医药学。而且中医早在 1270 年就已走出国门，为世界各国人民服务并深受欢迎。经规范纳入历代朝廷政府管辖的医教部门统编了浩如烟海的医书，记录了无数医疗案例。在民间街巷、乡里、坊间更有不计其数的郎中为黎民百姓解厄救难，也传承了不少绝技高招。这些辉煌的过去终于成为今天申报世界非物质文化遗产奠定了坚实的基础。

因为中医药学对人的生理、病理、预防、治疗、康复有着一套合乎东方哲

学范畴的内容而独具特色和优势。如"治未病"是世界医学史上最早的未病先防思想；三因学说明确提出情志致病的内因，最早提出心理健康的概念；运气学说、子午流注最早提出日月星辰运行和人体气血之间关系的理论，形成医学气象学说；经络"内属腑脏、外络肢节"最早提出脏腑体表相关学说；中药通过四气五味、升降浮沉调节气血寒热盛衰等并由此衍生出不同学派、学说，以"和而不同"的形式加深、推动事业的发展。

医者，意也，理也。中医药学认识自然、人、社会都是通过综合演绎，然后和调周济，以达延年益寿的。有道是"良相治国，良医治人""用药如用兵"，这和社会学的治国安邦、克敌制胜有异曲同工之妙！

医者，仁心之术也。医者仁心是最早医药以人为本的理念。中医药的书籍无不讲述大医精诚的道理。"医者父母心"是古训，为代代医药工作者所奉行，人神共仰的医圣、医神、药王们无一不是医德高尚，医术精湛的楷模，激励着后学者以仁心仁术悬壶济世。

中医药学是广博的、精深的、高尚的，能做一名苍生大医是值得骄傲、自豪的。以毕生精力为之奋斗，促进发展，责无旁贷，义不容辞。

## ◆ 二、民间传统医学的困境

多年之前，有识之士曾尖锐地指出中医药界现状是机构萎缩、人才流失、学术断层。民间的传统医药形势就更为严峻了。

首先，民间郎中（历史上称"走方医""铃医"）是民间传统医药的载体。由于他们中的绝大多数都不曾接受过系统的医学教育，虽身怀一技之长（甚至是绝技），对某些疑难杂症能有效解决（甚至有神奇疗效），却未能取得执业的资格。其治病救人的工作不受法律保护。当然也有些江湖骗子混迹其中，牟取私利，造成恶劣影响。

其次，好些移轮接骨，疯伤跌打，丹膏丸散的制作失传了，好些行之有效，曾经广为流传的秋石丹、炎尝疠丸也不见了。更有大量单方、验方和青草药失传。千辛万苦延续下来的赛霉胺、六零红、养脾散、春生堂药酒、金汁、老范志神曲、清源茶饼、莲花峰茶丸、白塔疗膏、泉蛇 1 号等多数也日渐退出主流市场。对于这些民间传统医药似乎多少年没有人认真去关心过，更谈不上管理。

## 三、加深对民间传统医药学保护重要性紧迫性的认识

传统医药学是带有社会学的传统文化的一部分，也是非物质文化遗产的重要组成部分。世界卫生组织历来十分重视传统医药的致力推广。把带有独特历史、人文、地方背景的民间传统医药丢弃很容易，要抢救它、重新创建是很难办到的。

由于传统医学的自身规律，除了理论学习外，言传身教的带徒方式也是十分重要的。由此带来的问题是成才的周期长，没有几十年临床实践经验难以真正掌握真功夫。散在民间的高手多数年事已高，且行医资格尚未确定。随着岁月的流逝，这些人一旦失去工作能力，就会出现人才断层。如果不抓紧整理，就会错过薪火相传的时机。把珍贵的医学遗产丢掉了，就是愧对祖宗、愧对今人、愧对子孙。我不敢说传统医学的抢救已经到了最危险的时候，但确实要有紧迫感。时不待我，机不等人。

认识的偏差是危机的开始。行政部门、学术团体、业内人士及社会各阶层精英都应加深认识，传统医学不仅关乎传统文化的兴盛，更关乎国计民生，最大限度发挥民间传统医药的"简、便、廉、效"，对于解决"看病贵、看病难"，减少现代药物毒副作用方面有不可替代的作用。抗击"非典"和"新冠"疫情期间，传统医药介入后的胜利说明了这一点。

## 四、组织队伍全面调研，摸清家底，分类指导，分期分批解决问题

建议卫生行政部门牵头，相关的学术团体、医疗机构、教学单位抽调一定人力、物力对本地区民间传统医药的历史、现状进行深入地调研，建立人员、病种、技艺、方药档案，探明历史上存在过的绝招名方，了解目前薪火相传工作的进展，以及调整民间还有哪些为民众所推崇的民间郎中及行之有效的技艺，根

据实际情况，下决心扶持一批有特色、有优势的项目，追踪一些失传的"好东西"，边整理，边订计划，分类指导，做到心中有数。决不能停留在一般号召，口头汇报。每个季度、年度都要回头看。经常和兄弟地区、先进地区沟通、交流。

在非物质文化遗产的调研中发现闽南皮影戏代表性传承人已 95 周岁，很可能"走了一个人，亡了一门艺"，他要在 100 岁前，找到传人。德化县的濒危民乐"八音"，仅有数人会演奏，4 首曲子传唱 200 多年。在保护民间传统医药时常会遇到相似的情况。

## 五、建立传承机制，使民间传统医药后继有人，后继有术

民间郎中数量少，年事高，主要靠自身本领和患者支持闯生活，较少考虑带徒弟的问题。这些人的功夫能不能传承下来是关键。只有传承才能保护民间传统医药。

在调研的基础上，建议对公认的、能解决问题的民间郎中进行整理，分析其成才之路、工作环境、行医特点和优势。进一步弄清传承状态，或传给自己的至亲，或传给能"心领神会"的门生，或传给工作令其满意的高徒。只有把这项工作落实了才能为后继有人、有术提供保障。

要为传承技艺的老师解决行医资格，帮助解决工作、生活中的一些具体困难，要用文字形式记录整理其医疗实践，并对其客观、实事求是地宣传，让他们有光荣感、责任感。

要为跟师的学徒办培训班，选送到院校学习，让他们学习系统医疗理论，充实自己，并为取得行医资格提供必要的条件。

在师徒双方自愿的前提下，可安排中医院校毕业生跟随民间郎中习艺。短期的可定期出师，长期的亦可扎根民间，在政策上要保证这些人的晋升考核机会。

民间郎中及其传人可能在理论素养和现代科学理论方面略逊一筹。但他们在医疗实践中扎根群众、立足临床，可能在解决实际问题方面略胜一筹。如有机会再进院校进修、提高，也许能出几个理论联系实践的大医家。不拘一格降人才！

人才是决定因素，只有传承才能保住人才，才能保护民间传统医药。事情是靠人办的，没有人学习、继承，谈什么保护？必须坚决打击那些冒充内行的游医骗子，才能维护真正的民间传统医药声誉，才能有效地保护人民生命财产安全。这也是一种保护。

总之，传统医药学走过的路是不平坦的。我们热切地希望不论传统医药工作者，还是社会学工作者，不论来自医、教、研机构，还是来自民间坊巷，大家能携起手来，心连心共同把工作做好，尽心尽力为全人类造福！

## 第三节　若干中医基础理论与临床实践

中医药学是传统医药的重要组成部分，为中华民族的繁衍做出自己的贡献，走出国门以后又为世界各族人民的卫生保健做出不可替代的贡献。更重要的是通过数千年的医疗实践，形成了一套完整的理论体系，并以其科学性，跨越几个世纪不断发出自己的光辉，为现代科学的发展提供源源不绝的思路、课题。

中华民族的繁衍主要依靠中医药，中医药学是我国医学科学特色，也是我国优秀文化的组成部分。通过基础理论的学习和实践，加深对中医科学性和学科特点的认同，也只有在这前提下才能做好医、教、研工作，切记我们需要的是"中医的研究"，而不是拿中医来验证的"研究中医"。

只有形成一支掌握基础理论和丰富临床经验的人才梯队，尤其要有一批领袖人物，才能真正振兴中医。学科带头人除了要有专著、成果外，更要有传人，要带出一支人才梯队。学术经验要上升为学术观点，创建为学术思想，形成学术体系。要强化"基础理论、基本概念、基本技能、基本常识"的训练，才能让中医有所发扬，不至于愧对先贤、愧对后世。

下面就中医基础理论与临床实践的几个问题谈谈体会。

### ● 一、基础理论的继承和发展

#### （一）全面掌握基础理论的重要性

对基础理论的学习很多人不重视。深圳有一外科老专家，手术极麻利，即使已接近退休的年龄，仍抓紧学习中医基础理论，因为他目睹了中医治病的神效，立志要掌握中医来继续奉献自己的聪明才智，他说必须从最基础的东西学起。

为医之道最紧要的是尽可能明确诊断，以便有效帮助患者。要做到这一点，首先必须有最基本的诊断（辨病、辨证）基础知识，加上经验（去伪存真、去粗存精），当然还有医德、责任心的问题。某小儿，外感风寒，久治未愈，来诊时鼻塞、流涕、咳嗽、微恶风寒外，还有浮肿。随即建议其作尿常规检查，根据结果诊断其合并肾小球肾炎，施治同时嘱其戒盐，还有油条、馒头等含有钠离子的食物，很快取得疗效。如果没有关于风湿热方面的基本知识，就可能漏诊。又比如某肝癌患者术后均按时恢复、拆线，到第10天突然发热，经治医生从多方考虑和相关检查都无法作出解释。后请来老院长，几经观察，最后查出是疟原虫作祟（可能输血所致），如果不掌握疟疾的热型和临床经验，可能就容易在诊断和鉴别诊断方面出纰漏。

### （二）学习基础理论首先是学经典著作

一般认为《黄帝内经》《难经》《伤寒杂病论》是重要的经典著作。留章杰说："学经典著作，是学中医学的根基，或许现在运用不到，但只要你读进去，以后大有用处。现在如果还没听懂，不要急于马上懂，耐心点，读了3遍以后，你便慢慢明了，多读了1遍多懂一点，读10遍以后也不甚难了……西医学中医都必修'中基'（中医基础理论）一课，中医自己不学怎么行。"古文是语文的基础，懂古文，语法自然通顺，对发掘祖国医学遗产大有用处，怎么读？首先要懂"字"，要找字典。一是字音，有时一字有2~3个读音，音异，义亦异；二是字义，一字数义要搞清楚。这就是所谓磨刀不误砍柴工。在中医医书里对"字"的理解很重要，如治痿独取阳明，"取"既有补，也有泻的意思。比如阳痿一证也有以清泻阳明的方法，因证若为燥伤阳明，即用泻法而取效。阳明主润宗筋、束骨、利机关。又如病历书写中常写脉结、代，其实结脉指的是脉来缓慢而时一止，止无定数，代脉则是指脉来动而中止，不能自还，良久复动，止有定数。代脉和结脉、促脉的区别在于止有定数。《黄帝内经》指出代脉是脏气衰微，或是脾气脱绝的征象。但风、痛、七情惊恐、跌扑损伤均可导致脉气不能衔接，出现脉歇止。妇人妊娠，亦可见代脉。这些和脏气衰微而一脏无天的代脉又有所不同。

### （三）学习理论基础必须要在临床实践中去体味

把不切合实际的、形而上学的淘汰掉，把一时不能弄懂的先放一边，以中医理论指导取效的病例不胜枚举。如六腑以通为用、为补的理论，以手阳明大肠经为例，这是属肠腑的一条经。某三叉神经痛患者，久治不愈（包括中医、西医、针刺），问诊中发现大便秘结、腑气失宣，以合谷通宣，即出现矢气频转，通则不痛。某上消化道出血患者改流质饮食后对大便不通不在意，至第 10 天，发现少腹胀痛难忍，肛门窘迫疼痛，经灌肠、服泻药不解，延后 5 天，坐卧不宁，请会诊，即以手阳明大肠经的最末一穴迎香指压，随即缓解，诉适才痛苦难忍，欲跳楼自杀，嘱其妻续按压迎香，至清晨 5 时许排出浊粪良多。六腑以通为用，六腑以通为补，以经络而言，首选手阳明大肠经，这就是基础理论的重要性。进而言之，人身新陈代谢的废气废物、人和外邪（细菌、病毒）搏斗后的尸体及病理产物，不外以汗、尿、粪便排出，也说明通腑气的重要。腑乃泻而不藏，是管道，要保持畅通，就像楼道切不可堆放杂物，即便是万吨珠宝也不可阻塞其间。留章杰在 20 世纪 50 年代初参加乙型脑炎抢救工作，初得成效。斯时，乙型脑炎肆虐，闽南地区患儿死亡率特高，时任福建省卫生厅厅长左英到泉州组织中西医结合抢救小组，留章杰参加这一工作，从中医的辨证分型，中药、针灸施治都研究出一套有效的办法，事后他回忆当时的情况有 4 点印象最为深刻的：①如果没有西医的脑脊液检查，就无从确诊乙型脑炎，也无从中西医结合去治疗。②如果没有西医的鼻饲方法，患者在不能服药时，再好的中药汤剂、丸剂也无法给药。③病变在需要用汗法时，要和西医商量，不用冰帽、酒精擦浴降温，因为会引起腠理闭塞，热邪不能通过汗法发越而解，表面上体温是降下来了，实则热毒并未清除。④凡确认属承气汤证者，要和西医商量不用灌肠法通便，承气汤之涤荡热毒秽浊和单纯通便不同，后来研究表明，承气汤对改善大肠黏膜的通透性有很好的作用。

通过临床实践、长期参悟，才能体会中医理论的科学性。取得疗效，尝到甜头，才称得上掌握这些理论。回头又以该理论举一反三，指导临床，并摸索出规律性的东西，复习前贤的理论，升华为学术观点、学术思想。只有全面运用中医理论来指导临床，才能运用自如，取得疗效。留章杰治 1 度眼睑下垂患者，此前经 2 年多的治疗均不见效，辨为肝肾阴虚，取肝俞、肾俞针之，次日即能骑自行车来复诊。

外国人怎么学中医？可能丢掉基础的东西，不同的人文背景，他们很难融入中国文化，就像外地人要融入泉州文化一样有难度，必须用社会学的内容来学习基础理论。西医是对抗医学，纯自然科学的学科；中医则会有相当成分的社会学内容，以调整达到动态平衡为主。中医的基础理论阴阳五行就属于古老东方哲学的范畴。

"天人合一"的论述和现代医学中的气象医学是十分相近的。古代医家把日月星辰运行和人体气血盛衰结合起来考虑，最典型的例子就是子午流注针法，方剂里的鸡鸣散也是一例。

中医以社会现象比喻人体生理、病理、诊断、治疗。诸如"用药如用兵"，"良相治国、良医治人"，"心为君主之官，主神明"。如前所述，中医许多数学概念是模糊的，社会学的"好""好极了"也一样是模糊的。这是异于西医的最大特点，如果以若干数据或客观指标来套中医的东西可能行不通。但历经几千年而能留存于现代说明它是科学的，是符合客观实际的。比如《黄帝内经》对人的生长发育所做的概括为"女性二七天癸至……七七天癸绝"，就像月亮初一缺，十五圆一样是经得起验证的。

## 二、阴阳理论及临床应用

### （一）阴阳是宇宙间的一般规律

阴阳是一切事物的纲纪、万物变化的起源、生长毁灭的根本，有很大的道理在乎其中。《黄帝内经》云："阴阳者，天地之道也，万物之纲纪，变化之父母，生杀之本始，神明之府也。"

宇宙间的一切都有规律，规律可以发现，可以认识，但不可创造，不可违背。

人和自然的关系，从改造自然、征服自然、人定胜天，到顺应自然、保护自然，这是人对自然规律认识的过程。

### （二）阴阳就是承认差别

阴阳学说是中医药的哲学基础。宇宙之大无不由阴阳所分，相关的事和物都分属阴阳，阴阳之中复有阴阳，无限可分。万事万物都有差别，都有阴阳的不同归属，而且在不同的前提下，可有不同的解读。同是脾虚证，不同人可有基本相同的临床症状，但必然因性别、年龄、生活习惯、既往病史等因素的不同而存在差异。脾虚证往往兼有他脏、他腑病变，若再加上地土方宜、气候差异，在辨证时既要抓住共性，也要注意其他客观存在的因素，辨证时要注意其中的差异，有时要采取基本不同的论治。"热因热用""塞因塞用"就是典型的知常达变的例子。

　　病情的变化发展不按教科书规定，差别的存在给证候规范化提出难题。俞长荣说："如果要为脾虚证规范临床症状有几条，舌诊、脉诊有几条，并依此作依据辨证确定，这是很难的事。若能在一万个脾胃系患者中选出 100 个单纯脾虚证的，用一张方子去验证并取得相当大概率的成功案例。但是这方子之后又能找到多少单纯脾虚证的患者？"有人提出把针灸能治愈的病种确定下来，如什么病取什么穴（包括取穴顺序、施治时间、深度方向、留针时间），疗程设置和疗效的要求也要确定下来，实现规范化。目前，教材中治疗学相当部分已经脱离临床，上述主张不就更离谱了吗？不承认差别，就可能偏离"因人、因时、因地"制宜的中医药学的思维方法。常规疗法以外，如果再加上确有实效的民间单方绝招，就更难以规范了。例如，安徽省针灸医院已故老中医王秀珍有一手刺络放血绝招，在相应穴位上最多可以放血 300mL 而取神效（不可思议的是此招可对付肝硬化腹水）。某晚期前列腺癌患者经中西医几家大医院求治无效，已经到了放弃治疗的阶段，后经一民间郎中给药（其中生石膏用量至 250 g）竟然明显改善症状，且存活了近两年。此类病例甚多，表明目前的规范化工作还应多考虑中医药学的实际。况且规范化本身也不是绝对真理。

　　前一阵子，流行把某老中医经验通过电脑整理成软件，只要把患者的临床症状输入电脑，即可以把老中医临床的经验展现出来。如某老中医经验用某方子治疗了"纳呆，头晕，腹胀，痞闷；月经过多，舌淡，苔白腻，脉濡"。操作者把临床见症输入电脑后便可以开出和老中医一样的方子。服了数剂药后临床见症减少一半，但此时电脑就不能再开出一样的方子了，老中医可以按原方子或换汤不换药的方法"击鼓再进"，但电脑不行；另一方面，如果患者服了数剂药后，临床见症不见好，把见症再次输入电脑仍然只能按原方开出，而无法"加减临时在变通"。另外，纳呆、月经过多症状的减轻与否可以判断，但

养阳育阴　澄江传薪

很难量化，至于舌、脉就更不好把握了。有常、有变是事情的规律，知常达变是处事的原则性和灵活性相结合的典范。其实很多突破就是要超越常规才能办到。从阴阳的转化、消长是很容易释解的。

### （三）平秘阴阳应求动态平衡

中医药是以调和阴阳为指导思想。临床所见寒热错综、虚实夹杂、表里交互者为多。以平为期，就是使失调的阴阳通过治疗达到平衡，即一种动态的平衡。阴阳互根，此消彼长，不断变化，直至离决。补虚泻实是平秘阴阳的两手，由此衍化出来的攻补兼施、先攻后补等便有无限奥妙。指导临床时则须灵活善变，有道是"用药如用兵"，个中奥妙非实践家能体会。首先，不可按图索骥，认定某证某方只用某法。辨证时勿忘"阶段性"这一动态概念，在不同阶段要动态地观察。同时注意个体的特异性。病无定势，法随证变，方有改减，治有逆反。上工治末病，也是寻求动态平衡，非一成不变之理。良相治国，良医治人，关键都是"以平为期"，谁是平衡高手，谁就是赢家。重阳必阴，重阴必阳。

### （四）养阳育阴是大纲

《黄帝内经·灵枢》"大惑论"载："夫卫气者，昼日常行于阳，夜行于阴，故阳气尽则卧。阴气尽则寤。"平旦阴尽阳受气时，卫气从足少阴肾经上行，出足太阳经的睛明，循足太阳经下行，又从目外眦散行于手太阳、足太阳，从耳前散行于手少阳，从耳前合于颔脉，散行于足阳明，从耳下散行于手阳明。其至足部的，入足心，出内踝沿足少阴肾经之别支一蹻脉，复合于目。这就是卫气运行于阳分一周之序，如是运行廿五周。因其不入阴分，故白天弥漫散行于阳经，则从阳经入是心，出内踝行于足少阴肾经，注入肾，由肾次第注入心、肺、肝、脾后，复注于肾，为夜行于阴一周之数。如是运行廿五周。因其夜行于阴，故不出阳经，到阴经尽阳受气时，则复从足少阴肾经上行，复合于目、行于阳分。这样运行不息。日行于阳气廿五周，夜行于阴分廿五周，一日一夜五十周于身，而每日常大会于风府。

人之阳气至为重要，阳气应时时固护。《黄帝内经》云："阳气者，若天与日。失其所，则折寿而不彰。"明代张景岳说："人而无阳犹天之无日，欲保天年，其可得乎！”物生于阳而成于阴，气为阳，形为阴。无气不能成形，无形不能载气，临证首先要注重养阳。现代生活中空调机广泛应用，常有人开足冷气仍以夏日着装，以贪凉为快而遗有颈肩背腰拘紧酸楚疼痛，甚或眩晕、耳鸣、神疲乏力，此因寒凉耗散阳气所致。又如痹之为病，乃风、寒、湿三邪乘正气虚衰而入侵人体，主要是卫阳失固。外邪留滞为顽痹，或郁久化为热痹也多因阳气不能驱邪所致。泉州民谚说“百般病从寒凉起”，就是这意思。在施治方面养阳有许多办法。

针灸施治首选“通调督任”，督为阳经之海，手、足各有3条阳经都在督脉之大椎交叉。《黄帝内经》所言，黎明时两目睁开，卫气即从睛明出，经足太阳膀胱经上头，然后布散督脉全身阳经（手足六条阳经均在头部交会）。入夜睡时，卫气又从睛明进入体内。营为阴，卫为阳，督脉总督一身之阳气。任为阴脉之海，该脉之关元为阴中阳穴，元气出入之所。取督脉之大椎、背阳关、百会及八脉交会穴之后溪（通督脉），取任脉之关元、膻中、会阴，配八脉交会穴列缺（通任脉），加上诸阳经的其他穴位如天柱、风池、肾俞、上髎、委中、外关、合谷、阳溪，共行通调督任之功。

任脉为阴经之海，手之三阴均起于脏，足之三阴均归于脏，并分别再回来和阳经相接。所谓阴在内，阳之守；阳在外，阴之使。阴作为物质基础，是人体生理病理变化的总前提，阴经直接归属脏而联络腑。阳不断以功能活动来充实阴精，又不断耗散阴精，“阴生阳长，阳生阴长”。任脉也以总任阴脉而与督脉相协调，其间还依赖络脉、奇经八脉等协同。人始生两精相搏谓之神，男女两性交合时督、任脉的通经接气即是完成阴阳相合的过程。

所有阳经上走于头，头为诸阳之会，四末为诸阳之本，《黄帝内经》描述道，天寒地冻，全身穿棉夹袄，唯独剃了光头，有时还会冒热气，就因为头部阳气足。怕冷的人，天还未变冷，先觉四肢不温，所以提出养阳为先。根据阴阳相互转化的理论，以阳为动力，全身活动，吸纳养分，抗御外邪，才能成形，充实阴分，阴分则不停为阳的活动提供物质基础。

在“是动、所生病”的专题里，手阳明大肠经是主津之所生病，其余小肠经主液，胃经主血，胆经主骨，膀胱经主筋之所生病，都是有形的，从临床治疗的经验来看，通过通调督任确实可以有效解决一些疑难器质性疾病。一香港男性患者年70岁，患高脂血症、高血压、冠心病、间歇性跛行（行走不到20步就疼痛难忍），X线造影诊断为多发性动脉狭窄症。多方求治无效，经针灸、中药通调督任1个月，能体态如常步行800多步。另一市农业局青年干部患坐骨神经痛，经常规治疗3个多月未见效，后改用大椎、关元、足三里通调督任而获痊愈。

### （五）阴阳廿五人

根据阴阳五行学说，禀赋不同的各种形体，归纳为木、火、土、金、水5种类型。《黄帝内经·灵枢》"阴阳廿五人"载："木形之人，比于上角，似于苍帝……火形之人，比于上微，似于赤帝……土形之人，比于上宫，似于上古黄帝……金形之人，比于上商，似于白帝……水形之人，比于上羽，似于黑帝。"把5种类型的人又根据五音（角、微、宫、商、羽）的大、小、阴、阳属性，以及左右上下等进一步再分5类，同中求异，就成为25种类型的人。如木形之人，如东方地区的人，其形体特征为肤现苍色，头小，面长，两肩广阔，背部挺直，身材小巧，手足灵活，并有卓越的才能，非常劳心，体力不强、多忧虑，做事勤劳。这种人对于时令的适应大多能耐于春夏，不能耐于秋冬，感受了寒凉就容易生病。其中称为上角的人，属于足厥阴肝经，他们的生活态度一般都是从容自得的。

木形又可分左右上下4类，左之上方，在木音属中，属于大角一类的人。其外形可比类于左侧的足少阳胆经，并在上部显现出足少阳型的生理特征。他们的作风一般都甘愿退让不争先。

右之下方，在木音中，属于左角一类的人，其外形可类比右侧的足少阳胆经，并在下部显现出足少阳型的生理特征。他们一般都顺从于人。

右之上方，在木音中，属地钛角一类的人，其外形可类比右侧的足少阳胆经，并在上部显现出足少阳型的生理特征。他们的思想和作风一般属于上进的。

左之下方，在木音中，属于判角一类的人，其外形可类比于左侧的足少阳胆经，并在下部显现出足少阳型的生理特征。他们的行为一般都是正直的。

所有这些都便于从其特征去测候气血的盛衰和脏腑经络的内在变化。该篇又进一步分析了不同类型的人的针刺原则和取穴标准、操作手段。

我国古典名著《西游记》可以说是"聚精会神"，妖精鬼怪，各路神仙及人世间的士、农、工、商无不包括，创作了性格各异、技能不同的各种群体，演绎了一出又一出悲欢离合、曲折跌宕的故事，这不就是阴阳廿五人吗？《水浒传》《红楼梦》《三国演义》也都因此而流传至今，为人们津津乐道，如果大家都像孙悟空一样，那就不成故事了，5个手指都一般大小，都屈向同一个方向，就捏不成拳头，办不成事！

有人把目前社会现象中难以晋升的5种人的思维定式言行特点描述出来，可供大家参考。

幕后型：工作任劳任怨，认真负责，可是却很少被人，尤其是上司知道。

仇视型：在工作上很能干，表现也很不错，但却看不起同事，总是以敌视的态度与人相处，与每个人都有点意见、冲突。行为上太放肆，常常干涉、骚扰别人。

伴娘型：不是不能充分发挥自己的潜能。在用心时，工作是一流的，但始终像伴娘一样，不想喧宾夺主，也不想出人头地，这阻碍了升迁晋级。

抱怨型：一边埋头工作，一边对工作不满意；一边在完成任务，一边愁眉苦脸。也许是希望工作和环境秩序好一点，却不能在适当的场合，用适当的方式认真提出，而只是一味抱怨。同事认为难相处，上司认为是"刺头"。结果升级、加薪的机会被别人得去。

水牛型：别人需要帮忙，便放下本分的工作去支援，自己手头落下的工作只有另外加班。为别人的事牺牲不少，但很少得到别人与上司的赏识，背后还说是无用的"老实"。在领导面前不会说"不"，把许许多多能完成的工作揽到自己身上。

因人、因时、因地辨证论治是科学的、卓有成效的。临床治疗中，存在着个体特异性和穴位特异问题，值得我们注意。每个人对针灸的敏感程度有很大的差别，如耳针、体针的感传就因人而异。感传敏感的人可以即刻取得神效，尤其耳穴镇痛更是屡试屡效。

### （一）中西医的脏腑名称相同，内涵不同

脏腑学说是中医基础理论中的核心部分。其名称和西医所用的字一样，都叫肝、心、脾、肺、肾。但他们的内涵是完全不同的两个范畴的概念。

前些年，福建省有人牵头做过一次死亡原因的回顾性调查。发动全省各地针灸人员，将各自医院死亡档案里的内容摘录在卡片上，该卡片上要求写明病者的性别、年龄、职业、民族、出生年月、诊断、死亡原因、时间（月、日、时）。最后从十多万张卡片里（自杀、车祸等死因除外）分析整理出死亡原因和相关因素（特别是一年当中哪些季节，一月当中哪些节气，一天当中哪些时辰）的联系。分析在 10 万死亡者中某病所占百分比，其中不同性别、不同年龄组所占比例，在不同时间所占比例。意在证实子午流注针法里脏腑和时间的关系。洋洋数万言的资料却忽略了一个最基本的事实，死亡档案所记载的死亡原因是西医诊断的，子午流注所记的是中医的脏腑，用字一样，所指含义并不等同。例如说死于肝癌的病者，不能套在中医肝的疾病中。况且西医的一种病可能是中医的若干脏腑的兼病，如肝肾亏虚。所以不能简单把死于肝癌、肝炎、肝硬化、肝脓痈等都归于中医肝的范围。因此，通过上述办法总结分析的肝病死亡时间，以及得出的推论都是不宜的。

须知，中医所言的脏腑绝不是解剖学、实质性的器官，不是形态学的概念。其可研究、可拓展的空间还有很多。较之经络的研究而言似乎还迟了一步，但对其解读一是要从东方哲学的角度去认识，以临床实践来检验，有疗效的必然有科学道理；二是必须找出用现代科学（包括现代医学）的语言、方式去说明。经络研究做了多种有效的、值得借鉴的探索。

### （二）脏腑经络相关及其在临床的应用

以脏腑为中心，通过经络把它们和全身四肢百骸、五官九窍连成一个整体，经络又同与日月星辰运行相关的气血盛衰形成子午流注学说，天人合一又把人和自然融为一体，形成更大的整体观念，成为中医学最根本的特点。

张仲景的《伤寒论》用的是六经辨证，是把经络应用到临床最好的例子。但现在明白经方的多，探求六经的少。俞嘉言说，不明经络，开口动手便错。即使是针灸专业人士，明经络的有多少。现在比较普遍的是不大讲辨证，讲辨证的不大讲经络辨证，多讲脏腑辨证，卫、气、营、血辨证等。实际上脏腑和经络是整体的两个部分，上面提到的运用手阳明大肠经辨治三叉神经痛和便秘就是最好的例子。在脏腑辨证当中也应十分重视方药和穴位的归互。现在的教材中经络辨证的部分很少，甚或不提。临床应用中更是少之又少。似乎做针灸的才讲经络，针灸就是治疗中风后遗症、面瘫及各种疼痛的毛病。实践表明，针灸这门学科只要扣紧脏腑、经络相关的理论，解决脏腑疾病时就会有更好的疗效，这也许是针灸发展的出路。出路就在自己手上，就在于不要丢掉这个最精髓部分，并拓展病种，明确疗效。

脏和腑多注重脏，经络则应注重阳经。五脏是中心，藏而不泻，应是实质的，要不断充实的，不能损害、耗散它。六腑和五脏相表里，应是通道，要保持通达，不能壅塞；经络在外为阳，阳经为阳中之阳，应以阳经为主。各有侧重，各司其职，协调一致而达阴平阳秘。

### （三）经络研究必然促进医学的发展

曾经有段时间，只讲部位的腧穴，不讲经络，后来很长一段时间内只讲脏腑，少讲经络。多年来按照"肯定现象，掌握规律，提高疗效、阐明本质"的思路，经络研究有了深入的进展；实验针灸学的崛起为针灸治病的机制研究走出国门提供了条件。经络现象的客观存在及经络脏腑相关的实验数据促进针灸走向世界。1997 年 11 月，美国国立卫生研究院（NIH）总部举行关于针灸的听证会。针刺对化疗引起或手术后发生的恶心、呕吐有效，对多种痛证的疗效确切，对戒烟、药物成瘾、中风后遗症、骨关节炎、头痛、哮喘等也都值得应用。针灸疗法的不良副作用极为少见。也肯定了针刺可以促进中枢阿片呔的释放，也可影响血液和免疫功能。这是个可喜的开端，在可以预见的将来，随着经络研究不断取得新的进展，将大大促进医学乃至整个自然科学的发展。

养阳育阴 澄江传薪

### （四）"穴不离经、经不舍穴、经络所过、主治所为"

首先要背熟经络的循行，同时要牢记穴位和经络的相关。实习同学往往在足三里、列缺两个穴位上被考倒。足三里往往丢掉胫骨前嵴旁开 1 横指这个因素；列缺则时常只讲"交叉食指尽"时偏到阴的一面去。总的结果都是犯了"离经"的错误。只有抓住"穴位—经络—脏腑"的有机联系，才能在辨证精准的基础上，准确定穴，施术治病。

经络系统中十四经是主干，作为普及要掌握主干。要提高到一个新的台阶则要把整个系统包括经筋、经别、皮部都发掘出来。

关于"是动""所生病"多年来争论不休，且还要争论下去。倒是"是主，所生病"引起我的注意。阴经属脏络腑；阳经属腑络脏。阴经是主某脏所生病，如心经是主心之所生病。阳经则不然。

手阳明大肠经是主津之所生病……

手大阳小肠经是主液之所生病……

手少阳三焦经是主气之所生病……

足太阳膀胱经是主筋之所生病……

足阳明胃经是主血之所生病……

足少阳胆经是主骨之所生病……

也就是说，阳经是主的病大大超过本腑的病，实际上阳明经、太阳经、少阳经其手足同名，经是相连在一起的，线路长，穴位多，且又都在头部交会。运用阳经对振奋阳气有重要的作用。所以临证时，应用阳经在辨证和施治上多应用阳经。

### （五）中医可调治脏腑实质疾患

脏腑在内，当患有疾患时，责之于阴阳失调基本的治法是补虚泻实，用的是调的办法。如针灸对下丘脑—垂体—肾上腺皮质轴具有良好的调节作用，起到提高、改善免疫功能，控制感染，改善症状，控制并发症，提高疗效，缩短病程，降低病死率的作用。中药作用主要是扶正祛邪，以调节免疫功能，间接消灭病原体，至于抑菌、抗病毒作用，则往往比较不明显。这种调整是无形的，有时有神奇的效果，而且还有无限可控的空间，就像音符只有十多个，加上音调、节拍、音阶的变化，可组成无数的乐谱，而且还将生出亿兆首美好的音乐。从中医的眼光来看，太多的东西可以入药，太少的病不能医治。"言不治者，未得其要"，临床实践中，有大量疑难杂病，用中医的辨证治疗取得奇效。关键在于辨证中肯，抓住要害。例如，一位男性患者，28岁，患免疫系统疾病，正在接受内分泌科常规治疗，在左下腹—腹股沟—左下肢内侧严重的带状疱疹，疼痛不能入寐6天，局部疱疹累累，溃烂出血，经灯心灸治疗，一次即痛轻而能入寐，再灸创口明显收敛。

总之，明了脏腑的生理、病理及二者之间的相关性，找出问题的症结，处置得当，没有什么病是不能医的。当然疗效好坏还关乎医患合作，患者家庭及本人的具体情况（尤其是心理素质）及医者把握时机等因素。充分调动患者的主观能动性至关重要。

# 第四节　针灸补泻临床应用的体会

针灸学是祖国医学的重要组成部分，补泻手法则是其临床部分重要的一方面。经云："针灸之要，知调阴阳。""凡制之道，气调而止。"然要调阴阳而治愈疾病，除了诊断、配穴、取穴外，很重要的一环就是运用好补泻手法，才能达到扶正祛邪、补虚泻实的目的。合谷可发汗亦可止汗，天枢能下泻又能止泻，内关能催吐亦能止吐等无不是运用补泻手法之故。

针灸和药物治病同是以八纲等理论为指导，后者以八法（汗、吐、下、和、温、清、消、补）为其主要手法，前者则以补泻为其主要手法。药物治疗称之理、法、方、药；针灸治疗则应称之理、法、方、穴。这"穴"当然包括补泻之重要手法。常用的有平补平泻、捻转、提插、疾徐、开合、呼吸、迎随补泻等7种。以下谈谈张永树数年临床应用补泻手法的几点体会。

## ● 一、补泻手法体现了整体观念和辨证论治两大基本特点

祖国医学认为：人和自然是对立统一的。《黄帝内经·素问》"宝命全形"篇载："天复地载，万物老备，莫贵于人；人以天地之气生，四时之法成。"就经络而言，手太阴肺经自寅时起，依时辰按大肠、胃、脾、心、小肠、膀胱、肾、心包、三焦、胆循行，到了丑时循入足厥阴肝经而止。后又循入肺经，周而复始，如环无端。自然界运气循行称"大周天"，人体这种顺应"大周天"者称之为"小周天"。人和自然是一个整体，人本也是一个整体，分而言之有脏腑经络，经又分阴经阳经，阴经有三阴经之分，阳经有三阳经之分。每一经络又以"所出为井，所溜为荥，所注为输，所行为经，所入为合，分为五输"。并以"阴木阳金生"的规律归属五行而行相生相制。行补土以生金，泻肝以治胃。据此，临床上以五输穴（井、荥、输、经、合）配五行，运用"实则泻其子，虚则补其母"以调阴阳虚实。如肝（木）经有实邪，可泻行间，行间为荥火，是实则泻其子，肝虚补曲泉，曲泉为合水，是为虚则补其母。另者，子午流注法以天

干地支来测算人体十二经络脏腑气血转注的盛衰与穴位并阖的特点，从而指导针灸配穴及补泻手法。这更体现了祖国医学的整体观。

辨证论治是祖国医学的另一个重要特点。补泻手法正是依据八纲辨证"盛则泻之，虚则补之，热则疾之，寒则留之，苑陈则除之"，"寒者温之，虚则补之，下陷则灸之"，这段针灸施治必须遵循的经旨表明决定补泻的过程，就是辨证论治的过程，只有辨明盛、虚、寒、热、苑陈、下陷等不同性质的证候，才能施行补泻、毋犯"虚虚实实"之误！张永树以为在针灸施治的八纲辨证中尤须审察虚实二端。一般地说阳证多为实证、热证，宜针，宜泻，不灸；阴证多为虚证、寒证，宜针，宜补，宜灸。表证病在浅表，宜浅刺疾出，不灸；寒证为寒邪壅盛，宜针，宜灸，以疏散寒邪，扶助正气。真热假寒从热治，真寒假热从寒治。虚证为精气夺，宜针，宜补，多灸（阴虚阳亢则不可灸矣）；实证为邪气盛，宜针，宜泻，不灸（阴邪盛则宜灸）。依照辨证施治的原则，必须着眼于证，而不着眼于病，基本相同的证，施用基本相同的手法，基本不同的证，施用基本不同的手法，此所谓"证同治亦同，证异治亦异"。

## ● 二、经气气化是补泻手法的物质基础

针灸补泻是外治法，外因须经内因起作用。张永树认为内因就是经气的气化作用，这就是物质基础，如果阴阳告竭，阳气亡失，经气不存，任凭再高明的补泻手法也无济于事。

临床工作中，患者倘若年富力壮，经气充盛，针灸手法施治时，可见得气明显，疗效较佳。"经络敏感人"为最典型者。经云："为刺之要，气至而有效。""有病道远者，先使其气直到病所。"患者为年老体弱，阴阳偏虚或阴阳俱虚者，经气不足，施针时每每难以得气，疗效较差，此时不可拘泥针灸，而应按"形不足温之以气，精不足补之以味"的原则，配合药物、食物治疗，才能取得较好的疗效，切忌，万病一针，排斥其他疗法。经气为经络之本质，来源于先天之精及后天之精，来源于五脏六腑之气，经络为经气之标，脏腑为经气之本。经气气化循行如常，则气血调和，五脏自安；循行不利，则需针刺

补泻调其偏颇。可见经气是补泻手法之物质基础。

## ● 三、补泻手法以捻转，提插为主要方法

针灸手法有七，张永树临床工作中认为以捻转、提插为主。近代针灸名师陆瘦燕，在"烧山火""透天凉"手法的运用上有独到之处，驰名中外，其手法的变化也不离捻转、提插 2 种。复合补泻手法如"青龙摆尾""白虎摇头""龙虎交战""子午捣臼"，也不离捻转、提插的手技。

捻转是针灸的基本手技。行针时，以捻转较重，角度较大为泻法；捻转较轻，角度较少为补法者。亦有以在左转时角度较大，用力较重谓之补；右转时角度较大，用力较重谓之泻。或简而言之"大指努前谓之补，大指内收谓之泻。"

提插也是针灸基本手技。《难经》云："推而内之是谓补，动而伸之是谓泻。"推衍之下就是针下得气后，将针上下提插，先浅部后深部，反复重插轻提为补；反之，先深部后浅部，反复重提轻插谓之泻。另外，补法以"三进一退"，泻法以"三退一进"，就是古人所谓"天、地、人三才补泻法"。

综上所述，针灸补泻手法，运用得当可疏通经络，宜导气血，调整虚实。经云："百病之生，皆有虚实，而补泻行焉。"但补泻手法的运用必须根据阴阳五行、脏腑经络等学说，将四诊所得的主客观资料，按疾病发展的不同阶段，就其病因、病位、病机加以分析、综合、概括成某种性质的证候。然后按其个体的特点、气候地域的不同来取穴配方，决定补泻，这是一个严谨的辨证论治过程。这样既可以防止头痛医头、脚痛医脚的只改善局部症状的一穴一针治一症；又可以防止不同疾病发展或疾病的不同发展阶段死守一穴一法治一病的片面治法。只要熟练地掌握了补泻手法，就可以在针灸的领域内执繁取简，得心应手地解决许多疑难病症。

# 第五节　从经络脏腑学说初探脏躁病机

《金匮要略》"妇人杂病脉证并治"载："妇人脏躁，喜悲伤欲哭，象如神灵所作，数欠伸，甘麦大枣汤主之。"

有的注家认为脏是指子脏。日本医家丹波元简认为脏，心脏也。黄树曾认为脏为五脏之一部或全部，一其阴液不足发为脏躁。《金匮要略讲义》（1963年版五院合编教材）也认为是内脏阴液不足，而发为脏躁，并提出不拘于妇人，男子亦患此者。

张永树认为脏躁的病机是指妇人子脏变态引起的躁动不宁诸症，因金匮原文明言直指"妇人脏躁"，应从妇女生理特点，病变规律去探求才是。历代妇科专书，多把"脏躁"列入杂病章中，《中医妇科学教材》（1963年版五院合编教材）亦把脏躁列入妇科杂病章中。有些版本有"脏燥"之误，我以为"躁"字为宜。现在试从经络脏腑学说和临床实践初探其病机如下。

子脏又称胞宫，现称子宫，是妇女特有的奇恒之府。《黄帝内经·灵枢》"五音五味"载："冲脉、任脉皆起子胞中。"冲脉为血海，任脉主胞胎。《难经》"廿八、廿九难"载："命门者，诸精神之所舍，原气之所系也，男子以藏精，女子以系胞……"《黄帝内经·素问》载："督脉者，起于少腹以下骨中央，女子入系廷孔……""胞脉属心，而络于胞中。"《奇病论》载："胞脉者系子肾。"可见胞宫和脏腑、十二经脉相互联系，尤与冲、任、督脉及心、肾更为密切。

女子，二七天癸至，任脉通，太冲脉盛，下注胞宫，月事以时下，生殖功能发育成熟，心血及肾精充足，通入胞宫则为月经，可有胎孕。七七肾气与冲任衰弱，天癸竭则月经闭止，形坏而无子。先贤几千年前总结出来的这一生理规律，至今还指导着临床实践。据此，经、带、胎，产便成为妇女的生理特点，包括脏躁在内的妇科病变规律，无不从这基本认识的角度来探讨，总结。

从经络学说来看，任、督、冲脉均起于胞宫，出于会阴，故有"冲脉、任脉、督脉，一源三歧"的说法。任为阴脉之海，总任周身阴经，《难经》"廿八、廿九难"载："任之为病，其内苦结，男子为七疝，女子为瘕聚。"临床上欲

养阳育阴　澄江传薪

134

回阳、固脱、强壮，均可取之任脉。督脉为阳脉之海，总督一身阳经，《难经·廿八、廿九难》载："督之为病，脊强而厥。"临床上取之治中风昏迷急救、热病、头面病。总之，任督两经相关的除了经带病外，尚有神志、口齿、咽喉、胸、肺、脾、胃、肠、肾、膀胱病。子脏有了变态，影响任督两经，上述任督诸症也就出现了，这就是以子脏为因的"脏躁"的一种病机。

至于冲脉，不仅联络任、督、带脉，并注少阴，会于阳明，及于太阳，为十二经之海，总领气血之功，兹列有关经文以证。

《黄帝内经·素问》"骨空论篇"云："冲脉者，起于气街，并少阴之经，挟脐上行，至胸中而散。"

《黄帝内经·灵枢》"五音五味"载："冲脉、任脉，皆起于胞中，上循背里，为经络之海。其浮而外者，循腹上行会于咽喉，别而络唇口。"

《黄帝内经·灵枢》"海论"载。"冲脉者，为十经之海；其腧上在大杼。"

《黄帝内经·灵枢》"逆顺肥瘦"载："夫冲脉者，五脏六腑之海也，五脏六腑皆禀焉。其上者，出于颃颡，渗诸阳，灌诸精；其下者，注少阴之大络，出于气街，循阴股内廉，入腘中，伏行骭骨内，下至内踝之后属而别。其下者，并于少阴之经，渗三阴；其前者，伏行出跗属，下循跗，入大趾间，渗诸络而温肌肉。"

《黄帝内经·灵枢》"海论"载："冲脉，下出于巨虚穴上下廉。"

《黄帝内经·素问》"痿论篇"载："冲脉者，经脉之海也，主渗灌溪谷。与阳明合于宗筋，阳明宗筋之会，会于气街，而阳明为之长，皆属于带脉，而络于督脉。"

可以看出，冲、任脉主性功能、生殖、生育。冲脉联络广泛，为十二经之要冲。子脏变态，影响冲脉，进而使十二经诸症变生，这是"脏躁"又一种病机。

根据《金匮要略》条文所述，"象如神灵所作"是形容它病情复杂变幻，病者平时精神不振，情绪易于波动，发作时悲伤欲哭，心中烦乱，睡眠不安。应责之心阴受损。《金匮要略》条文所述。"欠伸"，指频作呵欠，则应责之肾阴受损。如前所述，子脏与心、肾二脏关系最为密切，子脏变态当然要出现心、肾病候。五志生火，动必关心阴，脏既伤穷必及肾。这又是子脏变态引起脏躁的另一种病机。

妇女以血为主，子脏有变态（不论是生理或病理）总会耗损血分，表现的多是阴液不足之躁烦；阴虚（尤以心血虚，肾精竭之虚烦）诸症，治以甘麦大枣汤，就是取其甘能补中、缓急。该方甘润滋补，调养心脾，兼顾肝肾，阴血足则子脏康复，诸症可愈。然临症不能只拘泥此法，还需从子脏变态辨证分型，方可治愈。

反之，他经、他脏病变也会通过冲、任、督脉影响子脏，而引起经、带、胎、产诸症。不过，这不是本题探讨的内容，顺笔一提而已。

张永树于1974年问诊某街道办工厂女工，年40岁。日间与婆婆口角，是夜醒来突然神志错乱，要出门赴宴，时哭时笑，语无伦次，数欠伸，服了大量镇静药片无效。次日初诊投大剂重镇安神药5服，也未见好转。其后对病史查问再三，原委是发病前数天行人工流产，当天与邻居吵架甚剧，忿郁不乐，夜不得寐，继则眩晕，少腹痛，胁肋痛，后与婆婆口角后诱发该疾。议病为标在神志，本在子脏。子脏已因人流受损，复为七情所伤，二者互为因果，发为脏躁。投八珍汤、丹栀逍遥散，间日交替服用（大剂频服）。5天后病情基本控制，尔后续服甘麦大枣汤，竟获痊愈。

数年来，每遇妇科病者，凡子脏变态，如生理性的月经初潮、经期前后、断经前后、妊娠、产后，病理性的阴挺、带下病、宫内癥瘕及湿热内踞子脏（宫颈糜烂）等，都必然要出现经、带、胎、产及其以外的全身症状。除"喜悲伤欲哭，象如神灵所作，数欠伸"外，甚或发痉，抽筋强直。1963年，在市人民医院中医病房见习期间，女患者半数以上属此类型病。试举一例，陈某，教师，年36岁，悲喜无常，多愁善感，痉厥发作频繁，症情"凶险"，两眼上吊，双手固握，呼声恐怖，家属亦顾虑重重。住院半年，延请中西医各科大夫会诊数次，除了3度宫颈糜烂外，无其他异常发现，几易治疗方案都无效。后来以内外治兼施，综合治疗子宫颈糜烂症，经一个多月而愈，痉厥证也随之而愈。此例进一步验证了前面所谈到"脏躁"病机的临床意义。所以诊妇科病，需先查询子脏方面变态。临床工作中，常常遇到患者症状甚多，顾虑重重，中西医都看过了，又查不出病因，于是便诊为神经官能症。此类情况女患者居多，尤其是经绝期更多。

养阳育阴 澄江传薪

官能症似有"莫须有"之嫌。若从子脏变态这一病机去考虑，是可以治疗官能症患者的。这里，"脏躁"概念便成了广义的，所以要强调以整体观念来辨证施治，既要重视子脏，又不可单诊子脏，把什么都归到"脏躁"也是不妥的。

男子很少出现《金匮要略》所述的脏躁典型症状，是因为有类同者，似应按百合病辨证为宜。偶遇一女患者，年30岁，因肌瘤行子宫切除术，瘤虽切除，百病俱到，认其查问，不外是躁动不宁之类病症。该患者年纪轻轻即行子宫切除术，冲任无所依附，诸症丛生。妇女以血为本，独有子脏别于男子，子脏不存，生理失常，男性无子脏何来脏躁？

总而言之，以脏腑经络学说来探求，以临床实践来验证，都可以认为"脏躁"是指妇人子脏变态引起的全身症候。《金匮要略》中条文所述的是狭义的，甘麦大枣汤则是治疗其中一种类型的有效方剂。本文提到的广义的"脏躁"还需要在理论和实践中进一步研讨、探索。如果按现代医学知识就要从子宫变态过程中内分泌、月经及生殖系统的改变来深入讨论，也许可以得到更完满的答案。

# 第六节  热证试考

辨热证是八纲辨证的重要内容之一，在各科临床治病中当推首要。它不是依照体温升高或某一症状，而是综合疾病所有表现加以分析而作出判定的。涉及热证的概念，寒热证的鉴别、转化、错杂和真假，贯穿了表、里、寒、热、阴、阳的辨证纲领。《黄帝内经》《难经》《伤寒杂病论》等书对热证多有记述。

## 一、阳胜则热

《黄帝内经·素问》"阴阳应象大论篇"载："阳胜则热，阴胜则寒。"阳气偏胜，是热证的病因，这是揭示热证实质的纲领性条文，一直为后世医家作为辨证的理论依据。

有人认为，阳气胜指的是温热病邪。它侵入人体，在正气足以与之抗争情况下产生了热证。

张永树认为，阳气胜除温热病邪外，还应包括体内的阳气偏胜，体外及体内两方面因素所导致的"热证""火证"，都归于"阳胜则热"范围。如①外感温热病邪，正气足以与之抗争——表实热证，例如桑菊饮、银翘散主治的邪在卫分证。②温热病邪传入气、营、血分的里热证，例如白虎汤、清营汤、犀角地黄汤分别主治的邪在气分、营分、血分证。③热病伤阴、邪退阴耗，余热未净，例如竹叶石膏汤主治的虚热证。④外邪入里，六气久蕴发热——里热证，例如桂枝芍药知母汤主治的热痹证。⑤阴阳气血失调，脏腑功能偏亢，"气有余便是火"——实火证，例如导赤散主治的心火偏亢证。⑥七情过度，"五志化火"——实火证，例如当归龙荟丸主治的肝郁化火证。⑦久病或房劳耗劫阴液，水不济火——虚火证，例如知柏地黄丸主治的阴虚火旺证。⑧外邪传入体内，瘀热互结——里热证，例如大承气汤主治的阳明腑实证。⑨饮食不节，积蓄发热——里热证，例如泻黄散主治的胃热证。

上列几种热证，虽有表、里、虚、实的不同，其病因不外是体外阳气（外邪）

养阳育阴 澄江传薪

胜、体内阳气（病理产物）胜几种。其症状都具有功能活动偏亢的特点，如发热、口渴、面红、烦躁、溲赤、便燥、舌红、脉数一类见证。

## 二、阳盛则外热

《黄帝内经·素问》"调经论篇"载："阳盛则外热"，"上焦不通利，皮肤致密，腠理闭塞不通，卫气不得泄越，故外热。"本条文谈到的是温热病邪侵袭人体导致的外热证。分析了其病机在于卫气郁闭，阳邪束表，腠理不通，卫气不得泄越而使人产生外热证。

后世医家据此理论，发展并创立了温病学说，专论外感温热病邪的热病。其初感的表实热证，称为卫分证，和本条文是相符合的。

## 三、阴虚则内热

《黄帝内经·素问》"调经论篇"载："阴虚生内热"，"有所劳倦，形体衰少，谷气不盛，上焦不行，下焦不通，胃气热熏胸中，故内热。"本条文所说的热证是劳倦伤脾造成的。"谷气不盛"，中央脾土不能灌溉四旁，为胃行津液，脾胃受损，清阳不升（上焦不行），浊阴不降（下焦不通），阴气不足，胃气郁而生热，熏于胸中，即为内热。

"阴虚生内热"，通常是指肾阴亏耗，虚火内生的知柏地黄丸证，本条文则是指气阴两虚，损及脾土的内热。气阴两虚即阴阳俱不足，指的是津血亏耗和功能衰退两个方面，阴血虚而生内热，功能衰而中气虚。除了证见发热日夜不止外，还可以见面色㿠白，食少乏力，短气懒言，劳倦则其脏腑功能受损。或见便溏舌淡，脉虚弱诸种症状，《黄帝内经·灵枢》"终始"载："阴阳俱不足，补阳则阴竭，泻阴则阳脱，可将以甘药，不可饮以至剂。"指出以"甘药入脾，以健中州"的原则。医圣张仲景创小建中汤，运用上述经旨治疗"内热"，和阴阳，调营卫。其后的补中益气汤、当归补血汤亦取甘药入脾治热之义，此即甘温除热法，这"热证"后世又有"气虚发热"之称。

## 四、伤于寒，则为病热

《黄帝内经·素问》"热论篇"载："黄帝曰：今夫热病者，皆伤寒之类也……人之伤于寒，则为病热。"同时又为热病做了六经分证。本条文所说的热病是伤于寒引起的。

《难经》提出"伤寒有五：有中风、有伤寒、有湿温、有热病、有温病"。5 种外感热病归于伤寒，称为广义伤寒。

张仲景在《黄帝内经》《难经》对伤寒论述的基础上，进一步分述了六经中的虚证、寒证、少阴热化证、寒化证、厥阴厥热胜复证，发展了前贤对热证的认识。

伤于寒，可因致病外邪的不同，素体虚实的差异，病变阶段的前后，出现热证、寒证等各种不同证候。如太阳中风和伤寒，直中三阴和三阳热证等，其中热证的出现是相当多的，对热证的辨证施治在《伤寒杂病论》中有详尽的论述，这里不加讨论。

## 五、龙火游行上焦

《中国医学大辞典》载："肾火：火之属于肾者，此证由平日不能节欲，命门火衰，肾中阴虚，龙火无藏身之处，故游于上焦，而见烦热咳嗽等证。"肾乃水火之宅，水火既济是为常度。如果水火俱亏，肾阴败绝，命火衰竭，肾中相火无潜藏之处，就游行上焦，成无根龙火。临症则见上热下寒诸症。既有发热，烦热喜饮，面目俱赤，遍舌生刺，两唇黑裂，喉间如烟火上冲，五心似火烙的热象，又有肢冷、腰酸冷、腰软、痰涎壅盛、喘急气促的寒象。脉洪大而数，按之微弱。这种热证是阴阳告竭而出现的龙火上越危证，当急处滋肾阴药方，并加附子、肉桂引上越龙火归元。

## 六、体会

上列几种热证的病因、病机及临床见症都不同，应认真加以辨证、鉴别。这样在取穴施针、处方药时才能有的放矢。

上列几种热证在临床表现方面都具有人体功能活动偏亢的特点。物质基础属阴，功能活动属阳，阳亢就出现热象，出现热象必具阳亢的特点。辨证时还须进一步结合表、里、虚、实，以判定寒热的真假和错杂证候。

《景岳全书》"传忠录"载："寒热者，阴阳之化也。"寒热，本质是阴阳变化所产生的。所以，辨寒热要从阴阳变化情况来分析，才能执繁驭简。

## 第七节　肺亦合内之"皮毛"初探——从耳针肺穴配治内脏黏膜病变谈起

祖国医学认为"肺主宣发，外合皮毛"，这里的皮毛，历代医家认为指的是位于体表，是人体抗御外邪的外在屏障，并受长期的医疗实践所证实。然而观《耳针》一书，对内脏黏膜病变皆配用肺穴治疗，尤以消化系统疾病使用最多，但未言之所以然。试想，内脏黏膜是否可视之为内在"皮毛"为肺所合？今先从消化系统黏膜入手来探讨。

人体的消化系统主受纳化物，分清别浊，传送糟粕，与外界息息相通，可视之为相对独立完整的部分。其在表之黏膜，能分泌黏液而保护黏膜，在完成消化、吸收和食物运输的过程中，经受化学、物理等刺激而不使消化系统受损，具有与外表皮肤相似的屏障功能，可称之为内在"皮毛"，而且与肺息息相关。生理上手太阴肺经起于中焦，下络大肠，还循胃口，通过横膈膜属肺，至喉部……从腕后分出，交于阳明大肠经，通过经络关系与消化系统相连络，肺气旺盛，则消化系统功能正常。病理上，肺气虚弱，不但易外感受邪，同时邪气也可直接侵犯消化系统。如外感风寒，不但畏冷，咳嗽气喘，痰色稀白，鼻塞流涕，而且常伴胃肠冷痛，肠鸣腹泻；外感风热，不但皮肤干燥，咳喘息粗，痰黄，而且兼见口干舌燥，口臭便秘。在治疗上也曾见有老中医善用宣肺祛风解表之药配合治疗消化系统各型疾病取得良效，这也许是取风药浮散，行起于表，作为使药的缘故。在耳针治疗上，对胃肠炎、胆囊炎、胃及十二指肠、口腔黏膜溃疡加用肺穴治疗，可促进炎症消失，溃疡愈合，提高疗效。今例举病案数则以证之。

病案一：汪某，女，56岁，1987年6月18日初诊。诉右上腹疼痛10天，并向右肩胛放射，纳少恶心，墨菲征（＋），胆囊穴压痛。诊断为"胆囊炎"，给予耳针胆、肝、胃、神门、内分泌、交感穴位，治疗3次，疼痛稍减，但仍反复发作。以后加用肺穴治疗，疼痛很快消失，再治5次，诸症消失而病愈。

病案二：吴某，男，35岁，1989年3月6日初诊。诉上腹部饥饿性疼痛，反复发作10年，食入痛减，嗳气吞酸。胃肠钡餐透视示"十二指肠球部溃疡"。经中西药治疗效果不佳而试以针灸治疗。取耳穴胃、十二指肠、神门、交感、皮质下理针，5天换1次，两耳交替，嘱其每天按压针穴数次，治疗3次，疼痛减轻，时而重复；以后加用肺穴治疗，疼痛逐渐消失，治疗1个疗程后诸症消失，X线复查原来龛影基本消失。

病案三：连某，女，40岁，1991年5月6日初诊。诉反复口腔溃疡2个月，此愈彼发，缠绵不断，疼痛难以进食，舌红苔薄，脉浮数，口腔及舌面有几处小溃疡病灶。拟"口腔溃疡"，给予耳穴：心、口、舌、内分泌、神门埋针，嘱其每天按压数次，5天换1次。二诊诉诸症稍减，换耳埋针，穴位同上。三诊诉症状同前，旧溃疡病灶有的消失，新的溃疡病灶又出现1~2处，给予加用肺穴埋针。四诊诉症状基本消失，穴位不变，继续治疗。五诊诉口腔及舌面已无溃疡病灶，再予巩固治疗1次，告愈。

以上3例病案皆为消化系统黏膜病变。3例加用肺穴治疗后症状能迅速改善，说明肺穴可增强黏膜的屏障功能，在针刺选位配方上，具有"使药"的作用，引导针刺效应走于黏膜之表而发挥作用。从上述3例病例的治疗证实肺亦合内之"皮毛"。

《黄帝内经·灵枢》"决气篇"说："上焦开发，宣五谷味，熏肤，充身，泽毛，若雾露之溉，是谓气。"所说的"上焦开发"，主要是指肺的宣发作用，使卫气和津液象露弥漫，输布全身，以浸润"内"、外肌腠皮肤，增强"内"、外"皮毛"抗御外邪的屏障功能。因此，《黄帝内经·素问》"阴阳应象大论"篇有"肺生皮毛"之说，肺不但"合"消化系统黏膜之"皮毛"，而且也"合"体内所有脏器黏膜的"皮毛"，不但"外合皮毛"，也内合"皮毛"。

张永树结合临床，提出肺亦合内之"皮毛"观点，临床用药，针刺选穴配方具有指导意义。

# 第八节　针灸的剂量和腧穴的穴性、范围、深度

## 一、针灸的剂量问题

36 年前，始操针灸为业时，手持艾条作温和灸，每穴大约须 15min，很单调。20 世纪 80 年代，安徽周楣声教授观察到在穴位上温和灸 15min 和 3h，疗效大不一样。灸的时间长，剂量大，温热力宏，透里深入，揭示了针灸的"剂量"问题。周老发明了用电木制作的灸架，安置于关元，用艾条灸 3h，治急性腰扭伤，取得神效。以剂量加大取效，在针灸发展史上是突破。

近年来，医者用金属粉末和活性炭混装成小包，置于有微孔的特制纸包密封备用。只要启封并稍加按揉，在氧化过程即可发出适宜人体的恒温，贴敷于穴位上，可持续 24h 左右。既可有温和灸的作用，又因持续时间长而优于温和灸。

针刺治疗中，有需较长时间留针者，可将针折成 90°，针柄用胶布贴在皮肤上固定，让患者间歇按压，保持刺激。保留时间可达 24~36h，还有一种揿针，专用于固定留针较长时间。

此外，改每日 1 次的针灸治疗为每日 2~3 次，增加其刺激量。

在耳穴治疗，常用王不留行籽粒、小粒磁珠用胶布贴附在穴位上，保留 5~7 天。嘱患者自行按压。每日数次，每次数分钟。

上面这些变通办法都是增强和加大针灸刺激量取效的例子。这和增大药物的剂量是相当的。当然，传统的针刺轻重缓急、徐疾长短、艾炷的壮数多少、火力的旺微也是剂量问题。

## 二、谈穴性

穴位有类似中药的"四气""五味"吗？或有穴位的特异性、穴性吗？

一般称穴位有其特殊作用者为特定穴，如五输穴、俞募穴、原络穴、合穴。一般的穴位则有经穴、阿是穴和经外奇穴。此外，还有不少同行公认的穴位特

养阳育阴　澄江传薪

异功能。

足三里、关元、气海都是保健、强壮穴。同是足阳明胃经上，厉兑用于清泻阳明火，而不用来补益阳明气血。足三里的滋养功能应是其穴性。肺经少商穴用于清泄肺热，而不用于滋养肺气，也是穴性。

制附子辛热，黄连苦寒，药性截然不同。足三里和厉兑应有穴性之分。

## 三、腧穴的范围、深度

针灸学作为一个成熟的学科，已有 6~7 个分支学科。"经络学""腧穴学"都是其中的核心内容。中医的经典对经络、腧穴都有描述。据此，还有了针灸挂图、模型。有的专家还将解剖知识结合起来，绘制了带有局部解剖位置的经穴图。

临床施针操作中，同一个足三里，本次刺入的部位和上次留下的针孔不会完全一样，这就有一个穴位的范围的问题。一个穴位到底有多大的面积，能用平方米表示吗？是一个绝对小的面积（针眼大小），或是有个稍大的范围。

深刺、浅刺各有特点，也都有理论根据和临床疗效。但穴位到底在皮下多深？是单一的，绝对小的点，还是在相当的一段距离内。

由于从形态学方面对经络、腧穴的研究尚未达到一定的结果，故尚无科学的回答。定位取穴的准确关系着疗效的提高，是需要不断朝之努力的目标。

# 第九节　后天之本的经络观

　　脾胃作为后天之本，和先天之本肾都是祖国医学重要课题。历代医家有许多论述和经验总结。近代对多学科的探索研讨也有许多报道，认为脾胃不只包括消化功能，其实质涉及调节、代谢及免疫系统，"脾"可能是一个多系统、多器官的功能单位。这和西医所指解剖实质的脾胃有所区别。无数实践证实，后天之本和先天之本一样有着独特的重要价值。

　　从经络学说来认识脾胃，就是后天之本的经络观，亦有很丰富的内容。《黄帝内经·灵枢》"经脉"载："人始生，先成精……谷入于胃，脉道以通，气血乃行。"人类的生命起源是基于阴阳血气相交而产生的物质，称之为精，人脱离母体后，五谷入胃，化生精微，以营养全身，使全身的经络（也称"脉道"）得以内外贯通，气血也就在脉道中运行不息。

　　气血是构成人体生命的基本物质，既要先天之精为本，又要谷气并而充身。"脉道以通"，经络顺畅则先后天之精输转不息，兹分述之。

　　其一，胃主受纳、腐熟水谷，脾为胃行其津液通过经络实现的。

　　《黄帝内经·素问》"太阴阳明篇"载："帝曰：脾与胃以膜相连耳，而能为之行其津液，何也？岐伯曰：足太阴者，三阴也。其脉贯胃属脾络嗌，故太阴为之行气于三阴。阳明者，表也，五脏六腑之海也，亦为之行气于三阳。脏腑各因其经而受气于阳明，故为胃行其津液。"脾经贯胃属脾络嗌，能吸收胃中水谷精微，输送到三阴经，脾经又与胃经表里，相互交通，所以又能把水谷精微通过胃经输送到三阳经。可见五脏腑、四肢、九窍，乃至皮肉筋骨都需要脾为胃行其津液，其运化过程又是经络的作用。

　　其二，营卫气血运行周身内外，需经络化生与转输。

　　《黄帝内经·灵枢》"营气"载："营气之道，内谷为宝。谷入于胃，仍传之肺，流溢于中，布散于外，精专者行于经燧，常营不已，终而复始，是谓天地之纪。"接着又描述了营气从手太阴肺经始，按顺序循行，至足厥阴肝经止，计十二经，然后又复返于手太阴肺经的过程。营气自上而下，又自下而上，

养阳育阴　澄江传薪

阴阳相贯，如环无端，濡润全身，靠的是经和络，此即所谓营行脉中。

卫行脉外，指的是水谷中的剽悍之气，依循经脉旁行，以温分肉，充皮肤，司开阖，肥腠理，同样的卫气也离不开经络。

其三，真气、宗气、血、精、神也都要由后天之本化生，通过经络转输维持正常的生理功能。金元名家李东垣说："真气又名元气，仍先身之精气也，非胃气不能滋之。""夫元气、谷气、营气、卫气、生发诸阳之气，此数者，皆饮食入胃，上行胃气之异名，其实一也。"

诚如上述，后天之本有这么重要的作用，在病理变化中及诊察疾病时也有着十分特殊的意义。《黄帝内经》云："脾虚则四肢不用，五脏不安，实则腹胀，泾溲不利。"五脏不安，则百病丛生。

胃为后天之本，胃气有无是诊脉时一个重要的课题，古人认为："有胃气则生，无胃气则死。""得谷者昌，失谷者亡。"是故诊脉、察舌时均注重胃气有无，以此作为平人、患者及预后的衡量标准。

胃之大络虚里，在左乳下第4~5肋之处，内有心脏，古人在此触诊宗气，以探索心脏变化情况、辨别病机的轻重，这说明虚里可以探察气血的源流变化。魏柳州说："小儿，不论诸症，宜先揣虚里穴，若跳甚者，凡治不可攻伐，以其先天不足故也。"王士雄说："大人亦然。小儿则脉候难凭，揣此尤为可据。"临床上，某些暴厥症及大虚大实，往往脉伏，如果触诊虚里之动与不动，则一触可知，此所谓经络者，可以决生死，处百病，调虚实。

古人之所谓头、手、足遍诊法，张仲景在《伤寒论》中提出人迎、寸口、趺阳三部诊脉法，除寸口外，人迎及趺阳均为足阳明胃经上的要穴，这说明对胃气之重视，正如人之平脉强调要有神、有根、有胃一样。

就独取寸口以候五脏而言，寸口虽不在脾胃经而在手太阴肺经上，然肺经起于中焦脾胃，其水谷精微循经输布全身，寸口是肺经脉之大会。《黄帝内经·素问》"五脏别论"篇载："是以五脏六腑之气味皆出于胃，变见于气口。"从寸口可知胃气的强弱，从而推得五脏六腑精气的盛衰，其次肺朝百脉，五脏六腑的经脉均须合于手太阴肺经，故诊气口可候五脏六腑。再次，足太阴脾经和手太阴肺是同名经，所谓"亦太阴"，故曰寸口和脾经连通。

就舌诊而言，盖舌乃心之苗，脾之外候，心、脾、肾、肝均有经络联通于舌，脏腑精气上营于舌，病变亦可以舌象变化验之。脾胃之气充足则舌质、舌苔如常，反之则病象种种，尤其是舌苔为胃气的熏蒸，五脏皆禀气于胃，胃气衰败则光洁无苔，或有苔无根，总预示着病进甚至病危。从经络循行来认识脾胃之气和舌象变异的关系，就一目了然。

经络在后天之本的重要作用还在于其在人的养生和治病过程中也被普遍应用。如运用足阳明胃经的足三里调补脾胃，健运中州。南宋张果《医说》载："若要安，三里常不干。"日本江间式《身心锻炼》载："每月必有 10 日灸足三里，寿至 200 余岁。"现代医学验证，灸足三里可使胃肠消化吸收能力增强，从而使人体的免疫力得到提高。据报道，日本一个长寿之家，秘诀就是灸足三里，长年不断。足三里被称为长寿穴、保健穴，它是胃经的代表穴，甚至有人把它作为整个经络系统的代表，可见调补后天之本脾胃在经络辨证治疗中有着多么重要的作用。取足三里固气益血方面的显效既表明脾胃对人体的重要，又说明经络在后天之本脾胃的营运、输注及协调功能。

另外，十二经中，唯阳明经为多气多血之经，古人云："治痿独取阳明之说。"亦即是阳明能够调补气血，尤以足阳明为优，在治疗痿、痹证时亦每有验证。古人又曰："胃不和则卧不安。"安神除了养血、平肝、滋肾等法而外，很重要的还有和胃，包括服药取入胃经的药。按摩、拔罐及针灸取胃经上的穴位，因为足阳明经别的分布循行，属于胃，散于脾，又上通于心，沟通了心和胃之间的关系，这便是"和胃气、安心神"的理论依据。

脾经和胃经相表里，一阳一阴，一升一降，相互为用。脾经上的血海、三阴交、公孙等穴在健脾利湿、补气摄血方面亦有很大的作用的。

病例一：吴某，年 23 岁，9 年来月经不调，面色㿠白，神倦无力。来诊时闭经 2 个月，舌淡，苔白带润，脉细微无力。辨为气血两亏的月经不调证，治则：调补气血，通经舒络。取三阴交、血海用太极棍推拨，患者在推拨过程中自觉酸麻感沿足太阴脾经传至少腹。次日经水来潮，量多，伴少腹痛，取隐白直灸，双侧各 5 壮，同样有气至病所的感传，旋即感到少腹不痛，当天下午经量减少，精神状态明显振奋。现随访 2 个月月经正常。其后灸大椎、足三里，气血亏虚状态也有明显改善。这个典型病例说明脾经在补气摄血方面的确有很明显的疗效。

  总之，经络有滋润、联络、卫外、调节的重要功能，它内属脏腑，外络肢节，遍布周身，其源盖出于脾胃；脾胃作为后天之本，又是依赖经络化生、输注，并和其他脏腑连成一体的。就病理变化及医者诊断而言，治疗也离不开经络而考虑后天之本。脾胃两经分别属络脾脏胃腑，又有别于脏腑而有自己的特点。所以在研究以脾胃为中心的后天之本时，除了应用脏腑学说外，不应忽略经络学说。上面只是对经络学说中后天之本的一点很粗浅的认识，谬误之处，请各位同道斧正。

# 第十节 耳穴诊治临床实践、概要

耳穴诊治有悠久的历史和丰富的经验。早在《阴阳十一脉灸经》中记载了"耳脉"与上肢、眼、颊、咽相联系；《黄帝内经》记载了十二经络直接或间接上达于耳，"耳者，宗脉之所聚也"，"耳轮枯焦，如受尘垢者，病在骨"等，还有耳部放血治头痛、瘀血、胁痛、热性病和吹耳治疗闭症。其后葛洪、许逊、孙思邈、龚云林、王肯堂等医家对耳穴都有所阐发。清代汪宏《望诊遵经》有"论耳诊治提纲"一节；明代杨继州《针灸大成》也有论及。新近发现的《敦煌遗书》中也有关于耳穴的记载，这使我国耳穴史料提早了好几百年。

国外与《黄帝内经》大致相同时间的，以希波克拉底为代表的西方医学著作中亦有耳廓部位医病的记录。1956 年法国 Panl Nogier 提出含 42 个穴位的倒置胎儿的耳穴图，促进了耳穴的系统化。

综观半个世纪来我国耳穴诊治方面的发展，有以下 10 个方面：①发掘和收集了古代和近代有关耳穴诊治病症的经验、理论和史料。②对耳壳解剖、组织和神经支配方面的研究。③耳穴定位的发展。④耳穴辅助诊断的发展。⑤耳穴刺激方法的发展。⑥耳穴治疗方法的发展。⑦耳穴在预防方面的发展。⑧耳穴在麻醉方面的发展。⑨耳穴实验研究的发展。⑩耳穴学术交流的发展。

值得一提的是，1992 年 10 月 16 日国家技术监督局批准公布了《中华人民共和国国家标准 GB/T 13734-1992 耳穴名称与部位》（简称《耳穴国标》）。此举是耳穴诊治走上规范化乃至国际化的重要一步，是耳穴工作者的共同语言，也是学术研讨的工具。

如前所述，20 世纪 50 年代，耳穴的系统化工作迅速开展；至 1972 年，对 40 份资料的耳穴名称达 284 个；1972 年以后，各地发表的耳穴则逾千个。1982 年，世界卫生组织（WHO）西太平洋办事处委托中国针灸学会进行耳针术语的标准化工作；至 1987 年中国针灸学会先后 4 次对全国耳针协作组的建议进行一一试用，并修改，形成建议草案，送交 1987 年 WHO 西太平洋办事处召开专门会议讨论。1988 年，以《耳穴标准化方案》为题发表在当年《中医杂志》第

6期。1990年，WHO总干事中岛宏博士指出："……从科学上说，在针刺的所有微针系统中，提供了最好文件和发展得最好的可能是耳针了。他又是最实际和已广泛应用的一种技术……WHO的意图是促进和推荐一个国际上通用的、完整的标准化耳针术语。这将对耳针疗法所做的严肃研究及其可比性进行验证提供方便。"包括我国在内的广大耳穴工作者都是在为国际标准努力。1992年出台的国家标准《GB/T 13734-92耳穴名称与部位》（以下简称"92耳穴国标"）就是一个重大的成果。这也是继《GB 12346-90经穴部位》后中医学界第二个国家标准。

由于耳穴诊治的机制尚在摸索之中，海内外中西医专业人员广泛介入，产生的歧见较多，争鸣之声不绝于耳。比如有人提出耳廓正面与背面相对称的论点。加上"92耳穴国标"强制性实施缺乏力度，配套研究组织不到位，后续工作投入不足。目前，辛辛苦苦制定出来的"92耳穴国标"并未广泛规范使用。作为针灸大国，如果缺乏广泛的标准化基础，要为耳穴国际化标准提供强有力的理论和实践就显得力度不足了。因此，广大基层工作者要熟悉"92耳穴国标"的源流形成和内容，认真研究，科学观察，客观评价，找出最佳的结论，尤其是对耳廓单穴的关注更应引起足够的重视。有条件的单位要立题研究。

耳穴诊治是"针灸学"大范畴的分支学科，在治疗和辅助诊断方面都有比较独特的内容，可能是中、西医的最佳结合点，也是各学科的热点，因其简单、低廉、实效，尤其引起基层医护人员的重视。

张永树1967年开始运用耳穴诊治近视、眼科疾病、肝胆结石，并取得明确效果，已总结成文发表。此外，运用耳穴在过敏性疾患、皮肤病、妇科及乳腺疾病、泌尿系统结石、心脑血管疾病、呼吸系统疾病、消化系统疾病，尤其在镇痛方面都有十分满意的效果，有很大的比例是即刻生效的。

我国目前用耳穴治疗的病症已达200种以上，遍及内、外、妇、儿、五官、皮肤等各科，总有效率达85%左右，显效率大约50%，其中以痛证治疗效果最佳，显效率80%左右。但有关病种的统计缺乏科学依据，如同一个面瘫也可归结于多种病。更重要的是，耳穴治病的最佳疗效有哪些？也就是其共性的东西是什么？许多文章缺乏有据的诊断标准、疗效标准、对照实验和统计学处理方法。如果没有科学的设计，单纯耳穴或耳穴、体穴合用不分，就很难说明耳针的确实疗效，各地应组织重点项目，协作攻关，筛选出耳穴治病的疾病谱，进而从多学科的角度探讨其治疗机制。耳穴的诊治应用不仅是针灸医师、中医师的工作范围，其生命力在于一开始就有中、西医各学科的医师在应用、在观察，现在也有着更广泛的学科群体在关照着耳穴工作。

耳穴的治疗方式有针刺、压丸、熏灸、放血、埋针、激光照射、割治、电离子导入、按摩等各种方法。现在，似乎以耳压法取代一切，必然会影响耳穴诊治的发展。针刺法的明显缺点是疼痛，这就提出了无创痛针刺耳穴的新课题。放血也是独特、有效的治疗方法，但操作上也很有讲究。有些潜心耳穴实践的"老耳针"通过10~20年的实践，在定位、施术、诊断确有绝技，如针刺的深度、选穴的多少、配穴的规律都有许多绝技。更有些暂不善于运用针灸的，但凭借耳穴一招鲜，便能应付多种疾病的门诊，从这些技能的重要积累来看，大量耳穴资料如沧海遗珠，必须有人担当整理、研究工作，形成耳穴的手法研究分支学科。

用耳穴的辅助诊断以望诊、染色及三参数电测定数据为指标，这是争议比较大的课题。其一，诊断的建立历来未列入耳穴的课题；其二，耳穴的观察客观的指标不权威；其三，如何分辨该病的过去时、现在时或未来时（预测）；其四，未筛选出对某些病在某种病理情况下最客观的辅助诊断。有人提出，耳穴诊断是中医诊断的独特体系，可能由此带来带有模糊数学的概念，有其不确定性，难以量化，如色泽、凸起、龟裂、皱褶。相关的报道多出自兼职工作者的个人兴趣或经验积累，此方面尚无专门研究机构，如能从耳穴望诊指标明确阳性率高、假阳性率低的病种入手，运用科研手段，总结和验证其规律，不仅有实用价值，而且对提示生命科学的奥秘方面也可能有重要的理论意义。

"未病先防"是中医学的重要内容。预防医学在耳穴诊治方面有着广阔的前景。资料表明，耳穴预防有效的病症有急性结膜炎、流行性腮腺炎、上呼吸道感染、流行性感冒、晕动症、竞技综合征、痛经、产后出血、输液（血）反应，以及胆系手术中的心胆反应、药物，放、化疗引起的胃肠反应。

综上所述，以调节为主要特征的针灸治疗越来越受各国患者的欢迎。耳穴诊治由于其探索性强，在中西医结合方面具有独特优势，专门机构缺少，投入的人力、物力不足，导致该领域的研究尚有许多空白，其中不少是基层工作者可以涉足的热点。耳穴的诊治、预防是大有可为的，尤其在临床实践方面深入探讨，必定会有丰硕的成果。

# 第十一节 论经络辨治与临床实践

经络及其理论运用于人体的生理、病理、预防、诊治、康复，称之为经络辨治。经络起源久矣，有文字可考的马王堆出土的周代《帛书》中"足臂十一灸经""阴阳十一脉灸经"。及至《黄帝内经》，对此则形成理论体系。关于经络有几段纲领性的论述。

《黄帝内经·灵枢》"本藏"载："经脉者，所以行气血而营阴刚。濡筋骨，利关节者也。"

《黄帝内经·受枢》"经脉"载："经脉者，所以决死生，处百病，调虚实，不可不通。"

《黄帝内经·灵枢》"海论"载："夫十二经脉，内属于腑脏，外络于肢节。"

《黄帝内经·灵枢》"经脉"对每一条经络的主治概要都有"是动则病……""是主……所生痛"，对经络辨治有了十分明确的指导意见。同时对经筋、经别、皮部、根、结、气衔、标本的生理、病理都有论述。

医圣张仲景以经络为主导提出六经辨证，其《伤寒杂病论》成引临床专著的经典，开经络辨治应用于临床的先河。

子午流注针法，萌芽于《黄帝内经》。在《难经》"六十四难"中作了全面说明，完善于金元以后。"子午"具时辰、阴阳和方法的含义；"流注"则指人体气血运行如水流，循环输注，依此在某经某穴上施针，亦是经络辨治的典范。

历代大医家莫不是方药针灸皆精通的临床家。金朝张元素根据《黄帝内经·灵枢》中经络的论述补充了脉法和方药的应用，创立了引经药。李东垣则提出"分经用药"和"经禁"之说。药物的归经和四气、五味一直是中药学的主要内容。《本草纲目》是李时珍旷世之作，但他同时又有《奇经八脉考》的巨著。浩瀚的古医书中珍藏着大量经络辨治的论述和病案。

莫怪乎古之医贤疾呼：学医不明经络，开口动手便错！

今人强调辨证论治是中医药学是精髓，但多谈及脏腑、三焦、气血津液、

养阳育阴 澄江传薪

卫气营血及八纲辨证等，鲜有专论经络辨治的理论和临床资料，这是个重大疏忽。实践证明将经络理论运用于临床是十分有效的，针灸工作者有必要重视这一命题。

1935年，留章杰专程赴无锡参加近代针灸大师承淡安主办的"中国针灸学讲习所"，留章杰继承淡安公学术体系，注重经络，并运用于临床，取得巨大的成功。20世纪50年代，泉州流行乙型脑炎，疫情严重。留章杰参加福建省卫生厅组建的中西医结合抢救小组，他认为邪毒疫疠首犯太阳，故初见太阳经证，而后速转督脉交颠入脑，由嗜睡、似明似暗发展为神昏伴抽搐、痉厥。针灸首取督脉之人中、百会、大椎以镇痉、醒脑而取奇效。此外，他从经络辨治入手治疗坐骨神经痛、哮喘、破伤风、无精虫症均有奇效。留章杰对十四经的辨治有独特的见解，可惜经过"文革"浩劫，只剩《手太阴经辨证论治》一文。

张永树师从留章杰，在经络辨治方面得其传。经40余年的临床实践，总结出"养阳育阴，通调督任，灸刺并重，针药结合"的学术观点。认为阴阳是处于对立统一、互根依存、此消彼长的动态平衡中的，阳为主，阴为辅。人体的阳气始终占主导地位，所以必须"调养阳气"以"培育阴精"，从而达到"阴平阳秘、精神乃治"的境界。

就经络而言，阳经起着主导作用。人是以脏腑为中心，通过经络联结而成的一个整体。就脏腑而言，五脏为主导。阴经主所属五脏所生病，而阳经主的就不只是六腑，而是大大扩大了主治范围。如手阳明大肠经是主津之所生病，手太阳小肠经是主液之所生病，手少阳三焦经是主气之所生病，足阳明胃经是主血之所生病，足太阳膀胱经是主筋之所生病，足少阳胆经是主骨之所生病。督脉为阳经之海，任脉是阴经之海，通调督任则是"养阳育阴"的技术路线。

张永树据临床实践总结出的"通调督任8法"，即"温阳通督、通督驱邪、通督开窍、温心益心、充任滋肾、调任理气、交通督任、滋养督任"。诸法中取督、任两经之大椎、关元、腰阳关、神阙诸穴及八脉交会穴（通督脉的后溪，通任脉的列缺）或针或灸或方药或自我按摩（如张永树创立之"神阙摩术"）收治的病种有顽痹、痉病、坐骨神经痛、高血压、筋病、脾胃病、腰椎间盘突出症，以及妇、儿、皮肤等疑难杂症。

以手阳明大肠经、足太阳膀胱经在临床工作中辨治为例说明。

其一，手阳明大肠经辨治，有养阳、生津、通腑等他经未能及的作用。手阳明大肠经之原穴合谷即是该经的代表，运用一定针刺手法即能使患者口咽涔涔，周身温润。一合内经所云，该经是"是主津之所生病"；二合养阳育阴之内涵。养阳不是单纯的补阳、温阳，而是调养阳气，阳能生精，故能令津敷布，达到育阴的作用；阳气调畅，有动力，有津滋润，即能通腑。四诊合参，以问为重，张永树十分注重问诊，发现面痛（三叉神经痛）患者，有6成患者见大便燥结，腑气失宣。阳明腑气不通，该经循行之面部疼痛剧烈频作，取合谷刺后矢气频转而痛止，正合《黄帝内经》"邪中于面，则下阳明"经旨。比大剂量止痛更能从根本上治愈该病，又无副作用。张永树收治热毒炽盛之丹毒、痤疮、疱疹病例，每以曲池振奋阳气，生津润燥，配血海行血育阴而取致效神。

其二，太阳者，巨阳也，主诸阳气。足太阳膀胱经"是主筋之所生病"。众所周知，脏腑之中，肝主筋。为什么又言太阳主筋？《黄帝内经·素问》"生气通天论篇"云："阳气者，精则养神，柔则养筋"，"太阳者，巨阳也，主诸阳之气，阳气不足则筋病生。"肝主筋指的是藏血、养筋，筋膜得养，筋力健壮。若是肝血虚，热邪入侵或阴虚阳亢筋膜失养则致眩晕、抽搐、振掉、瘈纵，甚至出现角弓反张等证候，或是本经卫外阳气与外邪抗争而见头项强痛、恶寒等太阳经证。运用本经"是主筋之所生病"理论在临床工作中辨治。如，项背部拘紧酸楚，时作时止，作时僵酸难忍，喜温喜按，止时项背部隐然酸楚不舒，多因劳累、受风寒而起。经体检排除肩关节周围软组织发炎及颈椎病。辨之为本经"是主筋之所生病"，其因盖出自本经经气不足或外邪留滞，经气失宣。取大椎穴针刺行补法，肾俞、大肠俞针刺行补法，风门、膏肓及患处阿是穴刺络拔罐。大椎、肾俞、大肠俞行针刺补法，可振奋阳气，阳气者，柔则养筋；风门、膏肓及阿是穴刺络拔罐、以通络祛邪、活血舒筋。腰背灸之因在于本经"是主筋之所生病"，所以取本经合穴委中治之可取奇效。取攒竹、睛明治疗急性腰扭伤，也是本经穴位，睛明在目内眦，有人用硼砂水点眼一样可治急性腰扭伤。本经感受外邪引致的病变有《伤寒论》所论述的太阳经证，其第24条："太阳病，初则服桂枝汤，反烦不解者，先刺风池、风府、却与桂枝汤则愈。"指的是外邪盛，初约不胜病，取与本经相连之风府、风池以泄风邪，又予桂枝汤疏解表邪，通经达表可获效。一般投用的药物如麻黄、桂枝、防风、羌活、独活、藁本都归本经，表明取本经之主治作用亦可通达筋脉。本经感受外邪的另一途径在足。清湿之气在下，其中人必从足始。自足之孙络而入本经，循经上至股、髀枢，所过之处出现酸痛，相当于现代医学的坐骨神经痛。上述《伤寒论》太阳经证是风寒从表入项侵袭本经而见头顶强痓并生恶寒；此外风寒自足部渐次缓慢入袭本经亦导致。治疗亦应宣通本经经气，振阳养筋，驱邪外出。在针灸治疗上，取本经穴位以温灸为主（以艾炷直灸最佳）。中药亦应以温阳养筋之制附子、肉桂，配以和肝敛阴之生白芍等。总之，应抓住筋脉的病机治之。足太阳膀胱经是主筋之所生病的临床应用，充分体现养阳育阴的学术观点。通过本经调养阳气，培育阴精（以筋为主），可以治愈不少疑难杂症。对于该经"外周阻断"的验证，我们也做了些工作。

此外，从冲任脉论治"脏躁"，和以经络解读后天之本的论述也是经络辨治的另一层面内容。且有专论，此处亦不再赘述。

总之，经络周流全身，如环无端，其气血盛衰又和日月星辰运行息息相关，子午流注针法揭示了"天人合一"的奥秘。经络是通道，遍布全身。经络系统既是完整的网络，又是连接脏腑和体表的重要渠道。调畅了此通道，则身心通泰，健、寿、慧俱全。充分运用古人和今人对经络论述和研究的理论、经验十分重要，若能广泛、深入地在临床中实践，必将人人拓展针灸防治疾病的范围，突显其神奇疗效。

以下几个方面请大家注意。

（1）现在一讲经络多提十二经或十四经。古人对经络系统早有完整的论述，如皮部、经筋、经别、根结、气街、标本。现在更有耳、眼、鼻、腹、头皮，以及整体全息，踝、腕等微针系统，此中有十分丰富的内涵和空间有待我们去发掘、去实践、去继承和创新。

（2）强调经络辨治不是要否定其他辨治方法，而是必须因病、因人、因时、因地和医者本人的经验去取舍从何种方法辨治。同样一个人身上患的病可以用不同方法施治而达到殊途同归的效果。当然其中会有疗效的差别、副作用多少的差别。作为针灸工作者，对经络理论的掌握和运用应放在首选的位置，实践证明某些情况下，可有既无副作用，又达到事半功倍的效果。

（3）不论从何种辨治入手，疗效是最主要的选择依据。疗效是硬道理，是生命线。就经络辨治而言，要保证疗效，还有其他因素，如取穴的精确、配穴的恰当，以及手技的娴熟。此外尚应有善于和患者沟通，调动其主观能动性的能力。《黄帝内经》所言："神乎神，客在门。"必须专心致志为患者服务。注射、挂瓶点滴是医师开处方，护士去执行。而我们则是自己动手，针灸是针尖、艾条上的艺术！中药的归经理论也是很重要的一个侧面，针药结合时，对归经理论的掌握也是治疗有效的要素。

总之，经络及其理论是中医药学的核心的理论之一。如果只是因它重要而将它束之高阁，就会失去传承，更谈不上创新和发扬。现在经络的实质研究正按计划进行，最终还是要服务于临床，研究本身也必须依托于临床。

## 第十二节　论营卫气血和脏腑相互关系

气血者，人体生命活动的物质基础。有气血则生，无气血则死；气血旺盛则壮，气血衰微则羸。气属阳，气虚常导致阳虚；血属阴，血虚常导致阴虚；气血俱不足者，常导致阴阳俱虚。气帅血，血载气，气血调，阴阳和矣。

营卫，气血之属也。营行脉中，卫行脉外。营气为谷中柔和之气，属阴；卫气为谷中彪悍之气，属阳。营出中焦，卫出下焦。

《黄帝内经·灵枢》"营卫生会"载："中焦赤并胃中，出上焦之后，此所受气者，泌糟粕，蒸津液，化其精微，上注于肺，乃化而为血，以奉生身，莫贵于此，故独得行于经燧，命曰营气。""夫血之与气，异名同类……营卫者，精气也，血者，神气也。""人受气于谷，谷入于胃，以传与肺，五脏六腑皆以受气，其清者为营，浊者为卫，营在脉中，卫在脉外，营周不休，五十而复大会，阴阳相贯，如环无端。"

这几段经文说明了：①血气之化生均来自中焦脾胃，柔和之谷气为营行脉中，憺悍之谷气为卫行脉外。②血与气，异名同类，血者神气，营卫者精气也。

此外，肾水肾火的滋润、温煦，肺的肃降、宣发，肝的疏泄、升发，心气的推动，血脉的运载及六腑传化物协同五脏以通为用，所有这些都和营卫气血的化生息息相关。

可见，五脏六腑是营卫气血之本，脏腑通过经络系统化生，输转营卫气血于全身，维持着人体正常的生理功能。

同时，营卫气血又通过经络系统的流注，内滋五脏，外别六腑，起到了充养、联络、卫外和调节的四大作用，由此，五脏六腑有藏有泻，有升有降，更满更虚，形成了阴阳协调的整体。如果营卫气血的流注失去常度，脏腑功能必然受到影响，至于人体适天地而调节自身，更是通过气血营卫的周流合于天道而实现的。

总之，营卫气血来源于五脏六腑，而又反过来作用于脏腑，这种密切相关是通过经络系统来实现的。

经络系统包括经和络，其范围包括十二正经、奇经八脉，尚有十二经筋、十二经别、十二皮部及络脉。经络的作用实质上是经气的作用，经气作为一种生命运动形式而存在着。祖国医学认为气是构成人体的基本物质，气的运动变化（升降出入）就是人的生命活动，从这个角度看，经络的运行、五脏六腑的相生相克、脏腑与五官九窍的关系都应以气（即经络系统）来解释。进一步说，人体是生物电的磁场，我们生活的大地也是个大磁场，大磁场的日、月、星、辰运动，气候变化上的四时节气，一年 12 个月，一天 12 个时辰的变化都要和人体小磁场息息相关，这种合于"大周天"的经络气化现象则称之为"小周天"，这也就可以解释一些生物节律现象，并运用于诊断、治疗疾病及养身摄生。《黄帝内经·灵枢》"经脉"载："经脉者，所以能决死生，处百病，调虚实，不可不通。"

现仅就营卫气血与脏腑相关在针灸治疗中的实用价值，谈谈几点浅见。

针灸学的理论核心是经络学说。如前所述，人体自身的生理功能和病理变化、人和自然的相适应都是通过经络系统进行的，而经络系统则是以经气为之本质，也就是气的活动来体现的。

具体来说，经气包括卫气、营气等多种因素，循行于经脉，故其既是物质又是功能的东西。血为心所主、脾所摄、肝所藏，才能循行脉中。卫气在人身的循环运转，常与血脉共同循行于分肉之间，其走向有顺有逆，伴同脉内营气在昼（阳）夜（阴）相随而行，并与自然界日月移转现象相应。五脏气血之输注往来终而复始，在每天的昼夜变化和四时的气候变化中，按顺序有规律进行活动；阴阳和调，就能化生水谷精微，以充实营卫。然而，这种协调关系一旦遭受某种因素而致破坏时，阴阳便失去平衡，于是就出现疾病，便会出现偏寒、偏热，偏虚、偏实的证候。

《黄帝内经·灵枢》"根结"载："用针之道，在于知调阴阳。"《黄帝内经·灵枢》"刺节真邪"载："泻其有余，补其不足，阴阳平复，用针若此，疾于解惑。"针灸治病，虽未向人体投药，但它运用经络系统的联络、营运、卫外、调节作用，或施补法，激发机体抗病能力，或施泻法，疏泄病邪，使亢进的功能恢复正常。这便是针灸的调气原理。

如针刺治疗疟疾，取大椎、后溪、间使以宣通阳气，祛邪解表。疟疾为感受风寒暑湿疫疠之邪，病位在半表半里。大椎可宣通诸阳之气而祛邪，后溪能宣发太阳与督脉之气驱邪外出，间使为治疟经验穴。针用泻法，在发病前2h左右用针，可奏扶正祛邪之效。现代科学实验证实，疟疾发作前2小时疟原虫增殖体破裂后放出裂殖子，此时针刺上述几个穴位可提高人体抗疟能力，对尚处于幼小时期的裂殖子予以抑制或杀灭，而达到治病的目的。

又如中风脱症，是元阳暴脱，阴阳趋于离决。取神阙（脐）、关元及气海，隔盐放上大炷艾绒点燃重灸，不问次数多少，待真阳复出，方可停灸。此法常可振奋垂绝阳气而取得奇效。上述3穴均为任脉的要穴，任为阴脉之海，这3穴为阴中之阳穴，三焦原气出于此，重灸则原气复出。此所谓"有形之血不能速生，无形之气可以速补"。

可见，针刺治病就是在特定的经脉上，选用特定的穴位，运用一定的手法，通经脉，调气血，使阴阳趋于平衡。《黄帝内经·灵枢》载："凡刺之道，气调而止。"

基于营卫气血和脏腑之间息息相关，调气可治血，补气可生血；治血可调气，放血可以泄热祛瘀，使经气通调无虞。其中放血疗法便是针灸治病的一个独特，速效的办法。《黄帝内经·灵枢》"血络论"载："阴阳相得而合为痹者，此为内溢于经，外注于络，如是者，阴阳俱有余，虽多出血而弗能虚也。"营卫之气不协调时，外邪混入于内，发为痹证，内而充溢经脉，外而传注于络脉，这样阴阳表里经络之间均为邪气充斥，邪气盛则实。用放血的办法，可使壅滞的邪气随之外泄，经络并不会因此而虚。这段经文为放血疗法提供了理论依据。

临床实践中，中风闭证，为气火冲逆，血菀于上，肝风煽张，痰浊壅盛。急取十二井穴点刺放血，开闭泄热，醒脑开窍，多有实效。又如顽固性偏头痛，属血络瘀阻证，在患处点刺放血可取奇效；麦粒肿，若缠绵难愈，在同侧耳尖上放血，也有显效等。此外，丹毒、急性腰扭伤、急性扁桃体炎、热厥等亦可应用放血法治疗。这些都符合"热者疾之""盛者泄之"的治疗原则。

如前所述，营卫气血来源于脏腑，合于天道而呈周期性盛衰，那么按日月星辰运转及节气变化，并结合经气流注，按时取穴，则形成子午流注针法，这便是针灸学应用营卫气血和脏腑相关的另一方面实践。

具体来说，取穴治病可参照时间，把大自然的节气时令和人体气血盛衰结合起来考虑，体现了"时上有穴，穴上有时"。这种遵照生物节律治病的方法和现代的医学气象学是有共通之处的。

子午流注针法又分为纳甲法和纳子法。纳甲法，就是先将患者就诊的日干支、时干支推算出来，然后结合人体十二经络的流行盛衰，五输穴（井、荥、输、经、合）的分属，五行的生克制化规律按顺序开穴。穴位的选取有时间因素，时间里糅合了经穴的特点和流注情况。

纳子法，就是把五脏六腑及其络属十二经在一天十二时辰流注时刻弄清楚（如肺寅，大肠卯，胃辰，脾巳，心午，小肠未，膀胱申，肾酉，心包戌，三焦亥，胆子，肝丑），然后按十二经的生克制化及每条经上五输穴的生克制化关系，补不足，泻有余（虚则补其母，实则泻其子），调和阴阳而达到治病的目的。

不论纳甲法或纳子法，其原则是"刚柔相济，阴阳和合，气血循环，时穴开阖"，精确推算日干支、时干支是很重要的，但必须充分了解自然界气候变化规律与人体营卫气血循行盛衰规律二者之间的关系，才能运用自如。这里可以看到经络作为电磁场和大自然电磁场关系在治疗上的应用，证实了"天人合一"的观点。

综上所述，营卫气血来源于脏腑，又反作用于脏腑，均由经络系统（即为气）功能体现，这一学说一直指导着针灸学的理论和实践，诸如"调气血，和阴阳"原则，具体的疗法如针灸、放血疗法及子午流注针法，此外还有许多治疗上的实用，所有这些，都还有待我们去探索、发掘。

# 第十三节　辨证取穴和手法是针灸治病的关键
## ——《黄帝内经·灵枢》"九针十二原"
## 学习笔记

"九针十二原"列《黄帝内经·灵枢》首篇，它介绍九针的不同形态、临床应用，以及十二原穴、五输穴的意义。在辨证取穴和手法补泻方面有尤其重要的论述，为针灸学奠定了理论基础。

## 一、辨证取穴

本篇曰："凡将用针，必先诊脉，视之剧易，乃可治也。""观其色，察其目，知其散复。一其形，听其动静，知其邪正。"施针前，医者要一其形（专心一志），诊脉、观色、察目、听声，要四诊合参，辨证准确，"乃可以治也"。认为刺家不诊，听病家言是不对的。

既要辨证，重在"守神""守机"。本篇曰："粗守形，上守神。""粗守关，上守机。"要为上工（做一个高明的针灸医师）就要"守神""守机"，这样就能抓住病候的本质，准确辨证，防止头痛医头、脚痛医脚的毛病。

本篇就如何"守神""守机"论述道："神乎神，客在门。""神在秋毫，属意病者，审视血脉，刺之无殆。方刺之时，必在悬阳，及与两卫。神属勿去，知病存亡。""机之动，不离其空……知机之道不可挂以发。"首先，医者要全神贯注，"神在秋毫"，要十分认真，不可有毫发差池，"不可挂以发"。其次，在诊病时，注意患者的神态及整个精神血气的情况。二者合一就是以医者的"神"察患者的"神"，也就是"神乎神"；以此了解其神气盛衰，推断病邪出入门户之所在，即"客在门"。"意属病者，审视血脉者"指的是注意病员的神态，以断其血脉虚实。"必在悬阳，及与两卫"，悬阳，指提举神气，两卫指肌表之卫及脾运化为五脏之卫，全句所述是诊病时必先抓住神气以确定两卫虚实。如果做到了上述要求的辨证要点，则"刺之无殆"。

《黄帝内经·灵枢》"本神"载："两精相搏谓之神。"

《黄帝内经·灵枢》"平人绝谷"载："故神者，水谷之精气也。"

《黄帝内经·灵枢》"营卫生会"载："营卫者，精气也，血者神气也。故血之与气，异名同类焉。"

神，是人体生命活动外在表现的总称，得神者昌，失神者亡。神的物质基础是先天之精和后天水谷精微，是气和血。神体现在人的精神状态，言谈动作，舌象，脉象等方面。针刺治病之前，诊察患者时注重"守神"是十分重要的。本篇曰："病各有所宜，各不同形，各以任其所宜，无实无虚，损不足而益有余，是谓甚病。"这是告诫医者应辨证准确，知病之不同形，病之各有所宜，无患虚虚实实之误。

取穴方面，本篇曰："五脏有疾，当取十二原。""十二原各有所出，明知其原，观其应，而知五脏之害也。"原穴，是特定穴，本篇指出它在主治五脏疾患方面的重要作用，为后世千百年来医者所沿用。本篇十二原穴系指五脏各二穴，加上膏、肓各一穴。《黄帝内经·灵枢》"本输"则把本篇所述五脏原穴加上六腑原穴及心经神门穴合称十二原穴，多为临床治疗采用。

## 二、手法补泻

辨证取穴是前提，手法补泻则是针务施治的另一关键。本篇曰："虚实之要，九针最妙，补泻之时以针为之。"辨明了虚实，依靠九针，运用手法补泻才能达到补虚泻实的治病目的。本篇还就手法补泻作了详细论述，现分两方面谈。

### （一）基本手法

本篇曰："持针之道，坚者为宝。正指直刺，无刺左右。"针刺最基本的手法以坚定有力的指法最为宝贵，医者以食、中、拇 3 指挟持针柄，直刺而下，不偏左右。

本篇曰："右主推之，左持御之，气至而去之。""气至而有效，效之信，若风之吹云，明若乎见苍天。"右手持针、进针，左手护持针身以作进退，这是后世针家所遵循的重要手法。气至有效、气至而去的规定也极重要的。一个针灸医师务必练好基本手法，才能达到平秘阴阳，调适阴阳的目的。

### （二）补泻手法

本篇曰："凡用针者，虚则实之，满则泄之，宛陈则除之，邪胜则虚之。"用针有补泻，运用一定的手法可以"实之""虚之""泄之""除之"。手法得当可以攻克药物难以治愈的痼疾，反之则损不足，益有余，加重病情。

篇中还详细论述了迎随、开合、呼吸、疾徐的补泻手法。如"刺之微，在迟速""徐而疾则实，疾而徐则虚"。说的是进针慢，出针快为补法，反之为泻法。

本篇曰："往者为逆，来者为顺……迎而夺之，恶得无虚？追而济之，恶得无实？迎之随之，以意和之。"经脉走向和针刺有密切关系，朝经脉走向进针，用泻法夺其实，怎样不会由实变虚……知道了这道理，或逆经脉走向，或顺经脉走向针刺就可以运用自如了。

本篇又曰："其来不可逢，其往不可追。"

"泻曰，迎之，迎之必持内之，放而出之，排阳出针，邪气得泄……补曰，随之，随之若妄之，若行若按，如蚊虻止，如留如还，去如弦绝，令左属右，其气故。止，外门已闭，中气乃实。"经文中"来""去"有人作"邪气"解，有人作"经气"解。邪气盛，不可迎其势补它；邪气去，不可用泻法追逐邪气。这是针刺补泻的一般原则。若作"经气"解，指顺经气来的方向针刺为补，随经气去的方向针刺为泻，这是针刺补泻的具体方法。文中又谈到针后开，闭针孔从而泻邪气及补正气的方法；谈到行针导气和按穴下针时要像蚊子叮咬一般轻微，留针与出针时要如蚊子叮在肌肤突然飞行一般轻妙，像脱离弓弦一般干脆迅速。

本篇曰："刺诸热者，如以手探汤；刺寒清者，如人不欲行。"治热症，宜以浅，刺如手探热水一样触之即离；治寒证，宜以深刺，如人不愿出门一样。

本篇中及《黄帝内经·灵枢》中其他篇章对手法补泻还有许多论述，应结合起来加以研讨，得出新的结论。

总之，"九针十二原"在辨证取穴和手法补泻方面提出了十分重要的原则，值得我们认真领会，指导临床。针灸治病的原理是"通其经，调其血气，荣其逆顺出入之会。"要疏通经脉，调和血气，使气血在经络中升降出入运行顺畅，必须抓住辨证、取穴、手法这几个关键，才能达到预定的目的。本篇在这3个关键问题上提出了四诊合参、守神、守机，十二原穴治五脏，手法基本要求及补泻操作的要求，这些为千百年来的医学实践证明了它的科学性。不坚持辨证便失去中医特色，不根据脏腑经络学说取穴配方，便流于一针一穴治一病；不注意手法补泻的严谨要求，就难补虚泻实，长此以往，针灸治病疗效就会下降，不可能有新的突破。

本篇曰："小针之要，易陈而难入。"上述的理论说得很透彻，但要深入了解并在临床实践中运用它，坚持下来则是比较困难的。我们必须在抓紧辨证、取穴、手法问题上的基本功训练，为提高针灸治病的疗效而努力。

养阳育阴 澄江传薪

# 第十四节　足太阳膀胱经的特点及临床应用

膀胱经（以下简称本经）在十二经中循行最长，穴位最多（计67个）。其主筋之所生病，入络脑，背腧穴的特点在临床应用方面确有独到之处！

经云："经脉行过，取穴所在，脏腑所属，主治所为。"先看看本经的循行吧。

《黄帝内经·灵枢》"经脉第十"载："膀胱足太阳之脉，起于目内眦，上额，交巅；其支者，从巅至耳上角；其直者，从巅入络脑，还出别下项，循肩髆内，挟脊，抵腰中，入循膂，络肾，属膀胱；其支者，从腰中下挟脊，贯臀，入腘中；其支者，从髆内左右别下贯胛，挟脊内，过髀枢，循髀外，从后廉下合腘中，以下贯腨（腨）内，出外踝之后，循京骨，至小指外侧。"

《针灸甲乙经》"十二经脉络脉支别第一"、《针灸大成》卷六有关本经循行的记载和《黄帝内经·灵枢》上的记载是一致的。现代各种版本关于本经循行的叙述也沿用此记载。可见，对于本经的循行并无争论。

《黄帝内经·灵枢》"经脉第十"还论述了本经"是动则病，冲头痛，目似脱，项如拔，脊痛，腰似折，髀不可以曲，腘如结，腨（腨）如裂，是为踝厥。是主筋所生病者，痔、疟、狂、癫疾、头囟项痛，目黄泪出，鼽衄、项、背、腰、尻、腘腨（腨）、脚皆痛，小指不用。"《针灸甲乙经》关于这部分的论述和《黄帝内经·灵枢》也是一致的。

上述症状和本经循行部位是密切相关的。从目（泪）—鼽—头—项—脊—腰—尻—髀—腘—腨—脚—小指的病变，以及痔、疟、狂、癫疾都说明了这一点。值得注意的是，这里并没有提到膀胱和肾的病症，而是突出强调了"主筋所生病"。

十二经中阴经源于五脏，阳经源于六腑。《黄帝内经·灵枢》"经脉第十"中阴经均主相应五脏疾患，阳经则不然，其论述如下。

手阳明大肠经是主津液所生病；手太阳小肠经是主液所生病；手少阳膀胱经是主筋所生病；足阳明胃经是主血所生病；足少阳胆经是主骨所生病。对包括本经在内的阳经主治规律有探讨研究的必要。

《针灸大成》卷五"十二经是动所生病补泻迎随"一节中的内容和《黄帝内经·灵枢》所载是一致的，但在卷六"足太阳经主治"一节中说："诸书辨膀胱不一，有云：有上口，无下口；有云：上下皆有口；或云：有小窍注池，皆非也。唯有下窍以出溺，上皆由泌别渗入膀胱，其所以入也，出也，由于气之施也。在上之气不施，则注入大肠而为泄；在下之气不施，则急胀涩涩，苦不出而为淋。"该书在卷六"足太阳膀胱经穴歌"中叙述了膀胱实则脉实，病胞转不得小便，苦烦满难于俯仰，虚则脉虚肠痛引腰难屈伸，脚筋紧急耳垂听，大腑热蒸肠内涩，小便不利茎中痛，肾大如斗，胞转如塞，囊肿。《针灸大成》把膀胱本腑的病症补充到本经主治范围是合理的。

《针灸学讲义》（全国中医学院试用教材重订本，1964年版）在本经脏腑经脉病候中首刊了小便不通、遗尿等本腑病症，同时刊举了《黄帝内经·灵枢》所载"是动病""是主筋所生病"的病症。

由此可见，古代医家对本经主治着眼点不在本腑，而在"是主筋所生病"。《针灸大成》及现代医书虽然增加了膀胱腑病症，仍然强调主筋所生病这一内容。

众所周知，五脏之中，肝主筋，为什么又说本经"是主筋所生病"？

《黄帝内经·素问》"生气通天论篇"载："阳气者，精则养神，柔则养筋。"太阳者，巨阳也，主诸阳之气，阳气不足则筋病生，目似脱，项似拔，脊痛，腰似折，髀不可以曲，腘如结及项、背、腰、尻、腘、腨皆痛，小指不用。

《黄帝内经·灵枢》"经筋第十三"描述了足太阳经筋也是十二经筋中唯足太阳为多，为巨，其下者，结于踵，结于腨，结于腘，结于臀；其上者挟腰脊，络肩顶。上头为目上纲，下结于尻。故化为挛，为弛，为反张，戴眼之类皆足太阳之水亏，而主筋所生病者。

可见本经主筋所生病指的经气不利不能养筋，或受外邪侵袭引致循行部位（本经之脉及经筋）出现挛痛拘急或弛缓不收，甚至戴眼反张，同时由于本经衔外之阳气与外邪抗争而出现恶寒发热，如六经辨证之太阳经证中的头项强痛而恶寒。肝主筋则是指肝藏血、养筋（指全身筋膜），筋得血养，筋力健壮。如果肝血虚，热邪入侵式阴虚阳亢令筋膜失养则出现眩晕、抽搐、麻木、振掉，以至角弓反张的肝风内动症候。二者既有区别，也有联系，在辨证、治疗方面都有不同。

本经所动致病在处方用药中，多取麻黄、桂枝、防风、羌活、藁本（均入本经），以这些为君组成的麻黄汤、桂枝汤、大青龙汤、小青龙汤，防风通圣散、川芎茶调散也都以疏利本经而疗效显著。《伤寒论》第 24 条载："太阳病，初服桂枝汤反烦不解者，先刺风池、风府，却与桂枝汤则愈。"指的是外邪太甚，药不胜病，取本经连于督脉的风府、风池针刺，以泄本经风邪，再服桂枝汤即痊愈。

在针刺治疗腰背部疼痛、拘紧疾患时，多取本经腧穴。如刺攒竹，刺人中、睛明，硼砂点眼治疗急性腰扭伤。最脍炙人口的还是"腰背委中求"这句歌诀，这是本经合穴委中善治筋所生病的经验总结，临床上每用每验。

病案一：1980 年 7 月，张姓家庭妇女，32 岁，因受凉右颈项部转侧困难，后项背部酸痛拘紧。舌薄白，脉浮。诊为风邪犯表，膀胱经之气不得。用按摩手法在右肩井、列缺（双）、天柱（双）施术，症状明显减轻，颈部即能转侧。次日复诊，只留颈背部酸痛拘紧，取委中，双侧括拍，然后用三棱针放血，立时症状消失。

病案二：1968 年某天下午，下乡巡回医疗时在郊区某大队保健站（该站在公路边），一位仙游籍赶马车农民，50 余岁，来站就诊。症见壮热，大汗，烦躁，口渴，转筋，颈项拘紧，两手轻微抽搐。舌红，苔黄，脉浮数。诊为暑病，急取双侧委中，放血泄热祛暑，立时症状改善。数天后，该患者赶马车路过保健站，特地向我们致谢，并说当天回家，服了点祛暑草药就痊愈了。

## 一、本经循行的另一特点是入络脑，这在十二经中是独一无二的

《黄帝内经·灵枢》"海论"载："脑为髓之海"，"髓海有余，则轻劲多力，自过其度，髓海不足，则脑转耳鸣，胫疼眩冒，目无所见，懈怠安卧。"脑髓的盈虚与肢体运动、耳目聪明，以及一切精神活动有关。"头为神明之府"，"头倾视深，精神将夺矣"。说明脑髓不足会严重影响精神状态，所以有主治冲头痛、狂、癫疾的记载。

《针灸学讲义》在十四经腧穴主治纲要中指出本经主治神态病，也就是说神志方面疾患可以取本经腧穴。脑力劳动者，工作时间长了，用手指在双侧睛明按压确有提神醒脑的作用。施能云报告：用角质太极棍（又称棍针）在本经睛明等穴上以不同手法推拨，可分别有明显的升、降血压作用。推拨和针灸一样有刺激穴位的作用。选取本经睛明为主穴和本经入络脑有关。

睛明是本经之气所出之处，又有命门之称。《黄帝内经·灵枢》"根结节五"载："太阳根于至阴，结于命门，命门者，目也。"目，指的就是睛明，命门一说见于此。蔡友敬认为"命门包括上下两处"，"睛明不仅是经气出入门户，还与督脉及脑的生理功能有关系，因此称上命门"。蔡氏引述了上海等地命门学说科研资料后又说，"命门学说中的命门，即上命门脑和下命门（命门穴），有类似现代医学中下丘脑—垂体—肾上腺系统的功能。"上命门的概念和入络脑的特点是一致的。

在足小趾端有本经井穴至阴，临床上曾指导不寐患者睡前温汤浸洗双脚达到安神催眠的效果，这是因为至阴受到温汤刺激后会循本经影响上命门—脑而起到安眠作用。

温灸至阴用于转正胎位是行之有效的老办法，它的机制是什么呢？江西艾灸矫正胎位协作组通过科学实验发现，艾灸至阴可使垂体—肾上腺系统有兴奋效应，间接增强子宫的活动，并由其他途径引起胎儿活动加剧，三者依次成因果关系，最终达到移转胎位的效果。温灸至阴（根）—睛明（结）—脑—胞宫，这样的机制有力地佐证了本经和脑的特殊关系，说明了上命门睛明和脑的密切关联。

## ● 二、本经背部若干腧穴和脏腑密切相关，这也是他经所没有的

《黄帝内经·灵枢》"背腧第五十一"载："五脏之腧出于背者……欲得而验之，按其处，应在中而解，乃其腧也。"《难经》"六十七难"云："五脏募在阴，而俞皆在阳者，何谓也？然阴病行阳，阳病行阴。故令募在阴，俞在阳。"脏腑经气转于背部属阳，称背腧穴，聚集于胸腹部属阴，称募穴，背腧都在足

太阳经上。生理上经气可以由阴至阳，又可以由阳及阴，阴阳互根，达到阴阳平衡；病理上，脏腑之疾由阴而出于背部腧穴，时有压痛或阳性物；治疗上可取背部腧穴治疗相应脏腑疾患。

临床上，背腧穴是有广泛应用的。如捏脊治疗小儿营养不良；腰背部挑治之痔疮；夏三伏在心俞、肺俞、膈俞贴药治疗哮喘；针刺心俞、内关治疗心血管疾患（胸痹、真心痛）；针刺肾俞、大肠俞治疗泌尿、生殖系统疾患等。

病例三：1980 年 9 月某天，随留章杰诊一男教师王某，年 54 岁。症见双眼睑垂下，睁眼困难已 10 个多月，经服西药、中药、针灸均不见显效。由于眼睁不利，视物模糊，不敢骑自行车，不能任教。留章杰根据患者脉证、舌象，辨为肝肾阴虚。除针刺激攒竹等局部穴位外，在脾俞、肝俞、肾俞针刺，行补法，次日病情明显改善，眼可睁开，骑车上班。原来针灸数月未见效，都取局部穴位，辨其本肝肾，针刺背腧即有奇效。

几千年前，中医基础理论的奠基者就掌握了背腧和脏腑的关系，并应用于临床，为无数实践验证了它的科学性。背腧分布脊柱两旁，现代医学所说交感神经干排列在脊柱两侧，副交感神经在脑干和骶部也有副交感神经核。背腧和脏腑密切相关，植物神经（包括交感和副交感神经）主要支配内脏和血管中的平滑肌、心肌和腺体的功能。这些能为背腧和内脏的相关性提供进一步的科学论证依据。

总之，足太阳膀胱经在生理、病理、诊断、治疗上的特殊规律值得进一步探讨。

# 第十五节  关于提高针灸疗效若干问题

中医药是伟大的宝库，针灸学是其中的璀璨明珠，作为基层针灸工作者，必须在防治疾病中显示出针灸的疗效，体现出"宝库""明珠"的价值，才有说服力。国外的针灸热也因为疗效，疗效是针灸学科存在、发展的主要依据，但为了提高疗效要注意若干问题。

## 一、掌握中医学科特点，明确针灸在医学中的地位

医学是以人为对象的学科，中医是建立在东方哲学框架下的，有独特系统理论的，富有丰富临床经验的学科。对这一学科的特点，仅是一般了解、熟悉不够，必须掌握它，并以之来指导临床。针灸是中医学的重要分支，首先要掌握中医的学科特点，否则是无本之木、无源之水，谈不上提高疗效。

针灸在医学中有其独特的地位，它在中医学的大范畴内，作为外治法，必须注意以最小的创伤，达到最佳的疗效。要在辨证、手法、取穴方面做文章，扬长避短，不要停留在"一针一穴治一病"，也不要"万病一针"，加强"基本理论、基本概念、基本技能、基本常识"的训练，认真实践，不断总结，知常达变，尤其在达变上做文章。

## 二、注重辨证，明确辨病（诊断）

辨证中肯与否是首要关键，一定要四诊合参，"刺家不诊"是不对的，尤其注意问诊，了解疾病发生、发展、转归的全过程。在经络辨证方面要多下功夫。

熟悉西医诊断的基本常识，明确疾病的名称病所、性质、转归和鉴别诊断。

在辨证和辨病相结合中，注意在全面的分析基础上，抓住主要矛盾。思路要灵活，举一反三，不要片面、盲从。"理论—能力—思路"是医者从知之不多到加深认识的过程。

## ◆ 三、经络和腧穴的相关在临床实践的应用

"经不离穴，穴不离经"。只取穴位不看经络是丢掉核心理论，难以奏效。扣紧经络，取穴不准确，也徒有其功。

各家取穴、配穴的好方法都要吸取，注意掌握诀窍。

## ◆ 四、手技是成功与否的最重要一环

毫针刺法至关重要的是指力，标志是得气，唯一的办法是勤练、苦练，手法有多种多样，最简单、最平常的是基本手法（持针、进针、运针、留针、出针）。

除毫针刺法之外的灸法、拔罐、刺络、皮肤针埋线、电针等各有特色，不可废弃。"针之不为，灸之所宜"，十八般兵器各有所用。

"圣人杂合以治"，能针不药者，坚持纯针灸，善针知药也是必要的。

## ◆ 五、勤求苦训，博采众方

针灸文献未整理者众，古人有很好的理论经验，可以重复，今人也有好多新的发现、总结，多看书、杂志，就有新信息。这些人中既有专家、教授，也有串巷郎中，虚心学习，长年积累，向着掌握绝技，攻克难关的目标努力。

总之，针灸是门"功夫"科学，既重基础理论，又须加强实践、操作。"功夫"科学入门不难，成高手则难。勤学、勤动手、勤总结就能提高针灸疗效。

# 第十六节　正确认识针灸适应证

### ◆ 一、针灸适应证不断扩大，显示中医学生命力

针灸作为中医的一个学科，不是以内、外、妇、儿的治疗范围来命名，而是以治疗手段"针""灸"来命名的。远自唐朝太医院就设置了针灸科。因此，针灸的治疗范围实际上涵盖了多系统、多器官的疾病，此即中医所说的相关脏腑、经络之寒、热、虚、实的不同证候及临床见证。因此，针灸适应证广。

中医经典《黄帝内经》以论述针灸为重要内容。自此以后，浩瀚的中医书籍记载了针灸治病的资料，表明针灸在内、外、妇、儿、传染病、皮肤、五官等科防治中的适应证；近代以承淡安为代表的针灸学家在继承、发扬方面有了划时代的贡献。中华人民共和国成立以后，针灸事业的飞跃发展使针灸的治疗向更深、更广的领域开拓，其适应证有了前所未有的进展。近年来，随着经络研究的深入，针灸防治疾病的机制被进一步阐明；实验针灸学的发展不断揭示动物和人体在针灸条件下各种生理、病理的良性变化，使针灸在脑和心血管疾病及其后遗症、糖尿病、癌症、艾滋病、戒毒、抗衰老等方面有可喜的进展。

据中国中医研究院研究员焦国瑞在 20 世纪初的统计，针灸至少已治疗过307 种病症，且其中 100 多种疗效良好；王国良在《针刺疗法集要》一书中介绍，至 1994 年前，在世界范围内用针灸治疗的病种已达千种，具有良好疗效者有 400 多种。

20 世纪 70 年代世界卫生组织宣传、推广针灸临床主治的病症有如下几种。

（1）上呼吸道疾病：①急性鼻窦炎；②急性鼻炎；③感冒；④急性扁桃体炎。

（2）呼吸系统疾病：①急性支气管炎；②支气管哮喘（对儿童和单纯患者效果最佳）。

（3）眼科疾病：①急性结膜炎；②中心性视网膜炎；③近视（儿童）；

养阳育阴　澄江传薪

④单纯性白内障。

（4）口腔科疾病：①牙痛；②拔牙后疼痛；③牙龈炎；④急、慢性咽炎。

（5）胃肠系统疾病：①食管、贲门痉挛；②噎膈；③胃下垂；④急、慢性胃炎；⑤胃酸过多；⑥慢性十二指肠溃疡（疼痛缓解）；⑦单纯急性十二指肠溃疡；⑧急、慢性结肠炎；⑨急性菌痢；⑩便秘；⑪腹泻；⑫肠麻痹。

（6）神经性肌肉、骨骼疾病：①头痛；②偏头痛；③三叉神经痛；④面神经麻痹（早期，6个月之内者）；⑤中风后的轻度瘫痪；⑥周围性神经疾患；⑦小儿脊髓灰质炎后遗症（早期，6个月之内）；⑧梅尼埃病；⑨神经性膀胱功能失调；⑩遗尿；⑪肋间神经痛；⑫颈臂综合征；⑬肩凝症；⑭肱骨外上髁炎（网球肘）；⑮坐骨神经痛；⑯腰痛；⑰骨关节炎。

1987年，世界针灸学会联合会在针灸故乡中国的首都北京成立，标志着针灸在防治疾病方面的重大进步；1997年，庆祝该学会成立10周年的学术大会又在北京举行，有836篇论文收录到大会论文集，临床研究方面不仅限于常见病和痛证，对股骨头缺血性坏死、多发性硬化症、类风湿关节炎、老年性痴呆等现代医学难治的病也有了研究。供中国以外的针灸医生临床观察的病种和例数有了很大的增加。

应该指出的是，美国国立卫生研究院（NIH）总部于1997年11月举行了关于针灸的听证会。大会介绍了针灸疗法的历史和现状，影响针灸疗法进入美国医学的因素，针刺的疗效评价与发展前景。并在如下方面取得共识：针刺对化疗引起或手术后发生的恶心呕吐有效；对多种痛证的疗效确切；对戒烟、药物成瘾、中风后遗症、骨关节炎、头痛、哮喘等也都值得应用。针灸疗法的不良副作用极为少见，也肯定了针刺可以促进中枢阿片肽的释放，还可影响血液和免疫功能。这是一个可喜开端，对于针灸在世界医药学中确立自己的地位有重要的作用。

中华人民共和国成立以来，福建省在哮喘、胆石症、不育症、胃肠道疾病、肌营养不良症、神经系统疾病、外阴白色病变、小儿脑性瘫痪、色盲、乙型肝炎、白癜风、急症等病种的针灸治疗方面有突出成绩。

## 二、针灸不能包医百病，也有禁忌证

不认真筛选适应证，来者必针，不是科学的态度。如上所言，有好多病种，甚至是疑难杂症，可以用针灸的办法为主或辅助治疗，但还有好多病种并不是针灸的适应证，"万病一针"的说法是不对的。即便是针灸适应证中也有难易之差和个体特异之别。以面瘫这种针灸常见病种为例，从现代医学的观点来看有中枢性和周围性之不同。单就周围性的面瘫就有因感染、外伤、中毒、肿瘤、神经变性疾病引起的不同。同是病毒感染者，所患病毒不一；同一病毒感染，所患部位、程度、病程也不尽相同，其预后差别甚大，其适应证的筛选尤为重要。如是脑干或小脑桥桥角肿瘤引起的就不是针灸治疗的适应证，而是禁忌证。

禁忌证是和适应证相对而言的。一般来说各种疗法都同时并存着此二端，只不过是有些情况不甚明显。通常情况下，对针灸疗法恐惧者，都不适宜针灸，不应强行动员其接受。古人云：恶于针石者，不可与言至巧。

一般情况下，大饥、大饱、大劳、大汗、大失血、重度虚弱者，都是针灸的禁忌证。

适应证是对每个具体操作施术者而言的。某医生擅长治疗某种病症，不等于其他医生也认为该病种是适应证。从这个意义来说，针灸的适应证又具有相当的局限性。能一专多能是好的，事实上一个针灸专业工作者只能在接触到的众多病种中，筛选出为数不多的几个绝招，攻克几个难关，那才是真正的适应证。否则，不分青红皂白，来者不拒，盲目施针施灸，疗效会大打折扣，就会给不相信针灸的人提供依据。

## 三、把握针灸适应证的若干认识

针灸适应证必须在临床实践中体现出来。你说针灸可以治疗某些病，有怎样的疗效，就应该有完整的临床资料和必要的客观指标。针灸有适应证，每个医生都说能掌握其中一部分，但要真正做出来的很难。中国医药学是个伟大的宝库，针灸是宝库的重要组成部分，在医疗实践中要能体现出宝库的内涵。

为此，针灸专业人员要持续不断地加强对基本功的训练，包括中医辨证能力、定穴配伍的准确、施针施灸的手段娴熟。非此，不能体现针灸的适应证。

当然，我们也要不断拓展针灸适应证。古人云：言不治者，未得其要。有些病种虽然还不是针灸适应证，经过临床攻关，掌握要领，可以用针灸治疗。例如，近视、肝胆系统结石的针灸治疗是近年新开展的有效病种。这在过去并不是针灸的适应证。

为此，要多找古书，搜集老中医的经验和民间的单方、秘方。举一反三，悟出真谛，而后在实践中去总结。目前，我们行之有效的灸法治疖肿、带状疱疹、腮腺炎、睑腺炎（麦粒肿）就是集经典理论中关于灸法对热证的治疗，先师留章杰的灸术及民间灯心灸经验于一体的结果。

要有科研意识、创新意识。新一代针灸工作者，要在继承基础上，增强创新意识。如上所述，实验针灸学的兴起，为针灸的现代化研究提供客观指标，必须采用科研的思路，规范基础理论和临床观察的指标和要求，力求以科学的语言表述针灸适应证。

重视针灸新器械、新方法的运用。近年来，对针灸传统方法进行革新的成绩是很大的。随着激光、电热、声振、超声、磁化等技术的应用，在无创痛、掌握针灸剂量方面都有长足的进展，必然对适应证的扩大有良好的促进作用。

总之，对于针灸工作者来说，每天都接受患者的求治，面对工作的繁忙。但针灸不可滥用。过犹不及，把什么病都包下来治疗，会造成达不到预期的疗效而损害针灸的声誉。要在继承上，努力探求机制，在现代医学难以奏效的领域发挥优势，扬长避短，切实为人民健康作出自己的贡献。

# 第十七节　四诊合参，"问"为重

四诊是中医诊断的四大内容。古之医者曰："望而知之为之神，闻而知之为之圣，问而知之为之工，切而知之为之巧。"四诊合参方能精确辨证。针灸治病首要是辨证，掌握四诊的技巧。"刺家不诊"，动辄施术是错的。其中，问诊尤为重要，因为普遍存在着简单听患者两句的主诉，把把脉就建立诊断的事例。本文就问诊谈些看法。

"知己知彼，百战百胜"。只有将患者发病的起始、发展、转归、治疗经过、个人史、家庭史、既往史，乃至职业、偏嗜都了解，才能掌握全过程。有病必有因，无因不成病。而疾病发展又有不同阶段，这些都必须耐心询问、启发、协助回忆才能得到。尤其是首诊，一定要不厌其烦，尽可能将全过程搞清楚。

古人所创《十问歌》就是全面界定当问的内容，将了解患病全过程的要求都包括进去。不论是何种病，都要照问不误。如痹证患者来诊，除了解其疼痛、活动不利、关节变形等主症外，对其饮食、二便的了解可以判断五脏盛衰，邪正消长情况。

问诊可以对病情去伪存真，去粗存精。患者主诉的症状往往不是主要病症，其他医生为其诊断辨证也不一定切合实际。通过详细询问，可以问出一些十分重要而不被注意的症状，对其性状、发作时间、部位认真问清，便可建立正确的诊断。如肩臂疼痛是常见病，详加询问后，有一患者疼痛短暂，集中在左心包经，来诊时笼统说肩臂痛，详问后考虑和胸痹有关，据其舌脉情况，建议行心电图检查，报告示心肌缺血。如只按肩凝症治疗就会误诊。

患者的好恶往往是辨其寒热虚实的重要根据。面红颜赤，而喜热饮，应为寒证。其好恶程度要通过问诊方能得其详。这就是去伪存真。

认真地问诊有利于医者思路条理化，使患者对其提供的杂乱临床资料有个清晰的概念。医者在望、闻、问、切的过程中，倾听患者的诉说。在例行的询问中穿插有针对性的提问，逐步形成辨证论治的思路。可以避免主观片面的诊断。笔者诊治一位三叉神经痛患者，病程 5 年，多方施治未见效。除面部剧痛

养阳育阴　澄江传薪

主症外，舌红，苔黄燥，脉弦洪，问及二便时得知其痛发作时常伴见大便燥结，辨为阳明燥热、腑气失宣。据"邪中于面则下阳明"的治则，取手阳明经原穴合谷刺之，随即矢气频转，大便得下，三叉神经痛竟愈。

问诊有利于密切医患关系，调动患者主观能动性。医者认真细致的询问，患者能感受到医者"视人病为己病"的心地，有了信任感，相互之间的距离就缩短了，对医者的治疗方案就更容易接受并主动配合了。医者在详细问诊过程中进一步了解患者的七情偏颇，有更周全的考虑、更缜密的思路，可以配合心理治疗。患者知道你是了解全过程的，有全面的分析，不是"打无准备的战"，心理压力减少。无数事实表明，患者的主观能动性是很大的，即使是患器质性疾病的亦见如此。

在实践中，要不断提高问诊的技巧。对不同社会层面的患者，要通过分析，采取不同的问诊方式、方法。因为其表达能力、方式不同，要因人、因时、因地而异。有时开门见山，有时旁敲侧击，有时要通过对亲朋友协助查询，有时要多次反复查问。通过多样的办法尽可能客观、全面地问诊。

总之，四诊合参是前提，所谓"问诊为重"，并非其他三诊可以忽略。

# 第十八节　再论如何提高针灸疗效

提高疗效是医护人员的永恒主题，每个人就这个课题都可以谈些体会、心得。

张永树于1991年应三明市针灸学会之邀，和他们谈过"提高疗效"的经验、教训。1995年，受福建省卫生厅公派赴日本讲学，其中的主题演讲之一就是这个题目。其后又在多个场合讲了这个专题，并形成了"辨证中肯，诊断明确，标本分清，整体调整""经络为本，取穴精当，配伍得法，达变权通""苦练指力，积蓄内功，气至有效，杂合而治"等3个部分内容的文章。由于从理论到临床涉及同行们共同关心的问题，得到大家的热议，现深入探求这一命题。

## ◆ 一、提高疗效是医疗工作的出发点和归宿

要始终把提高疗效记挂在心，尤其在针灸乃至中医都面临巨大挑战的今天，更要努力提高疗效，才能立足于社会，才能对历史有个交代。

疗效是做出来的，不是说出来的。名老中医不是靠任命的，是靠扎实的基础理论、卓绝的临床能力，在实践中取得社会和群众的信任形成的。

## ◆ 二、疗效要努力提高，但不能确保

古人说：言不治者，未得其要。社会在发展，科技在进步、救人的办法不断在创新。但环境的变化、结构的更迭、新的疾病谱又给人以新的挑战。然而中医、西医对人类本身的了解都还处于不成熟阶段，医学不是万能的，医者不是神仙。有不少的疾病，在可以预见的将来，还是不可治的，有些疾病必然要伴随着人们的生活。就这个意义上说，疗效是不能确保的。况且有此疾病，需要人类自身调节情志，战胜自我，医者只是处在指导、辅助的位置上。针灸有广泛的适应证，但要把握好，既要开拓，又不要包医百病。医者保持清醒头脑，以科学的态度讲疗效。不可迎合需求，为疗效而做不切实际、自欺欺人的事，甚至追求虚假的炒作。

疗效有些是表现在改善症状，有些表现在解除病因。后者难度大，副作用往往也要大些。要力求创伤少，保正气的长久之计为宜。

## ◆ 三、提高疗效的前提是仁心仁术

要提高疗效除了要有辨证诊断、定位配穴、手技内功等专业技术外，医者的修养、精诚态度也应提到重要的高度。医者父母心，"神乎神，客在门"，专心致志为患者服务，能营造一个宽松和谐的氛围，无疑对患者的心理是个宽慰，这是用钱买不到的"药方"。疾病会传染，健康也会"传染"。要与人为善，尊重善待每个受苦受难的父老兄弟、乡亲姐妹。技术的高低比不尽，但认真施治是大家都办得到的。大医精诚，仁心仁术。

## ◆ 四、努力提高疗效，就是做学问的过程

医者要学者化，围绕着提高疗效，要认真学习，学理论，学实践。向有学问的人、向有一技之长的人、向书本、向自己学。要做到勤、思、集、传、和5个字。

勤：活到老，学到老。自幼养成勤学苦练的习惯，才能有扎实的基础知识，才能练就拿手的绝活。

思：学的过程中不生搬硬套，要善思。学会用辨证法看问题。阴阳五行学说是东方哲学的智慧，是中医思维的精华。把这一指导思想贯穿到工作、生活的每个环节，就是中医特色、中医思维。应把利和弊，虚和实结合起来考虑。

集：要集思、集纳第一手材料，并总结、回顾，了解别人，也要了解自己，处处留心皆学问。养成烂笔头，记下的白纸黑字，分类整理后都是无价之宝。

传：要有传、帮、带的理念。还没有走出校门就要有这理念。为了这理念先要充实自己，要积累，才有本钱；为了这理念就会体会老师的用心良苦。传承是事业发展重要的一环。把所学所得的东西一代一代往下传，是历史的责任。

和：要谦和，以诚待人。和而不同，中西医不同，各流派不同，但可以和平相处，可以取长补短。不能通过否定别人来肯定自己。实现共赢是最大的智慧。

这五字箴言，愿与读者共勉！

## ◆ 五、要提高疗效也要保护自己

不可算计别人，同时，要保护自己。在医疗实践中要懂法规，沟通医患关系，严格医疗文件的书写，严防差错和交叉感染。要十分注重和自己事业相关的信息和必备的软件、硬件配置。一个战士如果把自己放在完全不设防的位置上，怎么投入有效的战斗，怎么克敌制胜？

## ◆ 六、结语

提高疗效是生命线，上面谈到的每个"小题"都值得"大作"。我们必须坚持中医思维，在临床实践中不断学习，不断积累经验，不断成熟。在充实提高的同时，对中医药作出自己的贡献。世纪苦旅，苍生大医，在人民的卫生保健工作中，用我们的诚心和疗效反馈社会、报答民众。

# 第十九节 中医临证“悟性”谈

张永树从医30多年，在中医临证中由理论到实践，由实践回到理论，然后又回到临床中去。几经反复，不断琢磨出好些心得体会，这就是“悟”。中医的理论比较古奥难通，汗牛充栋的古医书谈法不一，自相矛盾、文义含混、版本纷繁的现象颇多。实践中的见症又多凭主观感受，难以客观、量化。入门已难，深研更不易。所以特别需要“悟性”，悟就是思路。

悟性就是要掌握中医的基本理论，在名师指点下，经过临床实践的成功经验和失败教训中去开动脑筋，分析对比，综合演绎，不断地请教书本，请教民众。既从正面去看，又要从反面去想；既重视传统的理论，又不忽略民间的秘方；既遵古训，又敢否定错误的东西；既要熟知一般规律，又要因人、地、时找出特殊规律。即所谓“知常达变”。理论和实践都达到炉火纯青的境界，也就是大彻大悟的时候。这当然也包括提出问题求教名家。如太阳为什么是一身之表？穴位的范围到底有多大？深度有多深？穴位有没有穴性（像中药的四气五味）？针灸有没有剂量？还包括对已经成文的结论提疑问，甚或据理力争，提出挑战。后学者要敢于思考，敢于证伪，敢于超越前人。

张永树坐诊之余写了几则“悟”出来的心得，就教予诸同仁。

## 一、四两破千斤

病案一：谢某，40岁。半年前因犯事惊恐不安，寝食不安，体倦消瘦，经诊为慢性肝炎，思想负担益重。患者在某院住院，按肝炎施治，连续服用中药近500剂。症未减反而增加了腹胀嗳酸，四肢乏力，不寐纳呆。经详问病史，合参其他三诊。认为以服用苦寒过量为标，以肝脾失和为本。立即详细诊查肝炎体征和化验单，告之肝炎可排除，嘱其停服中西药物。以茯苓15g，柿饼1块，水煎代茶。半个月后诸症释然。盖，先病肝脾失和，后为苦寒作。撤其苦寒为主要措施，有根据地排除肝炎，其气郁渐解。茯苓淡渗健脾，柿饼温中养脏，故能奏效。

病案二：陈某，8岁。家居山区某贫困县，因发育不良，面黄肌瘦，食少烦躁，经当地中西医施治久而无效，送至泉州。来诊时除上症外，腹胀嗳酸，胃口全无。据述2年来吃遍驱虫药、补脾开胃药。考虑其脾胃为药物所伤，处碳酸氢钠药片每次饭后服1片。2天后腹胀嗳酸皆无，食量增，精神见好，嘱其停服他药，以大枣、粳米食疗养之。后2个月，体重增，面转红润。盖求医心切，投药未断是常见弊端。身为中医未予中药，微其西药调之而愈。

病案三：黄某，60岁。血尿3年，面色萎黄，四肢乏力来诊。前经抗结核、止血中西药多端未见愈。登楼上诊室时有气无力。经济能力告竭，一时又不能令其做多种有关检查。考虑先予支持疗法，嘱注射维生素 $B_{12}$，3天后复诊。后来杳无音信。2年后偶然相遇，彼已健康如常，言注射后诸症皆愈。盖该支持疗法只是暂缓措施，后请教某专家，言缺乏维生素 $B_{12}$ 可引起出血倾向。

┤ **按** ├　知其要，一言而尽。上面3个病例都是抓住关键，以简单、轻巧的小办法解决大问题的例子。犹如以四两重的小秤砣，顶起千斤的重物。有道：单方、验方气煞名医，其理一也！

## 二、金汁—赤土水—伏龙肝

泉州华侨爱国赠药处设在闽台共仰的药王吴本药王庙，其免费赠达民众的诸种药品中有一味独特的药物，名曰金汁。其名灿灿，实为人类所制。其法如下：选取成形大便，经清水漂洗后，装入不上釉陶瓷，密封后深埋在地下赤土层里，30年后取出供药用。金汁无味，微黄澄清、透明。其药寒凉，清暑退热，力大功宏。该赠药处每年挖出一批金汁，同时深埋一批相同数量的原料，年复一年，长年有药供于市，笔者曾因暑热服过此药，业医后也尝用之。

民间相传一赤土水方，专治暑热呕逆，滴水入口，亦当涌出。其法是将赤土碎块，在水中搅成赤土水，待沉淀后取其上层清液饮之即可。据云此法源于农村解猪瘟法：赤土泥浆涂满瘟猪全身，可退热除瘟。在遍边山村，缺医少药，亦有以此法救治壮热不解者。遂演化成饮用之方。

以此法再加改进，取深层赤土碎块，搅成泥浆水。待沉淀，取其上层清者煮沸饮用，或以之煎煮中药，可取同样奇效。取赤土时宜临时深挖，忌日晒或混有石灰的建筑材料。水宜井水。临床上屡试屡验。

伏龙肝用于止寒呕吐，亦是赤土筑灶，经长年热烤去之寒凉而成灶心土后用之。

† **按** † 金汁成于地下深层，应是得益赤土。前者偏退热，后者偏止呕。伏龙肝亦为赤土所制，去其寒凉则转治寒呕。从五行而言，脾主土，以土建中镇中，不无道理。

## 三、以人治人

紫河车为滋养气血之圣药，治疗多种虚劳，调养气血均有实效。胎盘注射液可简便应用于临床。现在的球蛋白、白蛋白等生物制剂亦见神效。

亦有将人乳用于临床者。患胶原性疾病某女患者几经治疗，最后只能以激素控制病情。至晚期，面如满月，躯干则干瘦如柴。转入医院后高热不退，病情全面恶化而自动出院。某民间医师在处草药的同时，嘱其每天饮人乳，时经半年竟愈（其间未再使用他药）。后结婚，至今健在。此中人乳功不可没。

中药的人中白、人中黄、秋石、金不换、金汁、血余炭、童便等，西医的自血疗法，以及某地方流行的人尿疗法都是以人治人的记载。可以研究、借鉴！

## 四、从保肝多食糖谈肝炎从脾治

肝炎治疗中有保肝一法，以增加食糖量和点滴葡萄糖注射液为常规。20世纪60年代，在国家经济困难时期，对肝炎患者还专门供应食糖，住院者尚限定每天进食一定量，当时称是一项优厚的照顾。实际上，肝炎并非都应多食糖。辨为脾胃湿热型肝炎则不宜多食糖，糖性温，甘壅脾故也。

把现代医学诊断为肝炎者均套为中医的肝或肝胆湿热不甚妥。以肝炎诸证如纳呆，欲呕，大内瘦削，困重乏力，黄疸，腹泻，苔白腻，脉濡，辨为脾为湿困，蕴化为热更为贴切。因责之脾，施治时需时时固护脾土。

肝炎治疗中常用大量清热利湿中药或草药。为了顾及脾土，应加入适量和中护脾的大枣、茯苓，即令邪热炽盛。湿浊重滞者也可少量予之。

为顾及脾土，应嘱患者除处方给药外，不可再滥用寒凉民间验方或食疗。因为亲友总会出于好心提供很多的方法，即便有效，一个患者的胃肠不能同时容纳十种八种的验方，过量服用，断然无益。

# 第二十节　养生保健研究

养生保健可概括为天地人、精气神、健慧寿。

天地人：天人合一，人和天地是整体；人身是小天地，也是整体；人和社会密不可分，更是整体。以整体观念养生，以人为本。

精气神：养精气，以神统领。心主血、藏神，养生即养心、养神、养德。通过心理调适，实现心理健康、身心健康，是养生的目标。

健慧寿：健康长寿是养生的出发点和归宿，延年益寿的同时尤应注意力求达到智慧愉悦，达观欢乐，同时要智慧养生，理性养生，用辨证的观点因人、因时、因地养生。

治未病是养生原则。强调坚持在中医基础理论的指导下，未病先防，已病防变，病后康复。

少小苗壮成长，青壮博学多能，花甲长生不老。张永树理解的"长生"为延长岁寿，"不老"为不易衰老。

"心态通达，饮食均衡，肠腑畅通，保证睡眠，适度活动，少小抓起，力戒自虐。"为张永树的养生要领。心态通达指神清气静，喜怒泰然，遇变不惊，受挫不折；饮食均衡指不偏嗜，不暴饮暴食，荤素、咸淡、辛辣、糖醋相搭配，各相宜；肠腑畅通指六腑以通为补，养成每天解大便的习惯，及时排出体内废物；保证睡眠指睡眠充足是保证心身健康的关键，它直接影响人的精神、饮食和体能的恢复；适度活动指不同的年龄段有不同的活动方式，适度的户外活动、旅游、太极拳、跳舞，既可以舒展筋脉，行气活血，又可以融入社会，加强沟通，并贵在坚持，张永树二三十年来坚持早晨打太极拳和傍晚散步；少小抓起指以上的几个要点都必须从婴幼、青少年时期抓起，从小养成健康的生活方式很重要，和"少小不努力，老大徒伤悲"一样的道理。养生不是老年人的专利。力戒自虐指理性养生，一切从实际出发，因人、因时、因地制宜。不可跟风、片面理解一些广告所宣传的养生理念。不可过分害怕污染、担心疾病，不可运动过度、心理失衡、饮食偏废。张永树的养生口诀为"管好吃喝拉撒睡，心境通达最珍贵。少小调养老来康，适度活动健寿慧"。

饮食要多样、少量、新鲜、适口，荤素搭配，清淡，少辛辣刺激。进食时要营造宽松环境，欢愉进餐，细嚼慢咽。力戒餐桌上训导孩子、谈论不愉快的事。多与家人亲朋一起用膳，除了其乐融融外，还可以保证餐桌上品种多，不偏嗜。尽量按时进食，勿过饥、过饱。饭后多散步，不吃点心，不吃宵夜，不吸烟，不酗酒，少喝饮料，多喝茶水，忌寒凉，多温热。并随俗、随季、随群，善应变。力主低脂、低盐、低糖。

长期嗜烟酒的中老年人，自身和烟酒已建立某种病态的平衡，如果断然戒烟戒酒，由于尚未建立新的平衡机制，可能会产生机体逆乱，适得其反，事与愿违。

## 一、常用药膳方

（1）猪肚莲子汤：猪肚1个（1kg左右），洗净，以水适量，加莲子30g，先行水煮1h，再加入白胡椒子9g，食盐适量，煮15min，可佐餐也可即食。具健中温胃、理气胜湿之功。妇孺年老者胡椒可减量。

（2）鲫鱼炖葱：鲫鱼数尾（0.5kg左右），去肠杂洗净，葱50g洗净，以水适量，加醋25mL，花生油25mL，盐适量，糖20g，生姜9g，文火慢炖4h，至鱼骨酥碎不扎口为度，可佐餐。具健脾和胃、养血益气之功。糖尿病的患者糖须减量。

## 二、常用防病方

（1）香薷18g，茵陈蒿15g，赤小豆18g。适用于夏月防暑降温。制作方法为加入400mL水，文火煎煮至200mL，渣再煎。频饮代茶，可按人数比例，大量煎煮，供民众饮用。无特殊禁忌，老少咸宜。

（2）黄芪24g，黄精24g，玉竹18g，莲房15g。适用于益气育阴。平常饮用，健身防病。制作方法为加入700mL水，文火慢煮至200mL，渣再煮。每周可饮用2日，每日2次。无特殊禁忌，以中老年人为宜。

（3）延年方：核桃（带壳捣碎）24g，枸杞18g。适用于中老年益寿健脑。制作方法为加入800mL水，文火煎煮至200mL，渣再煎，每周饮用3日，每日2次。

（4）健体方：党参 24g，白术 24g，茯苓 18g，甘草 3g，制龟甲 18g，补骨脂 18g，枸杞 18g，丹参 15g，石楠藤 12g。适用于中老年人强身，调阴阳。制作方法为加入 1000mL 水，文火煎至 200mL，渣再煎，渣三煎。每周饮用 4 日，每日 2 次。中老年男女咸宜。

（5）瘦身方：党参 18g，白术 24g，茯苓 18g，甘草 3g，桑叶 12g，山楂 15g，茜草 6g。老少咸宜，轻身减肥。制作方法为加入 500mL 水，文火煎至 200mL，渣再煎。每周饮用 5 日，每日 2 次，服用 3 周后停服 1 周。无特殊禁忌。

（6）驻颜方：当归 18g，赤芍 12g，茜草 12g，柴胡 6g，黄精 18g，山栀子 15g。适用于青少年美容。制作方法为加入 400mL 水，文火煎至 250mL，渣再煎。每周服 5 日，每日 2 次，连续服 3 周后，停服 1 周。无特殊禁忌。

（7）护肤方：桂枝 6g，生白芍 18g，当归 12g，川芎 12g，熟地黄 18g，生地黄 18g，茜草 12g，丹参 12g，适用于青壮年美白、嫩肤。制作方法为加入 400mL 水，文火煎至 250mL，渣再煎。每周服 5 日，每日 2 次，连续服 3 周后，停服 1 周。无特殊禁忌。

（8）补虚方：党参 15~24g，茯苓 12~18g，酸枣仁 15g，五味子 6~9g，大枣 3~7 枚。适用于体质较差，常作失眠，乏力，纳少，便溏者。制作方法为加入 400mL 水，文火煎至 200mL，渣再煎。每周服 4 日，每日 2 次，连续服 3 周后，停服 1 周。无特殊禁忌。

## 三、四时养生

春日孩儿脸，温差变化大，注意适寒温，重养阳。夏忌贪凉，预防暑月感受风寒，即阴暑；在冷气条件下，忌过冷、过久，因此耗散阳气；忌少饮水或过多饮水，饮水可加少量盐。秋季燥邪当令，为肺主季，宜通大便以宣肺气防干咳。冬宜收藏，忌逞英雄，"抗冻"耗散阳气。

### （一）起居有常

睡眠：早睡早起，午间稍休（半小时为宜），非不可抗拒的原因，不可昼夜颠倒，忌贪玩熬夜（如打游戏、搓麻将、打扑克、看电视）。

房室：情感专一，琴瑟和谐，性爱并重，乐而不淫，不同年龄段顺其自然，不可墨守成规。

沐浴：温水淋浴，周身按摩，以微汗出为佳，时用艾叶煎汤沐浴，促其"开鬼门"、通经络。

心胸："遗生而后乐足，忘欢而后身存"。不刻意追求，恬淡虚无，无为无不为，开阔豁达，严以律己，宽以待人，与人为善，慈悲为怀。

性格：隐忍，低调，遇变沉着，遇挫不折，戒骄戒躁。

情趣：养花，旅游，摄影。还可引吭高歌，抒发情感，缓解压力。

## （二）养形养体法

功法：养气内功（张永树自创）。取利于入静的体位，如端坐、站立、平卧。双目微闭、舌抵上腭、两肩放松、悬顶钩腮、松腰松胯。心无杂念，意守丹田，双手掌心（劳宫）相对（相距20~30cm），呈抱球状。一呼一吸顺其均匀，持续0.5h，可收功。

注：习练时间可延至3h，如果出现气至督任贯通或周身经脉通达，为练功之气到、意到、神到。过饥、过饱、过寒、过热，通风过度或不足，则不练。一年四季，一日四时均可习练。

操练：张永树十分推崇太极拳（简化太极拳）。太极拳如行云流水、松静自然、柔中寓刚、绵里藏针。有时间就整套练，没时间单练一个动作亦可，如运手，贵在坚持。通过练太极拳"练形、练气、练意，并以练意统练形、练气"。练意就是调心，即调神。心是五脏六腑之大主、君主之官，司人体的精神、思维、意识。通过练意，达心静气行、经络流畅，并贯穿于针灸施术中。

练太极拳要掌握太极拳轻松柔和、圆活自然、绵绵不断的运动特点。须心静体松，才能意领身随，忙的时候可单练一个动作。太极拳顾名思义，拳即手、手臂、手法较多，而步型、步法、腿法较少。其脚步的一虚一实，属动；腿多半屈，属静。"虚实分明、动静结合"。练习时，要自然、稳健、轻灵。胯要缩，膝要松，臀要敛，足要扣。两脚距离不可过大、过小，不要踩在一条线上，前进时，脚跟先落地，后退时脚掌先落地。迈步如猫行，不可平起平落、沉重笨滞。另外，还有身形、身法、眼法；还要气沉丹田，呼吸自然平稳、深长细匀，并与动作和运力协调结合。

### （三）按摩

神阙摩术。具体操作为男性将左手心（劳宫）按在肚脐（神阙），右手心按在左手背，顺时针方向作圆周缓慢按揉腹部，由小到大圈，连续9圈，最高达心窝部，最低达少腹部（耻骨联合上缘），然后逆时针方向作圆周缓慢按揉腹部，由大到小圈，连续6圈，最后停留在肚脐（神阙）。这叫一个周次。

此法注意如下。

（1）女性左右手交换，男左女右。

（2）先九后六为1个周次。可连续做若干周次，次数不限。平心静气，不急不躁，不固定时间。没有空闲时，可不强求。

（3）按揉的力度不可过重，以舒适为度。直接贴按皮肤上或隔薄内衣均可。站立、端坐或平卧均可自行施术。以环境舒适，体位适中为宜。

（4）施术时不怀杂念，意守神阙，随按揉方向，想象气血的周流。

（5）小儿或动作不便的人，可由身旁的亲朋帮助完成。腹部有前正中线（任脉），两旁有足阳明胃经、足少阴肾经、足厥阴肝经、足太阴脾经、足少阳胆经，手心是手厥阴心包经之劳宫，此摩术可以通络接气，把主要经脉周流摩接，起着疏调经络、平秘阴阳的作用。除了直接调整胃肠外，还有很好的健身强体效应。

## 四、养生经验体会

养生贵在养心、养神，养心贵在养德。从事中医乃仁心仁术，执着追求本职，把中医针灸"当饭吃"。"医者父母心"，有爱心就有最大的乐趣，保持良好的心态，永葆青春。

心态通达便善于应对不同的境遇，故要向着喜怒不入心的目标修炼。善于应对名利、物质的起落；善于协调和长辈、夫妻、兄弟，和领导、同事，和社会各界的关系；善于处理自己和内心的关系。一句话：爱心永在，真诚为本。

在日常养生中，注意吃、拉、睡眠3个环节。心态良好，睡眠便不会因任何变故而受影响，入睡快、睡得熟、少做梦是健康的保证；饮食方面谨守"多样、少量、新鲜、适口"的原则，保证均衡的饮食。不吸烟，少饮酒，少饮茶，戒断饮料，注意多饮水。每天定时于清晨排便，保证新陈代谢有序，这也是张永树年届70耳不聋、眼不花、齿不落的重要因素。

几十年来坚持练习养气内功、神阙摩术，太极拳，还有旅游计划（长短途结合，国内外结合）。舒展筋脉、活血通络、劳逸结合，便是张永树保持心身健康的因素。

"人生七十古来稀，如今七十不稀奇，健心强体细琢磨，八十还称小弟弟。"

## 五、临床养生指导要点

坚持中医思维，辨证施养，因人、因时、因地、因病制宜。切忌制定一套放之四海而皆准的规则，切忌生搬硬套现代医学的知识。如春日养肝，绝不是西医所指的实质的肝。

以人为本。将人和自然、和人体自身、和社会密切结合为一个整体来调养，以求得动态平衡。年龄、气候、居处、职务、职业、体质等都在不断变化，并不断打破原有的平衡，采用不同的方式、方法建立新的平衡，便是动态平衡。

三人行必有吾师。要不断求教于高人、求教于民间，博采众方，充实自己。不断求学养生就是学以致用，也是做学问的过程。不可算计别人，但要保护自己。养生要从自己做起，从细节做起，要推己及人。养生不只是技巧，更是仁心仁术，要推广于社会，有一个好人品就是最高的学位。

理性养生。不可为养生而养生，不可因养生而自虐。在全社会热衷养生保健的时候，应全面领会养生相关宣传资料的论述，有些要请教执业医师，求得指导。一切从实际出发，防止过度养生。尤其不要迷信保健品、迷信商业炒作的"养生之道"。

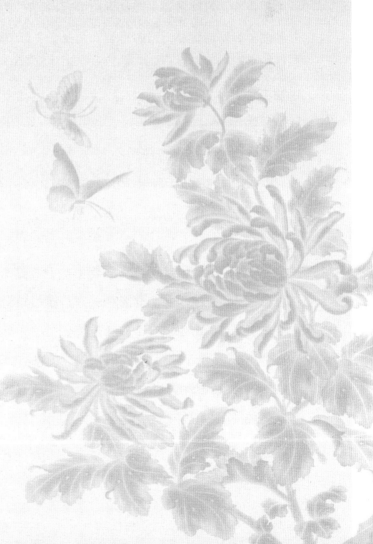

医案篇

# 第一节 咳 嗽

### 病案一

桑杏汤愈风燥犯肺，咳嗽2天，为温燥之气伤于肺卫，肺失清肃。治以桑杏汤加减疏风清燥，润肺止咳。

何某，女，11岁。2003年11月10日初诊。

**主诉** 咳嗽2天。

**现病史** 4天前感受风寒，出现恶寒发热，无咳嗽咳痰，服用银花解毒片后恶寒发热解，2天前出现咳嗽，痰少色黄，咽喉肿痛。察其面色少华，下唇一弧形皮损，皮肤皲裂（因其喜用上唇齿含咬下唇所致），症见咳嗽痰少，色黄，咽痛，鼻塞流黄涕，口唇干裂，大便2~3日1行，小便正常。舌质淡，苔薄白，脉细数。考虑风燥犯肺之象，患者为初秋发病，温燥之气伤于肺卫，灼液伤津，肺失清肃。

**中医诊断** 咳嗽。

**证候** 风燥犯肺。

**西医诊断** 上呼吸道感染。

**治法** 疏风清燥，润肺止咳。

**处方**

（1）方拟桑杏汤加减。桑叶6g，杏仁9g，沙参12g，麦冬9g，防风6g，杭白菊6g，黄精24g，枇杷叶9g。2剂。水煎渣再（渣再指以原药煎第2次，余类推）。400mL水煎至200mL。

（2）毫针平划下唇皮损处，嘱其改掉含咬下唇习惯。

**二诊（2003年11月14日）** 察其下唇皮损明显减轻，患者诉服药后咳嗽较前明显减轻，偶咳少量白痰，咽痛，无鼻塞流涕，无恶寒发热，无头晕头痛，无汗出，纳寐可，二便调。舌质淡红，苔薄白，脉细数。考虑其外感症状明显改善，治疗以润肺止咳以善其后。

**处方** 黄精18g，百部12g，前胡6g，核桃15g，地骨皮6g，沙参6g，百合12g，桑白皮6g。3剂。水煎渣再。400mL水煎至200mL。嘱其改掉含咬下唇习惯。

**随访（2003年11月17日）** 患者咳嗽除，下唇皮损除。

**按** 患者为初秋发病，温燥之气伤于肺卫，灼液伤津，肺失清肃，故见咳嗽痰少色黄。治当外以清宣燥热，内以润肺止咳。燥邪为秋之致病主因，诸症为肺为燥邪所致，其口唇干裂屡以舌含之，症益甚。因其唾液之咸味引发皮损，故嘱其改掉陋习，并以毫针平划，是经验之一。服桑杏汤加减而不用抗生素，以润肺搜风达到止咳疗效。

## 病案二

黄精加桑杏汤配耳穴速愈久咳，反复干咳2个月，为肺燥津伤之证，治以黄精加桑杏汤配耳穴润肺止咳。

林某，女，19岁。2005年1月24日初诊。

**主诉** 干咳2个月，外感2天。

**现病史** 患者2个月前无明显诱因出现干咳，上周行胸透检查示无明显异常，服用抗生素（具体不详）后无明显效果。2天前外感风寒，微恶风，干咳加重，无痰，无咽痛，微恶风寒。已有2个月月经未来潮。就诊时见其面色少华，形体消瘦，述干咳清晨为甚，鼻塞流涕，口渴喜饮。舌质偏红，苔薄黄，脉略沉。诊其为咳嗽，证属肺燥津伤。此为卫外不固，温燥之气伤于肺卫，灼液伤津，肺失清肃，故见干咳清晨为甚，鼻塞流涕，口渴喜饮，无痰，无咽痛，微恶风寒等肺燥津伤之证。

**中医诊断** 咳嗽。

**证候** 肺燥伤津。

**西医诊断** 慢性咽炎。

**治法** 润肺止咳。

**处方**

（1）黄精加桑杏汤加减。黄精 30g，桑叶 15g，北杏 18g，前胡 12g，防风 15g，瓜蒌仁 18g，沙参 18g，柴胡 6g。水煎服，日 1 剂，连服 6 剂。

（2）配用耳穴。咽、肺贴压，每日按压 3~5 次，每次每穴 1min。

**二诊（2005 年 2 月 3 日）** 服药后干咳减少，自觉咽部不适，外感已愈，纳寐可，二便调。末次月经时间为 2004 年 11 月 20 日，已有 2 个月月经未来潮。舌润舌尖红，苔白，脉细。

**处方** 四逆散加减。柴胡 9g，生白芍 15g，枳实 18g，延胡索 12g，郁金 15g。日 1 剂，连服 3 剂。配以针刺上星、合谷（双），平补平泻，留针 30min。

**三诊（2005 年 3 月 7 日）** 服上药 3 剂后，干咳已愈，昨日月事已下，量偏多，色红，稍有小腹痛，纳寐可，二便调。舌略红，少苔，脉平。

**处方** 四逆散加减。柴胡 9g，生白芍 15g，枳实 18g，延胡索 12g，郁金 15g，黄精 30g，太子参 30g，山药 24g，女贞子 15g，墨旱莲 12g。日 1 剂，连服 3 剂。配以针刺三阴交（双）、足三里（双），平补平泻，留针 30min。

上述中药服用完后，中成药丹栀逍遥丸及归脾丸续服。

**按** 黄精甘平，入脾、肺经，滋而不腻，常用于阴分亏虚的咳嗽诸症。本案干咳 2 个月余，处黄精为君配桑杏汤 6 剂，配耳穴贴压而见显效，至愈。后又以四逆散治经行后期，丹栀逍遥丸、归脾丸调治经量偏多均告显效。

# 第二节 喘 证

小青龙汤加减愈久年喘证（喘息型支气管炎），属风邪犯肺、痰浊中阻证，治以豁痰建中，宣肺定喘。

林某，男，2岁3个月。2005年11月15日初诊。

**主诉** 气喘时作1年余，咳嗽6~7天。

**现病史** 患者1年前出现咳喘，气候变化加甚，先后在多家医院治疗（具体不详）。症状无明显控制、缠绵难愈。6~7天前出现咳嗽、无痰。2天前发热39℃，自行服用抗生素后热退，但仍有咳嗽。就诊时见气喘，咳嗽无痰，皮肤瘙痒，无恶寒发热，无汗出，纳食减少，寐安，二便调。咽红（＋＋），听诊双肺哮鸣音，舌红，苔黄、偏腻，指纹淡红至气关。诊其为喘证，证属风邪犯肺，痰浊中阻。考虑以外感风邪引动宿痰辨之。

**中医诊断** 喘证。

**证候** 风邪患肺，痰浊中阻。

**西医诊断** 喘息型支气管炎。

**治法** 豁痰建中，宣肺定喘。

**处方** 拟方小青龙汤加减。陈半夏4g，细辛2g，五味子3g，麻黄4g，杏仁6g，桂枝3g，荆芥穗6g，白果4g。水煎服，日1剂，连服3剂。

**随访（2005年12月2日）** 服上药后咳喘已愈，未有发作。

**按** 该案为喘息型支气管炎，为小儿常见病、多发病。每稍伤风易发咳喘，患儿施抗过敏药、抗生素均未能有效控制，且产生抗药耐药甚或毒副作用，过敏。中医以外感风邪引动宿痰辨之，处小青龙汤加减有效改善症状，控制病情。该患儿时隔5个月后，以暑温壮热，采用清热祛暑中药后辅泉州民间八仙方调之亦解。喘证、暑温以平常的中药方子可解。表明中医在儿科的急症难症方面可见效。

# 第三节 胃 痞

针药并行治疗慢性浅表性胃炎，慢性浅表性胃炎导致不知饥、欲呕，针刺第2掌骨内侧阳性点，合用四逆散以调和肝脾。

钟某，男，19岁。2004年9月10日初诊。

**主诉** 反复脘腹痞胀，上腹部隐痛，呕吐1个月。

**现病史** 患者1年前无明显诱因出现饭后欲呕，未引起重视，1个月前症状加重，出现脘腹痞胀，上腹部隐痛，呕吐，晨起欲呕之症明显，于漳州市医院就诊，行胃镜检查示，慢性浅表性胃炎。服用西药，症状无明显改善。就诊时见神疲乏力，上腹部痞闷胀痛，不知饥、恶心欲呕，晨起为甚，稍运动（如上楼梯）或食后则加重，食量减半，大便溏，一日2~3次，舌略红，苔略黄浊、厚，脉沉弦。诊其为胃痞，证属肝脾失和。此因患者为高三年级学生，学习紧张，饮食不节，较长期处于紧张状态，致肝气郁结，横逆犯胃，胃气上逆，导致恶心欲呕，未予治疗，病情迁延日久，脾气不足所致。

**中医诊断** 胃痞。

**证候** 肝脾失和。

**西医诊断** 慢性浅表性胃炎。

**治法** 调和肝脾。

**处方**

（1）针刺双手第二掌骨内侧阳性点爪切，运气进针。

（2）四逆散加减。枳实15g，柴胡6g，生白芍15g，山药24g，麦芽18g（后下），谷芽18g（后下），甘草3g。水煎服，日1剂，连服3剂。

针刺时患者自觉明显针感及传导，伴肠鸣，30min后取针已有饥饿感。中午在本院食堂吃了两碗白米饭。

**随访（2004年12月26日）** 患者诉针一次及服用中药3剂后恶心欲呕明显改善，已觉饥饿感，食量增加，半个月后恶心欲呕已解，饮食正常，神疲乏力已解，寐可，二便调。

┦　**按**　┦　该案系木郁克土，久治未愈，痞闷胀痛，食量减半，依整体全息律取第 2 掌骨内侧阳性点，以运气进针的办法，达到气至病所，即行见效，针后即食白米饭 2 碗，后服四逆散 3 剂而愈。该患者对阳性点敏感，采用运气进针是针刺手法取效的要诀。

# 第四节 胃 胀

针刺治愈脘胀案，胃脘部胀闷反复发作，纳食减少者，取阳明少阴经穴，补肾健脾，活血理气，获良效。

蔡某，女，51 岁。1987 年 7 月 15 日初诊。

**主诉** 胃脘部胀闷反复发作 2 年，加甚 1 个月余。

**现病史** 患者无明显诱因出现胃脘部胀闷（无伴呕吐，腹泻），求医于福建医科大学附属第二医院，于该院行胃镜检查示，慢性浅表性胃炎。病理活检示，慢性浅表性胃炎。予服西药（具体不详），症状无明显改善。后又经中医诊治亦未见效，症状反复发作。1 个月前某日食肉包后脘部胀痛，右下腹部烧灼感，又求医于福建医科大学附属第二医院，行肝、胆 B 超示，无异常。予服西药（具体不详），症状日益加甚，患者日渐消瘦，精神负担极重。症见脘部胀闷，恶心，呃逆，喜热饮，伴头晕腰酸，心悸胸闷，身热，纳呆（量减半）。舌质暗淡、胖大、边有齿印，苔白略厚，脉沉弦滑。此由脾胃失健，胃阳不足，运转乏力，气机失畅，病情继续发展，且久病伤肾，故发胃脘胀闷。

**中医诊断** 胃胀。

**证候** 中土失健，久病气虚。

**西医诊断** 慢性浅表性胃炎。

**治法** 补肾健脾，活血理气。

**处方** 针刺合谷（双）。嘱患者放松，运气进针，平补平泻，留针 30min。

**二诊（1987 年 7 月 16 日）** 患者诉昨日针后中午纳食增加，脘部胀闷，恶心，呃逆等症状较针前有所改善，仍自觉头晕腰酸，心悸胸闷，身热。舌质暗淡、胖大、边有齿印，苔白略厚，脉沉弦滑。患者畏针，昨日首取合谷运气进针，即达气至脘部效应，证明患者对针灸疗效敏感，现以阳明少阴经穴为主针刺，补肾健脾，补益气血。

**处方** ①足三里（双），三阴交（双），合谷（双）。②外关（双），头维（双），丰隆（双），太溪（双）。③脾俞（双），胃俞（双），内关（双），太冲（双）。每日选以上3组中的1组施针，平补平泻。1周为1个疗程。1个疗程后再次就诊。

**三诊（1987年7月23日）** 患者诉脘部胀闷，恶心，呃逆较前明显改善，头晕腰酸，心悸胸闷已解，身热，纳食增多，食量增加1/2。舌暗、边有齿印，苔白略厚，脉沉弦滑。此乃脾肾得健，气血调和，故治疗续用前法。

**四诊（1987年7月30日）** 患者诉脘部胀闷，恶心，呃逆等症状已解，头晕腰酸，心悸胸闷已除，无身热，纳食增多，食量增加一倍，夜寐可，二便调。舌淡，苔白，脉平。此乃脾肾已健、气血充盛之象。四诊痊愈。

**按** 患者早年在工厂做事，劳累有加，饥饱无常，积劳损伤中土，致使脾胃失健，胃阳不足，运转乏力，而见脘胀反复发作，喜热饮，下岗之后家务繁杂，气机失畅，病情继续发展，且久病伤肾。该案胃疾2年，加甚1个月，及至形瘦苍黄。始畏针，首取合谷即达气至脘部效应，当天中午增食，其后按计划针刺，2疗程而愈。只针不药能愈病，尤其是胃疾更为可取。

益气健脾、利湿化浊方剂治愈脘痛，脘痛欲呕近 1 个月，左颈部红肿 10 天者，黄芪建中汤加减，益气健脾，利湿化浊。

庄某，女，55 岁。2008 年 6 月 26 日初诊。

**主诉**　脘痛欲呕近 1 个月，左颈部红肿 10 天。

**现病史**　患者近月来无明显诱因出现晨起饥感，欲食，口苦，午后脘痛欲呕，明显消瘦，10 天前无明显诱因出现左颈部红肿，经中西药治疗（具体不详），无明显好转。症见晨起饥感欲食，午后脘痛欲呕，喜温喜按，口苦，食不知味，神疲乏力，无恶寒发热，无汗出，寐可，二便尚调。舌淡略晦，苔白厚，脉滑。专科检查示，左颈部红肿物约 1.5cm × 1.5cm。胃肠造影（－），肝胆 B 超（－），血常规、生化全套基本正常（泉州市中医院 2008 年 6 月 26 日查）。此脾胃气虚，气血不足，气血虚不荣则痛，故见脘痛，痰浊壅阻，气机升降不畅；胆汁疏泄不利，故见颈部红肿物。

**中医诊断**　胃脘痛。

**证候**　脾胃气虚，湿浊中阻。

**西医诊断**　慢性胃炎。

**治法**　益气健脾，利湿化浊。

**处方**　小柴胡汤加减。黄芪 30g，白术 18g，陈皮 10g，泽兰 15g，党参 15g，茯苓 15g，山药 18g，范志神曲 15g，甘草 3g，制半夏 10g，山楂 15g，柴胡 9g，当归 10g。3 剂，水煎服。

**二诊（2008 年 7 月 2 日）**　服上药后脘痛消失，不欲呕，神疲乏力感减轻，但仍左颈部红肿，食不知味，不欲饮食，口苦，寐可，二便调。舌淡略晦，苔黄厚，脉滑。此气血渐复，但脾胃仍虚，无力升降气机。当增健脾补气之品，故上方去莲子 15g。3 剂，煎服法同前。

**三诊（2008 年 7 月 7 日）**　饥饿时胃脘部隐痛，不欲呕，仍食不知味，但食量有所增加，口苦减轻，神疲乏力感减轻，但登楼时腿酸，左颈部红肿物已消失，无头晕，寐可，二便调。舌淡略晦，苔薄白，脉滑。此脾胃虚，胆汁疏泄不利之象，上方加生白芍 18g，牛膝 18g。3 剂，煎服法同前。

**四诊（2008 年 7 月 14 日）** 服上药后自觉症状基本消失，晨起仍口微苦，神疲乏力感减轻。舌质淡，苔白，脉滑。此气血渐复，气机渐畅。上方去生白芍、牛膝。3 剂，煎服法同前。

**五诊（2008 年 7 月 21 日）** 晨起饥感欲食及午后脘痛感已解，无神疲乏力，无口苦，近来左耳时鸣，纳寐可，二便调。舌质淡，苔微黄，脉滑。此气血渐复、气机渐畅之征，治疗以健脾益气善其后。

**处方** 党参 24g，白术 15g，茯苓 15g，甘草 3g，陈皮 12g，半夏 12g，川楝子 12g。4 剂，煎服法同前。

**随访** 上症未再发作。

**按** 该案为湿阻中焦引致脘痛欲呕近一个月，虽多方服药，但未显效，嘱做肝胆 B 超检查、胃肠造影及生化全套检查，排除基础性疾患。处黄芪建中汤益气健脾，佐柴胡升降气机，湿浊得化，10 剂服后症减。续服 20 余剂而愈。

# 第六节　腹　痛

● 病案一

耳穴、第2掌骨内侧阳性点、上巨虚愈术后腑气不通，术后全腹部胀痛，呃逆，肛门未排气者，通调气机，化瘀止痛，获良效。

薛某，男，72岁。2005年12月8日初诊。

┤主诉├　全腹部胀痛、呃逆、肛门未排气4日。

┤现病史├　患者以"大便带血10个月"为主诉入院，于2005年12月4日行"结肠癌根治术"，术中发现胆囊充满型结石，征求家属意见后行"胆囊摘除术"，今术后第4天，患者全腹胀痛、呃逆、肛门未排气。察其痛苦面容，精神不振，纳少，因疼痛无法入睡，大便未解，持续导尿。舌质红，舌面无津，苔黄白相间、厚粗，脉弦。考虑其患消耗性疾病，素体本虚，且行手术，外邪乘虚而入，阻碍气机，导致气机不畅。

┤中医诊断├　腹痛。

┤证候├　气滞气逆。

┤西医诊断├　结肠癌术后，胆囊摘除术后。

┤治法├　降气逆，通腑气。

┤处方├

（1）针左耳穴：神门、大肠、小肠，针第2掌骨内侧阳性点（双）、上巨虚（双），平补平泻，留针30min。

（2）针后上巨虚予埋针，贴耳穴：神门（左）、小肠（左）、大肠（左）。留针时患者腹痛减，胀消，已入睡。埋针2h后，患者肛门已排气，并排出墨绿色稀便。

┤按├　本案病因是由于术后外邪乘虚而入，阻碍气机，导致气机不畅。因此，根据经络辨证"循经取穴""下病上取"远道取穴与"相应部位取穴"

等原则，取耳穴、第 2 掌骨内侧阳性点、上巨虚治疗，疗效卓著。

## ● 病案二

穴位按压立愈术后剧痛案。术后上腹部疼痛者，指压右手第 2 掌骨桡侧敏感点、内关（右）、左耳穴肠，疏通经络，调理肠胃，获良效。

白某，女，40 岁。2005 年 7 月 10 日初诊。

**主诉** 上腹部疼痛呕吐，腰部僵硬疼痛 1 天。

**现病史** 患者患强直性脊柱炎，平素服药控制，于 2005 年 7 月 10 日在泉州市中医院妇科行腹腔镜下"子宫肌瘤剔除术"，术程顺利，但术后患者出现上腹部疼痛，恶心呕吐，腰部酸痛僵硬症状。察其痛苦面容，上腹部疼痛、恶心呕吐，腰部酸痛僵硬，翻身不能，转侧困难，无法下地行走，无矢气，大便未解，小便正常。舌质暗淡、有瘀斑边、有齿痕，苔白浊、少津，脉细。此由内有痼疾，且行手术，血络受损，瘀血阻滞，不通则痛。

**中医诊断** 腹痛。

**证候** 瘀血内停，胃肠不和。

**西医诊断** 子宫肌瘤剔除术后腹痛。

**治法** 疏通经络，调理肠胃。

**处方**

（1）右手第 2 掌骨桡侧敏感点按压，嘱其活动腰部，按压患者右手第 2 掌骨桡侧敏感点，症状无明显变化。

（2）右内关指压，指压时患者诉上腹部疼痛、恶心感除。

（3）左耳肠穴按压，按压时患者自觉肠鸣。

上述 3 穴处以磁珠贴压，嘱其自行按压，患者随即自觉腹部酸痛、僵硬感除，可自行翻身。

**随访（2005 年 7 月 12 日）** 患者诉上腹部疼痛、呕吐及腰部酸痛僵硬已解，翻身不能、转侧困难已除，可下地行走，肠鸣矢气，纳寐可，二便调。舌暗淡、有瘀斑边、有齿痕，苔白浊、少津，脉细。

†**按**† 患者内有瘤疾，且行手术，血络受损，瘀血阻滞，不通则痛。经针灸治疗经络疏通，气血通畅，疼痛缓解。术后腹腰疼痛僵硬，活动不能，急请会诊。予第2掌骨内侧阳性反应点、内关、耳穴交替指压，贴压磁珠，即缓解，而至痊愈，显示通经络、理气血奇效。

后一年该患者在第一医院又行手术，因施麻醉药致呕吐不止，又急请会诊，再次以上法施治，又见奇效。

# 第七节 便 溏

四神丸四逆散调治肝木克土治胃炎大便不成形案。慢性胃炎、肠易激综合征导致大便不成形，治以调和肝脾，固肠止泻。

林某，男，38 岁。2009 年 3 月 12 日初诊。

**主诉** 晨起排便不成形 3 年。

**现病史** 患者 10 年前无明显诱因出现晨起欲呕，自 2002 年起行 3 次胃镜示慢性胃炎，服西药后症状有所改善。2~3 年前无明显诱因出现晨起排便不成形，未予治疗。就诊时见其面部痤疮，口舌经常溃疡，诉嗜甘嗜醋，烦躁易怒，纳可，寐差。舌偏红，少苔，脉略弦。诊其为泄泻，证属肝胃失和，脾为湿困。此为患者情志不舒，肝失疏泄，横逆犯胃，胃气上逆而见恶心欲呕；气郁化火，肝性失柔，则烦躁易怒；脾气虚弱，脾失健运，故见完谷不化，便溏不爽。虚火内炽，相火妄动，上浮于面，发为面疮及口疮。故呈现出寒热并重，虚实夹杂之证。

**中医诊断** 便溏。

**证候** 肝胃失和，脾为湿困。

**西医诊断** ① 慢性胃炎。② 肠易激综合征。

**治法** 调和肝脾，固肠止泻。

**处方** 四神丸。补骨脂 18g，吴茱萸 12g，五味子 6g，肉豆蔻 15g。水煎服，日 1 剂，连服 3 剂。

**二诊（2009 年 3 月 19 日）** 服药后晨起欲呕已解，大便已成形，面部痤疮较初诊有所改善。

**处方** 四神丸及四逆散加减。补骨脂 18g，吴茱萸 12g，五味子 6g，肉豆蔻 15g，枳实 18g，柴胡 12g，生白芍 18g，甘草 3g。5 剂，日 1 剂，两帖药交替服用。

**按** 该案是典型寒热并存，虚实交互。因于肝木克土，素躁多怒，肝气横逆，克土而引起胃气不降，时感欲呕 10 年。久病伤肾，延及脾肾而见五更泄泻。由于久郁化火，伴见面部痤疮，口舌经常溃烂的标症。以治本为先，取四神丸建中益肾。服汤药3剂后欲呕解，晨起大便已成形。二诊维持原方，加四逆散理气疏肝获全功。

# 第八节 水 肿

真武汤 4 剂愈老年水肿，双眼睑及下肢浮肿 1 周，为心肾阳虚之证。治以真武汤加减补益心肾，温阳利水。

吴某，男，85 岁。2003 年 6 月 1 日初诊。

**主诉** 双眼睑及下肢浮肿 1 周。

**现病史** 患者患糖尿病史 5~6 年，高血压病史 5~6 年，平素服用圣通平、卡托普利、参芪降糖颗粒调节血压及血糖。1 周前始发双眼睑及下肢浮肿 1 周，未予治疗，1 周来肿胀日益明显。症见双眼睑浮肿，双下肢膝以下凹陷性水肿，时感神疲乏力，登楼气喘，无恶寒发热，无汗出，无腰酸腰痛，纳寐可，大便调，夜尿频，每夜 5~6 次。舌质偏红，苔薄黄，脉弦。行理化检查，尿常规示，红细胞（5+），畸形红细胞，隐血（3+）。考虑患者为八十老翁，且患消耗性疾病，机体功能退化，命门火衰，肾阳不振，不能温煦心阳，水气上犯凌心。

**中医诊断** 水肿。

**证候** 心肾阳虚。

**西医诊断** 糖尿病肾病。

**治法** 补益心肾，温阳利水。

**处方** 真武汤加减。生黄芪 30g，制附子 9g，桂枝 6g，生白芍 18g，干姜 6g，白术 24g，山药 30g，制龟甲 18g（先煎）。2 剂，水煎服，400mL 水煎至 200mL。

建议行心电图、心脏彩超等检查。注意监测血压。

**二诊（2003 年 6 月 3 日）** 服药后日间小便增多，夜间减少，次日眼睑浮肿消退，双下肢水肿亦见消退，今日双下肢已无水肿，神疲、气喘较前明显改善，纳寐可，大便调。舌质淡润，苔薄黄，脉弦。此凌心水气得以消除之象。续用上方，煎服法同前。

**按** 患者为八十老翁，且患消耗性疾病，机体功能退化，命门火衰，肾阳不振，蒸腾气化无权，水液内停，泛溢肌肤，则见浮肿；肾阳虚，不能温煦心阳，水气上犯凌心，以致心阳不振，心气鼓动乏力，则气喘；心肾阳虚，形体失于温养，脏腑功能衰退，则神疲乏力；舌偏红，苔薄黄，则兼有气阴不足。

该案为患高血压、糖尿病，年届八旬的水肿患者，处温阳利水之真武汤2剂症减，4剂而愈。要点是配用桂枝、干姜、制龟甲、山药以养阳育阴。

# 第九节 尿 浊

大椎直接灸愈尿浊，小便浑浊反复发作者，取大椎直接灸温肾健脾，泌别清浊，获良效。

蔡某，女，40岁。2005年1月17日初诊。

**主诉** 小便浑浊反复发作4年，复发1个月。

**现病史** 患者4年前因血尿在南京军区福州总院病理诊断为：①弥漫性系膜增生性肾小球肾炎。②轻度肾小管间质改变。经住院治疗（具体不详），血尿症状消失。出院至今服用潘生丁、保肾康等控制病情，血尿未再发作，时发小便浑浊，尿常规未见明显异常。曾于去年行针灸及中药治疗，小便浑浊有所缓解，1个月前小便浑浊复发。现症见小便浑浊，无血尿、尿频、尿急、尿痛，久站腰酸隐痛，伴形寒，口苦，睡眠不佳时口苦甚，纳寐可，大便正常。舌质淡红，边有齿痕，舌苔少，脉略浮。此由精微下泄过多，脾肾两伤，脾虚中气下陷，肾虚固摄无权，封藏失职，病情更为缠绵。

**中医诊断** 尿浊。

**证候** 肾气不足，脾失健运。

**西医诊断** ①弥漫性系膜增生性肾小球肾炎。②轻度肾小管间质改变。

**治法** 温肾健脾，泌别清浊。

**处方**

（1）大椎麦粒直接灸3壮。

（2）自拟方。制龟甲（先煎）18g，黄芪30g，制附子9g，党参24g，白术24g，杜仲18g，葛根18g，吴茱萸6g。3剂，2日1剂，水煎服，渣再，煎渣三四次。400mL水煎至200mL。

**随访** 患者诉灸后形寒除，服3剂药后小便色清，纳寐可，大便正常。

**按** 该案为患肾病（肾小球肾炎、肾小管间质改变），久病伤肾，症见腰酸形寒、尿浊。精微下泄过多，导致脾肾两伤，脾虚中气下陷，肾虚固摄无权，封藏失职，病情更为缠绵。取大椎直接灸通智养阳，灸后形寒除，尿转清。同时予温肾健脾之制附子、黄芪、党参为君的汤药，辅育阴之要药制龟甲，相辅相成而奏效。

# 第十节 遗 尿

针刺夜尿点 3 次即愈咳嗽时尿出，咳嗽时小便难忍者，取太溪、夜尿点，补肾固摄，获良效。

庄某，女，70 岁。2005 年 10 月 14 日初诊。

**主诉** 咳嗽时小便难忍 10 余天。

**现病史** 患者于 2 个月前因脑梗死住院治疗，当时神志清楚，无二便失禁，因左侧肢体乏力行针灸康复治疗，1 个月前出院，肢体的功能恢复良好，今复诊诉 10 余天来出现排尿次数增多，缘于咳嗽、喷嚏、大笑后出现不自主排尿，患者自觉惭愧，以致自行控制饮水数量，并主动增加排尿次数，今见排尿正常，仅于咳嗽、喷嚏、大笑时出现小便难忍、尿失禁，伴时觉腰酸、乏力，纳可，寐尚安，大便自调。舌淡红，苔薄白，脉弦细。此因患者年届七旬，大病初愈，肾气虚弱，纳气功能失调，无力固摄。

**中医诊断** 遗尿。

**证候** 肾虚失固。

**西医诊断** 压力性尿失禁。

**治法** 补肾固摄。

**处方** 太溪（双）、夜尿点（双），平补平泻，留针 30min。

**二诊（2005 年 10 月 15 日）** 患者经昨日针治 1 次，小便已能加以控制，大笑、咳嗽时仅有少许漏出。此乃肾气虚弱，纳气功能失调，无力固摄。治疗方案同前。

**三诊（2005 年 10 月 16 日）** 患者已能控制小便，大笑、咳嗽时偶有少许漏出。此乃肾气充足，固摄有权。法当同前。三诊而痊愈。

**随访（2005 年 10 月 18 日）** 患者小便已完全控制，排尿正常。

**按** 患者年届七旬，大病初愈，肾气虚弱，纳气功能失调，无力固摄。治以补肾固摄之法。夜尿点（在掌面小指第二指关节横纹点），是张永树非常喜用的经验奇穴，其对夜尿多、尿频有效，张永树喜用于治疗女性尿失禁，往往收效神奇，见效快。此案验立有效，对于收效如此之快，却也出乎意料。

# 第十一节 淋 证

● **病案一**

滋补肾阴治膏淋，小便浑浊 2 个月者，为肾阴亏虚之证。治以六味地黄丸加减滋补肾阴，分清泄浊。

郭某，男，85 岁。2008 年 2 月 20 日初诊。

**主诉** 小便浑浊 2 个月。

**现病史** 2 个月前出现小便浑浊，曾到泉州市第一医院、泉州东南医院等就诊，服药后症状无明显改善。症见小便浑浊，秽臭，沉淀物浓白如膏，无尿急、尿频、尿痛，气喘、胸闷，动则喘剧，偶咳嗽，痰色白，量少，渴喜热饮，重听，记忆力减退，反应迟钝。纳寐可，大便成形，1 日 1 行。舌质红，苔微黄，脉浮。空腹血糖 4.7mmol/L；餐后 2h 血糖 8.5 mmol/L，血压 130/75mmHg。此为患者年老久病，耗伤肾阴，虚热内扰，阻滞经络之象。

**中医诊断** 膏淋。

**证候** 肾阴亏虚。

**西医诊断** ①糖尿病。②高血压。③支气管炎。

**治法** 滋补肾阴，分清泄浊。

**处方** 六味地黄丸加减。肉桂 3g，制附子 9g，山药 30g，黄芪 30g，牡丹皮 15g，泽泻 15g，山茱萸 18g，茯苓 30g，萆薢 15g，芡实 18g。3 剂，水煎服，渣再煎，400mL 水煎至 200mL。

**二诊（2008 年 2 月 26 日）** 服上药后尿液浑浊十去其七，气喘、胸闷，动则喘剧，偶咳嗽，痰色白，量少，渴喜热饮，重听，记忆力减退，反应迟钝，纳寐可，大便成形，1 日 1 行。舌质红，苔微黄，脉浮。血压 150/70mmHg。此肾阴渐复之象。当增滋阴之品，故上方加制龟甲 18g，茜草 12g。3 剂，煎服法同前。

**三诊（2008年2月29日）** 服上方后尿液浑浊已痊愈，唯小便较不畅，纳寐可，大便调。舌质红，苔微黄，脉浮。空腹血糖4.7mmol/L；餐后2h血糖9.6mmol/L，血压150/70mmHg。此肾阴得滋，清浊已分之征，佐利尿通淋之品，上方加车前草30g。3剂，煎服法同前。

**按** 该患者年届八十，先后罹患高血压、糖尿病、前列腺炎、支气管炎、痛风等，脏腑俱亏，今见膏淋，集中表现于脾肾亏虚。"年过四十，阴气自半"，原先为之诊治的西医无良策，建议转中医诊治。依中医证型，以温补脾肾、利尿通淋方治之，取神效，乃证方相符之故。

## ◆ 病案二

甘温除热法愈热淋，尿黄、尿道灼痛，大便燥结三四年，为热淋气阴不足，燥热内扰之证。治以补中益气汤加减益气养阴。

余某，男，31岁。2008年3月3日初诊。

**主诉** 尿黄、尿道灼痛，大便燥结3~4年。

**现病史** 三四年前无明显诱因出现尿黄、排尿时尿道灼痛，大便燥结。遂四处求医，服过多种、大量抗生素，如红霉素、克林霉素、先锋六号等，效均不佳。症见尿黄，排尿时尿道灼痛，夜尿多，无泡沫尿，大便多年来1日1行，燥结如羊屎，艰涩难解，无恶寒发热，无汗出腰痛，口不干不渴，食常，寐可。舌质暗淡，苔黄燥，脉弦。实验室报告，尿常规示，白细胞增多，尿细菌培养阳性。此谷气不盛，脾土不能灌溉四旁，为胃行其津液，清阳不升（上焦不行），浊阴不降（下焦不通），阳气不足，胃气郁而生热，故产生内热。

**中医诊断** 热淋。

**证候** 气阴不足，燥热内扰。

**西医诊断** 慢性肾盂肾炎。

**治法** 益气养阴。

**处方** 补中益气汤加减。黄芪30g，白术30g，陈皮6g，升麻9g，柴胡9g，茜草12g，丹参18g，桑叶12g，山楂15g。4剂。日1剂，水煎渣再，

400mL 水煎至 200mL。

**二诊（2008年3月30日）** 服上方后尿道灼痛、夜尿多、大便燥结3症较前有所改善，小便色仍黄。舌质暗淡，苔薄略黄，脉滑实。

**处方** 生黄芪 30g，白术 30g，陈皮 6g，升麻 9g，柴胡 9g，茜草 12g，丹参 18g，山楂 15g，浮小麦 16g，大枣 6 枚，甘草 3g。4 剂，煎服法同前。

**三诊（2005年5月16日）** 患者诉尿道灼痛明显减轻，十去七八分；中午、夜间平卧时，尿多色黄。大便 1 日 1 行，已成形，干结进一步减轻。口干不欲饮，纳可，易入睡，睡后易醒。舌质暗红，边有齿痕，苔薄黄，脉弦。尿常规无明显异常，尿细菌培养（－）。

**处方** 黄芪 30g，白术 30g，陈皮 6g，升麻 9g，柴胡 9g，茜草 12g，丹参 18g，桑叶 12g，山楂 15g，制龟甲 18g，荷叶 15g。5 剂，煎服法同前。

**按** 该案一派热象，长期予西医消炎抗生素并未见效。中医辨为气虚发热，以甘温治之，很快见效。说明气虚发热不同于阳胜之实热，也不同于阴虚之内热，也不同于伤寒之病热，更不同于龙火游上焦之热。

《黄帝内经·素问》"调经篇"记载："有所劳倦，形体衰少，谷气不盛，上焦不行，下焦不通，胃气热郁胸中，故内热。"谷气不盛，脾土不能灌溉四旁，为胃行其津液，清阳不升（上焦不行），浊阴不降（下焦不通），阳气不足，胃气郁而生热，故产生内热。

此与一般六味地黄丸证不同的是，该案属气阴两虚，损及中土。《黄帝内经·灵枢》"始终"记载："阴阳俱不足，补阳则阴竭，泄阴则阳脱，可投以甘药，不可饮以至剂。"甘药入脾土，建中州，仲圣之小建中汤，后来的补中益气汤都是甘温除热的典型方剂。

# 第十二节 腰 痛

## 病案一

四物汤 3 剂愈腰痛，右腰剧痛不可触摸伴消瘦、不寐、盗汗，为气血痹阻、不通则痛之证。治以四物汤加减滋肾养阴，活血理气。

陈某，男，37 岁。1987 年 7 月 15 日初诊。

**主诉** 右腰剧痛不可触摸，伴消瘦、不寐、盗汗 5 天。

**现病史** 半个月前左腰痛，尿急，尿痛，当地卫生院考虑尿路感染，注射青霉素后症愈。5 天前右腰疼痛，迅即转剧，夜不能寐，明显消瘦。今至福建医科大学附属第二医院中医内科诊治，建议转诊西医内科，又建议转诊西医外科。因届下班未及就诊。当日下午，由其亲戚带来诊治。症见右腰肾俞及周边疼痛，不可触摸，挺腰困难，佝偻行走，夜间痛甚，不能入寐，伴盗汗，无恶寒发热，不思饮食，二便调。舌质偏红、有瘀斑，苔白少，脉细涩。专科检查示，上输尿管点及肋腰点有压痛，肾叩痛阳性。理化检查示，尿细胞培养阳性，菌落计数 > $1 \times 10^8$/L（10 万 /mL）。此腰部经络气血痹阻，不通则痛，且其症已半月有余，瘀血不去新血不生，肾阴大亏。

**中医诊断** 腰痛。

**证候** 肾阴不足，气滞血瘀。

**西医诊断** 急性肾盂肾炎。

**治法** 滋肾养阴，活血理气。

**处方** 四物汤加减。当归尾 15g，川芎 15g，赤芍 12g，制龟甲 18g，生地黄 18g，熟地黄 18g，丹参 15g。3 剂，水煎渣再，400mL 水煎至 200mL。

**随访** 该药服后，诸症均消，3 剂药后即愈。

**按** 此案似是西医的急性肾盂肾炎，故前医拟转西医外科，也易以中医的清热解毒套之。治以四物汤化裁，加大制龟甲用量，急育肾阴而取效。方中以丹参、赤芍、当归尾活血理气而未用一味止痛药。

## 病案二

益气通络祛邪宣痹针刺治疗腰椎间盘突出，左侧腰腿痛者，耳穴配合益气通络之上巨虚、合谷，益气通络，祛邪宣痹，获良效。

陈某，女，56岁。2008年10月28日初诊。

**主诉** 左侧腰腿痛2个月余。

**现病史** 患者长期从事餐饮工作，28年前有腰部扭伤史，2个多月前因工作劳累出现左侧腰部酸痛，放射至大腿外侧，上个月症状加重，求诊于泉州市正骨医院。经治疗（具体不详）后，症状未见明显好转。今左侧腰部酸痛放射至大腿外侧，久站不能，行走欠利，坐位可缓解，天气变化时加重。形体偏胖。舌质淡红、略胖，苔薄黄，脉细弱。腰椎MRI平扫（正骨医院2008年9月3日查）示腰椎退变，$L_{4-5}$椎间盘突出，$L_5\sim S_1$椎间盘轻度突出。此由劳作太过，气血不足，脏腑功能减退，卫外不固，寒湿之气侵入机体，导致腰部经络气血阻滞，不通则痛。

**中医诊断** 腰痛。

**证候** 寒湿痹阻。

**西医诊断** 腰椎间盘突出。

**治法** 益气通络，祛邪宣痹。

**处方** ①耳穴坐骨神经点（右）、腰骶椎点（右）。体针合谷（双）、条口（双）。②耳穴坐骨神经点（左）、腰骶椎点（左）。踝针左下4、5、6。体针上巨虚（双）。③耳穴坐骨神经点（右）、腰骶椎点（右）。体针环跳（左）、悬钟（左）、大肠俞（双）。第1组施针2天，第2组续针2天。

**二诊（2008年11月4日）** 左侧腰腿酸痛较前明显改善，可久站，无恶寒发热，无汗出，食可，寐不佳，有时难入睡，二便调。舌淡红，苔薄白，脉沉弦。此乃经络畅通，故腰腿痛较前好转。第3组施针4天，后续第1组2天。

**三诊（2008年11月14日）** 患者腰腿部酸痛已解，可久站，行走利索，左侧脚踝有轻微胀痛。舌淡红、偏胖，脉沉。此乃经络通畅，通则不痛。法当同前。

┤ **按** ├ 该案患者体高虚胖，从事餐饮服务 17 年之久，饱受寒湿劳作之累，且有腰部扭伤病史，终致上症行走不利。耳穴连贯十二经，联通五脏六腑，其坐骨神经点、腰骶椎点乃经验要穴。以耳穴按压针刺明显气至病所，痛证得缓，配合益气通络之上巨虚、合谷，在前 4 次取效基础上，循经取足少阳胆经之环跳、悬钟，足太阳膀胱经。续针 6 次诸症告愈，出行香港，行走自如，其间未予其他疗法，值得记录。

# 第十三节　痹　证

## ● 病案一

麦粒灸大椎关元治腰椎间盘突出症显效案。腰背酸楚者，取大椎关元麦粒灸，配用阳明多气多血之经穴，温通经脉解寒痹，获良效。

章某，男，39岁。2004年11月18日初诊。

**主诉**　项背腰酸楚2年余，伴足底麻痹1个月。

**现病史**　患者于3年前在浴室不慎跌倒，臀部着地，当时局部疼痛，休息后症状有所好转，此后常感腰部酸楚。2002年6月7日因腰痛甚，就诊于泉州市第一医院，查腰椎X线示，$L_5$双侧椎弓峡部完全性断裂，$S_{1-2}$椎裂宽约2cm，其间二小块飘浮骨刺。予内服西药，具体不详，症状无明显改善。故于8月18日往福州市第二医院求治，腰部CT示，$L_5\sim S_1$椎间盘想椎管内突出4mm，硬膜未受压，$L_5$峡部断裂。予服用中西药（具体不详），症状有所缓解。2004年9月25日因颈项酸楚拘紧而求诊于泉州市人民医院，行颈椎X线示，颈椎生理曲度变直，颈椎退行性改变。服用中西药（具体不详）治疗后症状无明显改善。察其面色少华，精神不振，项背腰部酸麻，拘紧，但转动自如，不能久坐，口干微苦，不欲饮水，纳可寐差。此由跌扑闪失，导致经络受损，兼之正气不足，寒邪入侵机体；痹阻关节肌肉经络，导致颈腰部经气不利，经脉气血运行不畅，故发颈腰酸楚。

**中医诊断**　痹证。

**证候**　寒痹。

**西医诊断**　①颈椎病。②$L_5$椎弓峡部裂。

**治法**　温阳通络，调气宣痹。

**处方**

（1）大椎直接灸7壮。灸后患者自觉热感传至双上肢，项部及双上肢感轻松，活动灵便，酸麻感即时缓解。

（2）关元直接灸7壮。灸后患者自觉热气沿双下肢传至足底，麻痹感即刻缓解。

（3）合谷（双）、足三里（双），平补平泻，留针30min。针后腰背部热感明显。

┤二诊（2004年11月19日）├　察其面色如常。项背腰部酸麻、拘紧感较前有所改善。

┤处方├　腰阳关直接灸7壮。合谷（双）、三阴交（双），针以平补平泻法。

┤三诊（2004年11月20日）├　察其面色如常。背腰部酸麻、拘紧感较前两日改善50%。

┤处方├　①手三里（双）、足三里（双），针以平补平泻法。②合谷（双）、太冲（双）、左耳腰穴，针以平补平泻法。③大椎、腰阳关、关元直接灸各9壮。针风池（双）以平补平泻法。以上3组每日取1组穴位治疗。

┤四诊（2004年11月30日）├　察其面色尚华。颈腰酸麻、拘紧感已明显减轻，大约减轻70%。足底麻痹已基本消失，口不苦，微干不欲饮。纳可，寐已转安，二便调。处方同前。四诊显效。

┤按├　该案寒痹2年多，症状明显。予大椎、关元直接灸，养阳育阴，通调督任，即时有感传，气至病所而显效。又配手三里、太冲、三阴交针刺5次后症状大为减轻。施灸有气感，并因温通经脉而即时解寒痹鲜见，故记之。

## ❀ 病案二

耳穴按压愈左髀枢酸痛乏力行走，左股骨大转子酸痛者，取耳穴（神门、坐骨神经点、胃穴）贴压，对症治疗，通络化瘀，获良效。

林某，男，74岁。2005年6月1日初诊。

┤主诉├　左股骨大转子酸痛2年余，加重半年。

┤现病史├　患者20年前左第一趾跖关节红肿热痛，多发于夏季，于当地医院就诊，诊断为关节炎，予对症处理，症状有所缓解。2年前出现左股骨大转子酸痛，约行走 500 m 后感行走困难，左趾跖关节 X 线示，关节间隙变窄。血生化示，尿酸 520.80mmol/L。查左第一趾跖关节外侧暗红、肿胀，扪之发热，按之压痛。左直腿抬高试验（−），屈髋试验（−）。察其痛苦面容，精神不振。舌略暗，苔薄黄，脉弦。此由正气不足，外邪侵入机体，痹阻关节肌肉经络，导致气血痹阻不通，不通则痛。

**+中医诊断+** 痹证。

**+证候+** 瘀热互结。

**+西医诊断+** ①痛风。②糖尿病。③高血压。④脑梗死。⑤腰椎间盘突出。

**+治法+** 通络化瘀，清热利湿。

**+处方+** 耳穴神门、坐骨神经点、胃穴贴压。每次每穴按压 5min，每日 3~4 次，双耳交替，每周 2 次。

**+二诊（2005 年 12 月 29 日）+** 患者诉贴耳穴 5 次后，左股骨大转子酸痛已解，行走 5000m 无不适感，每日上下 7 楼数次亦无不适感，左第一趾跖关节红肿疼痛已解。纳寐可，二便调。证明患者对耳穴治疗效果敏感。治疗续用前法。

**+处方+** 耳穴神门、坐骨神经点、胃穴、交感、肝穴，贴压。每次每穴按压 5min，每日 3~4 次，双耳交替，每周 2 次。

**+三诊（2006 年 4 月 7 日）+** 患者诉现左股骨大转子酸痛及左第一趾跖关节红肿疼痛已解，贴耳穴后血糖控制效果明显，为 5~6mmol/L；服药未贴耳穴时为 7~8mmol/L。法当同前。三诊而痊愈。

**+按+** 该案患者先患脑梗，后遗右下肢，后发现腰椎间盘突出，左髀枢酸痛行走乏力、困难。以耳穴按压，5 次后症状明显减轻，可步行 5km，上下 7 层楼梯，且血糖亦得稳定控制。施术简单，可自我治疗，疗效明确，耳穴实简便之举。

◆ **病案三**

太阴阳明经穴愈热痹，外伤尾骨疼痛不忍者，取太阴阳明经穴，振奋阳气，通络止痛，获良效。

万某，男，31 岁。2005 年 11 月 18 日初诊。

**主诉** 双拇指中指红肿热痛反复发作 1 年余，加剧 1 周。

**现病史** 患者于 2004 年 11 月始无明显诱因出现双侧拇、食、中指红肿、疼痛，局部充血，皮温升高，主要是从远端及近端指间关节，晨起时症状加剧，伴拇、食、中指僵硬感，活动后可减轻，偶伴有足趾间关节疼痛。予扶他林、酸痛灵及中药内服等未见明显改善。1 周以来上症加剧。症见双拇、食、中指指间关节，掌指关节肿胀，局部充血，皮温升高，局部压痛（++），活动受限，晨起时症状加剧，伴晨僵，活动后可减轻。理化检查示，抗血溶性链球菌素 O（-），血常规（-），红细胞沉降率 24min/h 球蛋白 35.8/L。舌质红，边有齿痕，苔薄白，左脉弦，右脉沉缓。考虑其为脾虚阳气不足，感受热邪，不能驱邪外出，导致气血痹阻不通，产生本病。

**中医诊断** 痹证。

**证候** 热痹。

**西医诊断** 类风湿关节炎。

**治法** 振奋阳气，通络止痛。

**处方** 血海（双）、曲池（双）、三阴交（双）、合谷（双），右耳穴指。每日 1 次，平补平泻，留针 30min，针后嘱其患侧注意保暖。

**二诊（2005 年 11 月 22 日）** 疼痛较前明显减轻，晨起时疼痛加重，晨僵未见明显改善，纳食可，夜寐尚安，二便调。双侧拇、食、中指指间关节，掌指关节压痛（++），关节活动度增加。此乃脾阳不足，感受热邪，气血痹阻不通所致。治疗方案同前。

**三诊（2005 年 11 月 27 日）** 患者双手肿胀基本消退，但仍时有疼痛感，尤以晨起时明显，晨僵时间缩短，稍作手指活动后即可消失。纳食可，夜寐尚安，二便。局部压痛（+），活动度已近正常。此乃气血通畅，通则不痛。法当同前。三诊而痊愈。

**随访（2005 年 12 月 3 日）** 患者诉近 3 天来手指活动自如，倍感轻松，无明显晨僵。

**按** 本案仅以太阴、阳明之经穴，从振奋阳气，鼓动气血入手治疗热痹，其取效神速。从诸多案例来看，张永树主取阳明经穴，诸如三里、曲池、合谷、上巨虚、下巨虚等，并常与太阴经之三阴交、阴陵泉、血海配合运用，所治之效的确常出乎意料。

## ● 病案四

刺耳穴为主治疗42年双足跗痹痛，双足跗酸麻伴刺痛42年加重一个月者，取耳穴足跗为主针刺，配阳明经少阳经腧穴，补益气血，通络止痛，气至病所，获良效。

陈某，女，72岁。2009年3月5日初诊。

**主诉** 反复双足跗酸麻伴刺痛42年，加重1个月。

**现病史** 患者职业为教师，平素工作劳累，42年前因产后双脚长癣，浸泡草药（具体不详）。治疗后脚癣治愈，但双足跗酸麻不适，伴有刺痛，平卧加重，活动后缓解，与天气变化无明显关系，每日自行贴风湿膏缓解不适。于2008年11月28日在泉州市中医院体检发现肝癌，行3次放疗介入手术后双跗酸麻，放射至脚趾，微感刺痛。每日须自行涂用活络油及贴风湿膏缓解不适。面部浮肿，按之凹陷，易恢复，夜晚睡前自觉前额冰冷，需涂活络油及贴风湿膏缓解不适，神疲乏力，心烦胸闷，口干口苦，喜热饮，吐白沫，口渴咽痒后易咳嗽，咳嗽剧时右胁肋牵涉痛，平素自觉右胁肋烧灼感，双下肢酸软，纳可，寐差，大便溏泻，量少，食热性食物时则大便秘结，小便正常。察其面色无华，形体消瘦，舌质红，苔黄厚，脉弦数。此为产后气血亏虚，后又患肝癌，行3次手术，气阴俱损，五脏功能失调。病所失荣，故跗痹加重。

**中医诊断** ①痹证。②癥（肝）。

**证候** 气血亏虚。

**西医诊断** ①末梢神经炎。②肝癌。

**治法** 补益气血，通络止痛。

**处方** ①耳穴足跗、神门。②体针取穴。太冲（双）、合谷（双）、足三里（双）。平补平泻，留针 30min。

**二诊（2009 年 3 月 6 日）** 察其面色无华。双跗酸麻有所缓解，已无刺痛感，不必贴风湿膏缓解症状。余症同前。

**处方** 耳穴足跗，配体针取穴尺泽（双）、百会、太冲（双）、丰隆（双）、三阴交（双）。平补平泻，留针 30min。

**三诊（2009 年 3 月 9 日）** 双跗酸麻明显缓解，夜寐转佳。

**处方** 耳穴足跗，配体针取穴外关（双）、绝骨（双）。平补平泻，留针 30min。

**随访（2009 年 4 月 1 日）** 患者面部已有光泽。患者诉双足跗酸麻已基本消失，且自觉神疲乏力、心烦胸闷、右胁肋烧灼感较前明显缓解，纳可，寐差，大便溏泻，1 日 1 行，小便正常。舌红，苔白，脉弦数。三诊时明显改善。

**按** 患者先因于产后气血亏虚，足末失养而酸麻刺痛。后又患肝癌，行 3 次手术，气阴俱损，五脏功能失调。病所失荣，症状加甚。取耳穴之足跗、神门，配太冲、合谷、足三里针刺，当晚症缓，3 天后足跗部症状基本消失。刺之有效的同时，肝癌的其他兼症也见控制，气色精神状态明显改善。耳穴治疗痛症效果明确，该案之神效表明个体对经络调治之敏感。为施针续治肝癌提供了好的前提。

耳穴通十二经，调全身气血。取病位相应的足跗配镇静止痛的神门，当晚 42 年来足跗痹痛即明显减轻。守 2 穴，间 2~3 天在双耳廓上施针。体针取合谷、太冲为四关穴，百会、足三里、三阴交为强壮穴，外关、绝骨为少阳经开阖之穴，《胜玉歌》载："尺泽能医筋拘挛急，故以尺泽辅之。"上三组每 3~5 次交替取用，共奏宣痹止痛、协调气血之效。

### ◆ 病案五

养阳育阴汤药愈项痹，反复颈肩背部酸痛，为阳气不足，寒湿内生之证。治以自拟方振阳育阴。

李某，男，41 岁。2005 年 11 月 16 日初诊。

**主诉** 反复颈肩背部酸痛 3 年，加剧 2 周。

**现病史** 3 年前无明显诱因出现颈肩背部酸痛，自以"风湿膏"外用，时可缓解。2003 年底曾来求诊，查 CT 示，$C_{4-5}$ 椎间盘突出。经推拿治疗 2 个疗程后症状有所改善。2 周前上症复发。症见颈肩背部酸痛，时感神疲乏力，眼部灼热感，双足趾酸痛，右侧为甚，与天气变化有关，夜间尤甚，得热痛减，因此影响睡眠，口和喜热饮。舌红，少苔，脉细弦。此为阳气不足，寒湿内生，筋脉失养，不荣则痛。

**中医诊断** 项痹。

**证候** 阳虚寒凝。

**西医诊断** 颈椎病。

**治法** 养阳育阴。

**处方**

（1）蕲蛇 18g，生黄芪 18g，桂枝 6g，茜草 18g，生白芍 18g，丹参 18g，薏苡仁 24g，制附子 6g，制龟甲 18g（先煎）。2 剂，2 日 1 剂。水煎渣再、渣三、渣四，400mL 水煎至 200mL。该方煎 4 次，首日服第 1、2 次，次日服第 3、4 次。

（2）另予金水宝胶囊，每次服 4 片，每日 3 次。

**二诊（2005 年 12 月 3 日）** 服药后颈肩背部酸痛较前明显改善，十去其五，神疲乏力、眼部灼热感、双足趾酸痛均有所缓解，近日来气候变化，症状仍有所好转，口和，纳可寐差。舌质暗红，苔薄白，脉细。此阳气渐充，筋脉得养。守上方，3 剂，煎服法同前。嘱患者低枕，颈部保暖。

**三诊（2005 年 12 月 12 日）** 患者诉服上药后颈肩背部酸痛明显改善，十去其七，伴口干喜温饮，因天气转冷，今晨自觉肩背部酸痛，右足第四趾刺痛，无牵涉痛，舌质红，苔少、微黄，脉弦。此天气变冷，寒湿内盛之征，佐活血之品，上方加丹参 18g。3 剂，服法及禁忌同前。

**按** 患者颈肩背酸痛 3 年，曾被诊为 $C_{4-5}$ 椎间盘突出，其为白领人士，长期在冷气环境工作耗散阳气，故以养阳育阴法取效。养阳，养是指调养，不是单纯补阳，只有调整好阳气，才能育阴。调养，在特定的意义也包括清泻有余之火。自拟方以制附子、桂枝养阳；制龟甲、白芍育阴；蕲蛇搜风剔络为君，辅祛湿活络。诸药选取显效。

## 病案六

针灸为主愈肾着、项痹、尿频案，颈项拘紧疼痛向双肩背部放射，腰中冷，腹重，尿频，以四物汤加减和关元、气海 TDP 为主通调督任，温补脾肾。

吴某，女，55 岁。2003 年 7 月 25 日。

**主诉** 颈项拘紧疼痛向双肩背部放射反复发作 10 年余，加重 1 周。

**现病史** 患者长期伏案工作，10 多年前始发颈项拘紧、疼痛，向双肩背部放射，时轻时重，曾经当地医院诊治，服用中西药（具体不详）。平日自行拔罐，贴风湿膏治疗，症状有所缓解。近一个月来上症加重。症见颈项拘紧、疼痛，向双肩背部放射，常向双臂放射，以风池处为甚，并感头晕，腰中冷，腹重，纳可，寐欠安，大便常年溏薄，多于清晨，夜尿每晚 5~6 次。舌质淡，苔白润，脉弦细。专科检查示，颈部压痛，风池穴处压痛明显，握力正常，扣顶试验（＋），双臂丛神经牵拉试验（＋）。心电图示，窦性心律不齐，不完全右束支传导阻滞。颈椎 X 线示，生理曲度消失，$C_{4~5}$ 双侧钩突稍边尖，$C_{5~6}$ 椎间隙狭窄。此为精气亏损，卫外不固，导致外邪注于肌腠经络，留滞关节筋骨，气血痹阻而发为风寒湿痹。

**中医诊断** ①项痹。②肾着。

**证候** 风寒湿痹。

**西医诊断** ①高血压。②颈椎病。

**治法** 通调督任，温补脾肾。

**处方**

（1）四物汤加减。蕲蛇 18g，葛根 15g，川芎 12g，生白芍 24g，熟地黄 15g，当归 12g，五味子 6g，肉豆蔻 12g。2 剂。水煎渣再，400mL 水煎至200mL。

（2）取穴合谷（双）、列缺（双）、百会、带脉、肾俞（双）、足三里（双）、夜尿点（双）、三阴交（双）、曲泽（双）、大椎、风池（双）。每次取 4~5 穴，加关元、气海 TDP，平补平泻，留针 30min，每日 1 次。

（3）针前及针后半小时监测血压。

**二诊（2003 年 8 月 2 日）** 经上述治疗后颈项压痛，连及肩背部略有减轻，腰中冷、腹重较前明显改善，纳可，夜寐好转，夜尿每晚 1~2 次，大便正常，1 日 1 行。舌质淡红，苔薄白，脉弦细。血压 140/90mmHg。此气血通畅，通则不痛。

**处方** 合谷（双）、列缺（双）、百会、带脉、天柱（双）、足三里（双）、夜尿点（双）、三阴交（双）、头维（双）、大椎、风池（双）。每次取 4~5 穴，加关元、气海 TDP，平补平泻，留针 30min，每日 1 次。针前及针后 0.5h 监测血压。

**随访（2003 年 8 月 5 日）** 患者诉颈项压痛，连及肩背部较前有所减轻，腰中冷、腹重除，纳可，夜寐好转，夜尿每晚 1~2 次，大便正常，1 日 1 行。舌淡，苔白，脉弦细。血压 135/80mmHg。

**按** 《金匮要略》"五脏风寒积聚病脉证治"载："肾着之病，其人身体重，腰中冷，如坐水中……腹重如带五千钱，甘姜苓术汤主之。"1980 年曾以此方收治一典型肾着证，一剂缓，二剂愈；2005 年为本科室护士陈某针刺第二掌骨内侧阳性点，一周愈其肾着之证。总的治则是温养脾肾之阳，逐寒通络。项痹 10 余年，中西医诸法施治未见显效，以大椎、关元、肾俞、足三里针灸，配服四物汤加减，养阳育阴，通调督任取得显效。局部取穴不多，以调体调治见功。

尿频，在患者候诊时发现其症，加双手针夜尿点，3 次见效，此为经验穴，尤对女性尿失禁颇有显效。

汤药针灸愈胸痹、脏躁，月经失调伴胸闷头晕、气促年余者。治以自拟方五味饮，养阳育阴，调和气血。

王某，女，50 岁。2008 年 4 月 2 日初诊。

**主诉**　月经失调伴胸闷头晕、气促年余。

**现病史**　患者一年来月经失调，经服中、西药（具体不详）未见显效。症见月经周期紊乱，经期延长，持续时间 7~23 日，量多，色暗红，夹有血块，胸闷，头晕（气候变化即甚），登楼 1~2 层即气促气喘，渴喜热饮，神疲乏力，睡眠不佳，时彻夜不寐，大便 2 日 1 行，小便黄，血压 150/95mmHg。此阳气不足，耗伤阴液，冲任不固，经血失于制约，瘀血阻塞脉络。

**中医诊断**　①胸痹。②脏躁。

**证候**　阴阳失和，气血不足。

**西医诊断**　①心肌供血不足。②更年期综合征。

**治法**　养阳育阴，调和气血。

**处方**　自拟方五味饮。黄芪 24g，党参 24g，五味子 6g，大枣 6g，枣仁 15g，3 剂。水煎渣再，400mL 水煎至 200mL。

**二诊（2008 年 4 月 7 日）**　患者诉服 3 剂药后月经已停，胸闷，头晕，口干已解，气促气喘，大便 1 日 1 行，小便黄臭，血压 155/100mmHg。舌红、有瘀斑，苔薄白，脉沉。此为经血得于固摄。增健脾补气之品，故上方加白术 12g，陈皮 6g，茯苓 12g。3 剂，煎服法同前。

**三诊（2008 年 4 月 15 日）**　头痛已愈，气喘、胸闷有所缓解，自觉十去其二，口苦口臭，纳寐可，大便调，小便黄臭。舌质暗红，少苔，脉弦滑。血压 165/90mmHg，考虑其主要病机已见明显变化，冲任得固，治疗以健脾益气为主。

**处方**　黄芪 24g，党参 24g，五味子 6g，大枣 6g，枣仁 15g，白术 12g，陈皮 9g，半夏 9g，茯苓 9g，枳实 9g，北杏仁 12g，茜草 12g，天麻 18g，杜仲

15g。3 剂，煎服法同前。

**四诊（2008 年 4 月 22 日）** 患者诉近一周来，情绪不佳，胸中闷塞，善捶打以解，自觉上火，气喘较前无明显改善，纳寐可，大便 1 日 1 行，小便黄臭。舌质红、有瘀斑，苔薄白，脉沉。血压 155/100mmHg。考虑患者现有肝气郁结的表现，结合之前的病史判断，然治疗上以审因求治，仍治以养阳育阴，调和气血之法。

**处方**

（1）取穴：①足三里（双）、三阴交（双）、太阳（双）。②上巨虚（双）、内关（双）、尺泽（双）。③头维（双）、合谷（双）、阴陵泉（双）。每日 1次，每次取 1 组施针，平补平泻，留针 30min。

（2）赤芍 15g，茜草 10g，薤白 15g，枳实 10g，生黄芪 24g，白术 18g，茯苓 15g，党参 30g，柴胡 10g，生白芍 15g，天麻 18g。4 剂，煎服法同前。

**五诊（2008 年 4 月 30 日）** 患者诉服药后胸闷气喘较前有所改善，皮肤瘙痒，阴道红、痛、痒，纳可，寐差，大便调，小便黄臭。舌质红，苔黄、略厚，脉洪。血压 155/100mmHg。考虑患者现有湿热下注的表现，结合之前的病史判断，然治疗上以审因求治，仍治以养阳育阴，调和气血之法。

**处方**

（1）取穴：①足三里（双）、三阴交（双）、太阳（双）。②上巨虚（双）、内关（双）、尺泽（双）。③头维（双）、合谷（双）、阴陵泉（双）。④尺泽（双）、手三里（双）、血海（双）、曲池（双）。每日 1 次，每次取 1 组施针，平补平泻，留针 30min。

（2）守上方加玉竹 18g，制龟甲 24g。4 剂，煎服法同前。

**六诊（2008 年 5 月 13 日）** 患者当日就诊，精神状态佳，面色红润，和治疗前判若两人，诉胸闷、气喘已明显减轻，登至 6 楼无气喘，皮肤瘙痒，阴道红、痛、痒已解，纳寐可，大便成形，小便正常。舌质红、有瘀斑，苔薄白，脉沉。血压 155/100mmHg。此为阳气充足，阴阳调和之象。治以养阳育阴，调和气血之法善其后。

**处方** ①足三里（双）、三阴交（双）、太阳（双）。②上巨虚（双）、内关（双）、尺泽（双）。③头维（双）、合谷（双）、阴陵泉（双）。④耳穴神门、内关（双）、足三里（双）、三阴交（双）。每日1次，每次取1组施针，平补平泻，留针30min。

**七诊（2008年5月23日）** 患者诉胸闷、气喘未有发作，月经来潮已一周，色淡红，量多，纳寐可，二便调。舌质红、有瘀斑，苔薄白，脉沉。血压155/95mmHg。考虑其中气不足，冲任不固，无法统摄血液，故治以健脾摄血之法。

**处方** 隐白直接灸3壮。当天下午月经量由多变少到停止。

**按** 本案系久病、多病气阴亏虚，又逢绝经期，气血逆乱，虚实夹杂，寒热相间，予振阳育阴，调和气血治之。先处以张永树经验方五味饮，服后持续多天的月经停止，随后原方加减续服，症状有所减轻。在此基础上，停药施针，经10天左右的治疗取得明显疗效，持续针灸施治，其间曾有湿热下注及血崩，也都以针灸解之。针灸既能解决久病多病，也能治愈急性的并存症。

# 第十五节 乳 癖

针刺愈乳癖，乳房肿物伴胀痛者，以肩井为主穴，调养冲任，行气活血，获良效。

蔡某，女，28 岁。2007 年 7 月 28 日初诊。

**主诉** 右侧乳房肿物伴胀痛 2 个月。

**现病史** 患者今年 6 月底产后哺乳时发现右侧乳房上部有一肿物，伴胀痛、乳汁不通、发热，遂求诊于产科，予中药（具体不详），西药阿莫西林等治疗，治后乳汁已通，但肿物仍在。症见右侧乳房肿物伴胀痛，拒按，疼痛较初起时略有减轻，腰部酸痛时作 1 周，无恶寒发热，无汗出，纳可，寐安，大便干，小便偏黄。舌质淡红，舌苔薄白，脉细数。此由冲任失调，气血瘀滞，积聚于乳房而结块。

**中医诊断** 乳癖。

**证候** 冲任失调，气血瘀滞。

**西医诊断** 乳腺增生。

**治法** 调养冲任，行气活血。

**处方**

（1）取穴：①肩井（双）、大椎、合谷（双）、后溪（双）、足三里（双）、太冲（双）。②曲池（双）、血海（双）、足三里（双）、外关（双），耳穴胸（双）。③足三里（双）、阴陵泉（双）、腕针 4.5.6（双）、耳穴胸（双）。④外关（双）、肩井（双）、丰隆（双）、内庭（双），耳穴胸（双）。⑤足三里（双）、太冲（双）、合谷（双），耳穴腰（双）、腕针 1.2.3（双）。以上 5 组穴位每日选取 1 组，每周 5 日，循环施针，平补平泻，留针 30min。

（2）蒲公英 24g，当归 15g，川芎 18g，熟地黄 18g，生白芍 30g，金银花 15g，山药 24g。3 剂，1 日 1 剂，水煎服，400mL 水煎至 200mL。

（3）局部微波治疗。

**二诊（2007 年 9 月 8 日）** 今诉乳房肿物变软，范围变小，疼痛减轻，腰部酸痛减轻，无恶寒发热，无汗出，纳可，寐安，大便干，小便偏黄。舌淡红，苔薄白，脉细数。此乃冲任失调，气血瘀滞，积聚于乳房而结块。治疗方案同前。予中药。柴胡9g，当归15g，生白芍30g，蒲公英24g，香附12g，郁金12g，甘草3g，元胡18g。3剂，煎服法同前。

**三诊**（2007年9月11日） 乳房肿物及疼痛症状明显改善，十去其七，腰部酸痛减轻，便干，小便偏黄。舌淡红，苔薄白，脉细数。此乃冲任渐复，气血渐畅之象。治疗方案同前。

**四诊**（2007年9月15日） 乳房肿物已消失，无胀痛，腰部酸痛已解，无恶寒发热，无汗出，纳可，寐安，大便干，小便偏黄。舌淡红，苔薄白，脉细数。此乃冲任已复，气血通畅之象。

**按** 该案以冲任失调，气血瘀滞辨证。以肩井、丰隆、血海和腕针为主穴针刺。第10天症减，连续针刺45天告愈。肩井系足少阳胆经要穴，为女性疏肝理气要穴，尤对乳疾特效。

# 第十六节　月经过多

隐白直接灸治疗月经过多，月经量多、色暗，为脾不统血之证。治以隐白直接灸3壮，止血固冲。

刘某，女，41岁。2009年3月10日初诊。

**主诉** 月经量多色暗，夹血块1天。

**现病史** 患者19年前怀孕生产时居住在地下室中，现月经来潮时，经量多，经色暗红，夹有血块，无痛经，经期6~7天，月经周期为23~25天，伴有神疲乏力，少气懒言，未予治疗。1天前月经来潮，量多色暗，夹有血块，今为求进一步诊治，遂来就诊。症见经量多，经色暗红，夹有血块，无痛经，无皮肤紫癜，无恶寒发热，无咯血吐血，神疲乏力，少气懒言，右膝酸软，甚则难以入睡，四肢冰冷，纳可，寐差，二便调。舌尖红边、有齿痕，苔薄白。此湿邪内侵犯中，脾运化功能减退，气血生化无源，气血不足，气的固摄功能减退，气不摄血，导致经水过多。

**中医诊断** 月经过多。

**证候** 脾不统血。

**西医诊断** 排卵性异常子宫出血。

**治法** 止血固冲。

**处方** 隐白，直接灸，3壮。

**随访（2009年3月11日）** 月经量较前减少1/2，色暗红，夹有血块，无痛经。（2009年5月25日）患者诉现月经量中等。

**按** 《黄帝内经·灵枢》"根结"中又将井穴称之为"根"，更有脏腑、经气之根本的含义，井穴对周身脏腑、气血、经脉之气的调节有十分重要的作用。元代朱丹溪在《丹溪心法》"拾遗杂论"说："灸火有补火泻火。若补火，艾火黄至肉；若泻火，不要至肉，便扫除之。"此案直接灸采用补法，脾虚不能固摄血液，导致月经量多，以脾经井穴隐白直接灸治疗，温补脾阳，统摄血液，效果奇佳。

# 第十七节 眩 晕

养阳育阴 澄江传薪

### 病案一

针刺足三里降血压治头晕欲扑，恶心欲呕者，单取足三里，祛风化痰通窍，获良效。

朱某，女，55岁。2003年2月17日初诊。

**主诉** 头晕欲扑，恶心欲呕半个月。

**现病史** 患者半个月前因母亲去世，悲伤过度而出现头晕欲扑，头痛，恶心欲呕，左上肢麻木，紧急拨打"120"求救。医生予静脉注射强心针（具体用药不详）后好转，不久后复发，反复发作数次后就诊于泉州市第一医院，予口服冠心病药物（具体不详）治疗，无明显改善。今就诊时由家人搀扶前来，面色少华，头晕头痛，全身乏力，站立不稳，伴恶心欲呕。舌质红，苔微黄，脉弦数。血压190/110mmHg。此由情志失调，导致肝木旺，阳亢化风，夹痰窜走经络，上扰清窍，发为眩晕。

**中医诊断** 眩晕。

**证候** 风痰上扰。

**西医诊断** 高血压。

**治法** 祛风化痰通窍。

**处方** 足三里，平补平泻，留针30min。

针后患者头晕欲扑、恶心欲呕除，已可自己行走。血压170/105mmHg。

**二诊（2003年2月18日）** 昨日针后头晕欲扑、恶心欲呕除，已可自己行走。治疗方案同前。

**三诊（2003年3月10日）** 头晕欲扑，恶心欲呕已解，舌红，苔微黄，脉弦数。血压140/90mmHg。法当同前。三诊而痊愈。

**按** 头晕欲扑、恶心欲呕半个月，前往急诊科求诊，诊为高血压，予冠心病药物。初诊时血压190/110mmHg，单穴取足三里，针后症减，次日血压隐降。足三里乃强壮穴，以其双向调节取奇效，单穴降压乃张永树的经验。

## ◆ 病案二

八珍汤愈眩晕，头晕目眩反复发作者，为气血两虚，脑失所养之证。治以八珍汤加减益气养血，升阳开窍。

吴某，女，38岁。2005年10月25日。

**主诉** 头晕目眩反复发作1周，加剧半天。

**现病史** 患者1周前因劳累后出现头晕、视物旋转，站立不稳，伴恶心欲呕，眩晕症状持续0.5~2min，无颈项不适，无头痛耳鸣，当时本诊于当地卫生院行颈椎X片未见明显异常，予丹参注射液静脉滴注后症状减轻，但眩晕仍发作，以晨起时尤甚，伴恶心欲呕，今晨起后自觉症状较前加剧。症见头晕目眩时作，尤以翻身坐起等坐位改变，头项转侧时诱发或加重，伴恶心欲呕，神疲乏力，纳可，寐欠安，二便调。舌质淡胖，苔白，脉细弱。此为气血两虚，清阳不展，脑失所养之象。

**中医诊断** 眩晕。

**证候** 气血亏虚，清窍失养。

**西医诊断** 良性位置性眩晕。

**治法** 益气养血，升阳开窍。

**处方**

（1）合谷（双）、足三里（双）、血海（双）、百会、头维（双），平补平泻，留针30min。

（2）八珍汤加减。当归10g，川芎12g，白芍20g，熟地黄20g，党参25g，茯苓25g，白术15g，炙甘草8g。3剂，水煎渣再，400mL水煎至200mL。

**二诊（2005年10月28日）** 患者诉经上次就诊针灸治疗后，眩晕症状明显减轻，经服以上中药后，神疲乏力已见改善，夜寐转安，眩晕发作次数减少，每日2~3次，纳可，二便调。舌质淡红，苔薄白，脉细弱。此气血渐复之征。

治疗方案同前。

患者就诊时诉已无明显头晕，翻身坐起自如，但仍稍觉神疲乏力，纳可，寐安，二便调。舌质淡，苔白，脉细。此气血渐复、清窍得养之征，以四君子汤加减健脾益气善其后。

**处方** 党参 25g，茯苓 25g，白术 15g，炙甘草 8g，砂仁 8g，山药 30g，桂枝 6g。3 剂。服法及禁忌同前。

**按** 此案治疗用八珍汤，张永树临证常以四物、四君、二陈等较为平和的 3 剂，取效，且常以较长时间守方不动，他认为"有斯证，择斯方"，谨守病机，充满自信，该病患者反复发作，因易作过度而起病，以八珍调气血，使清窍得以滋养而取效。

# 第十八节　虚　劳

温和灸养阳育阴愈食管癌术后化疗骨髓抑制，食管癌术后化疗骨髓抑制者，温和灸大椎、关元、足三里、肾俞以通调督任，养阳育阴，获良效。

黄某，男，50岁。2003年6月24日初诊。

**主诉**　神疲乏力5个月。

**现病史**　2002年12月7日体检时发现血常规示，白细胞$4 \times 10^9$/L，血小板$416 \times 10^9$/L。粪常规示，潜血试验（+）。经胃镜检查、病理诊断示，食管癌。于2003年1月27日行食管癌切除术。术后病理示，食管（中段）溃疡型鳞状细胞癌（中-高分化），癌细胞浸润至浅肌层，贲门左淋巴结（0/4）、隆突旁淋巴结（0/1）、胃左淋巴结（0/2）、食管旁淋巴结（0/4）。均未见转移癌细胞。术后予化疗治疗，出现骨髓抑制，曾注射过2次升红细胞药物，红细胞数量略有上升，但一周后下降。症见神疲乏力，少气懒言，腰部酸痛，纳呆寐差，二便调。舌质淡，舌苔白，脉细。此因手术及化疗导致体内正气受损，气血不足。

**中医诊断**　虚劳。

**证候**　气血不足。

**西医诊断**　食管癌术后。

**治法**　补益气血，养阳育阴。

**处方**　关元、足三里（双）、肾俞（双）、大椎。温和灸，两组交替，每日1组，每穴1h。嘱患者自行在家施术。

**随访（2003年7月7日）**　复查血常规示，白细胞$3.7 \times 10^9$/L，红细胞$3.00 \times 10^9$/L，血红蛋白：93g/L。

2003年8月7日，复查血常规示，白细胞$4.8 \times 10^9$/L，红细胞$3.16 \times 10^9$/L，血红蛋白97g/L。

2003年9月27日，患者诉神疲乏力，少气懒言较前明显改善，腰部酸痛较前有所缓解。复查血常规示，白细胞$5.7 \times 10^9$/L，红细胞$3.78 \times 10^9$/L，血红蛋白109g/L。

**⊦ 按 ⊦**　患者患食管癌行切除术，且行化疗，致使体内正气受损，气血耗伤，体内元气不足，以温和灸大椎、关元、足三里、肾俞以通调督任，养阳育阴。在未予其他疗法条件下坚持 3 个月不懈自行施灸，症状得以明显减轻，检查所得结果逐渐变好。之前曾用了价格昂贵的洋药并不见效，施古老的灸法于相关的穴位而取显效，故值得一记。

# 第十九节 面 痛

针刺治疗2个月愈带状疱疹（颜面）后遗三叉神经痛，左侧面痛6年者，取阳明太阳经穴，疏通经络，祛风止痛，获良效。

李某，女，59岁。2008年10月10日初诊。

**主诉** 左侧面痛6年。

**现病史** 患者6年前因感冒后头面部出现带状疱疹，于香港某医院治疗（具体不详），疱疹治愈后出现头痛、面部短暂的针刺样剧痛，在泉州某医院予中药治疗（具体不详），症状未见好转。左侧面部短暂性针刺样剧痛，每次持续数分钟，发作次数不定，一般1日10次左右，突发突止，无预兆，间歇期完全正常。张口、吹风时可诱发或加重。说话、咀嚼、呵欠无影响。面部潮红，偶有瘙痒感，迎风流泪，头痛，脾气急躁。纳寐可，二便调，舌淡，苔黄白、相兼微腻，脉弦滑。此由患者病程日久，且有外伤，久病入络使面部经络气血痹阻，经络不通，不通则痛，产生面痛。

**中医诊断** 面痛。

**证候** 气血瘀滞。

**西医诊断** 三叉神经痛。

**治法** 疏通经络，祛风止痛。

**处方** ①神庭、合谷（双）、太阳（双）、太冲（双）、皮质下（左耳）。②三阴交（双）、丰隆（双）、合谷（双）、列缺（双）、养老（双）、曲池（双）。③中渚（双）、解溪（双）、三阴交（双）、头维（双）、脑干（左）。④肾俞（双）、脾俞（双）、承山（双）。⑤丰隆（双）、尺泽（双）、手三里（双）、合谷（双）。⑥列缺（双）、血海（双）、阴陵泉（双）、太冲（双）、侠溪（双）。每日1次，每次从中选取1组穴位，平补平泻，留针30min。

**二诊（2008年11月19日）** 左侧面部刺痛减轻，发作次数减少，1日2~3次，张口、吹风时可诱发或加重。偶有瘙痒感，迎风流泪减轻，偶有头痛，脾气急躁。舌淡润，苔薄白，脉弦滑。此乃气血痹阻，经络不通，不通则痛。

在原有处方上加第7组：八邪（双）、劳宫（双）、条口（双）、悬钟（双）、百会。

†**三诊**（2008年12月28日）† 左侧面部刺痛已解。无瘙痒感、迎风流泪，偶有头痛。舌淡润，苔薄白，脉平。此乃经络通畅，通则不痛。

†**处方**† 肾俞（双）、腰阳关、承山（双）、腕针上4.5.6，平补平泻，留针30min。

†**随访**（2009年1月16日）† 经上述治疗后，患者面痛已渐复，半个月来，未再发作，拟返港。

†**按**† 该案面痛（三叉神经痛）6年，久经中西药施治无效，按中医辨证其为病程日久，且有外伤，久病入络使面部经络气血痹阻，经络不通，不通则痛，产生面痛。经以针刺阳明太阳经穴疏通经络，祛风止痛，两个月坚持治疗告愈。

# 第二十节 躁 动

耳穴加汤药控制小儿多动症，小儿注意力涣散，多动者，以耳穴加汤药，从脾入手，以土柔木，土反生火，获良效。

陈某，男，7岁。2008年7月25日初诊。

**主诉** 注意力涣散，多动不安3年。

**现病史** 患者3年来注意力涣散，多动不安，影响正常学习和生活，曾至泉州市儿童医院、泉州市第三医院求诊，儿童心理医师诊断为孤独症（自闭症）前期，智力轻度低下。心理治疗无明显好转，症见面色少华，精神不集中，不喜与人交流，多动，语言组织能力差，不能正常表达。家属诉无法端坐听课，易烦躁。纳可寐可，二便调。舌质淡，苔薄白，脉弦。

**中医诊断** 躁动。

**证候** 肾虚肝亢。

**西医诊断** 儿童多动综合征。

**治法** 调养肝脾，育阴潜阳。

**处方**

（1）耳穴（右侧）神门、脾、心，王不留行籽贴压，嘱每穴按压1~3min，每日3~5次。

（2）四君子汤加减。甘杞15g，党参12g，白术12g，莲子9g，山药12g，茯苓15g，煅磁石15g，黄精18g。3剂，水煎渣再，400mL水煎至200mL。

**二诊（2008年8月20日）** 家属诉其精神较前集中，与人交流增多，多动症状有所改善，可持续10min左右端坐听课，易烦躁，纳可寐可，大便1日3次，小便正常。舌质淡，苔薄白，脉弦。故上方加入五味子4g补肾宁心。煎服法同前。加用耳穴（左侧）神门、脾、三焦，王不留行籽贴压，嘱每穴按压1~3min，每日3~5次。

**三诊（2008年9月19日）** 家属诉其多动症状有所改善，可持续20min左右端坐听课，烦躁较前已有所控制，纳寐可，大便1日3次，小便正常。

**四诊（2008年10月9日）** 患者言语增多，语言表达能力较前有所增强，家属诉注意力较前集中，多动症状较前明显改善，可保持45min端坐听课，脾气急躁，纳可，夜寐差，夜晚23时后方可入睡，睡眠质量一般。舌淡，苔薄白，脉弦滑。考虑其心肝脾肾功能逐渐恢复，头窍清明，治疗以清心安神、息风止动为法。

**处方**

（1）泉州民间偏方八仙方加减。蚕沙12g，金蝉10只，蚕衣10只，防风6g，神曲10g，山栀子9g，莲子9g，酸枣仁6g。3剂，水煎渣再，400mL水煎至200mL。

（2）耳穴（右侧）神门、脾、心，王不留行籽贴压，嘱每穴按压1~3min，每日3~5次。

**按** 患儿母亲系西医小儿科医师，遍求中西医诊治无效。中医无"多动症"病名，古医书有"躁动""失聪""健忘"记载，多责之于肝、肾、心。"诸风掉眩，皆属于肝"。本案以土柔木，土反生火。方用四君子汤，耳穴取神门、脾、心（耳为宗脉所聚）。施治后能静听课时间从10min、20min，及至2个半月后可端坐听课45min，诸症均明显减轻。续以耳穴贴压，以泉州民间八仙方善其后。

养阳育阴 澄江传薪

# 第二十一节　蛇串疮

灯心灸、针刺愈蛇串疮，右侧腰部出现红斑水疱者，灯心灸患处，配合针刺阳明经太阴经腧穴，温通经络，活血止痛，获良效。

钟某，女，52岁。2008年12月2日初诊。

**主诉**　右侧腰部出现红斑水疱5日。

**现病史**　患者5日前无明显诱因右侧腰部出现红色斑丘疹，未予重视，后又进食海鲜，斑丘疹转变为绿豆大小簇集成群的水疱，抽痛，痛势剧烈，疼痛导致难以入寐，右侧躯干白天酸麻，口干，食可，二便调。舌尖及两边有瘀点、有齿痕、色略晦，舌苔白，右脉弦稍滑，左脉沉细稍滑。此由湿热毒盛，气血凝滞而引发此病。

**中医诊断**　蛇串疮。

**证候**　湿毒内蕴

**西医诊断**　带状疱疹。

**治法**　温通经络，清热活血止痛。

**处方**　合谷（双）、血海（双）、丰隆（双），平补平泻，留针30min。取针后灯心灸患处周围。嘱患者保持局部干燥，注意休息，忌食辛辣肥甘厚味。

**二诊（2008年12月3日）**　察其疱疹向外扩散。患者自觉疼痛无明显改善，右侧躯干白天酸麻，口淡，纳可寐差，二便调。

**处方**　①外关（双）、血海（双）、丰隆（双）、灯心灸瘰脉。②曲池（双）、血海（双）、足三里（双）、丰隆（双），灯心灸患处周围。③曲池（右）、足三里（双）、三阴交（双）；耳尖放血。每日1次，每次选取1组处方，交替选用，平补平泻，留针30min。嘱患者保持局部干燥，注意休息，忌食辛辣肥甘厚味。

**三诊（2008年12月6日）**　察其疱疹稍有扩散，患者自觉痒止，仍痛甚，不能入寐，纳可，前两天未解大便，小便调。

**处方**　合谷（双）、阴陵泉（双）、太冲（双）、承山（双），平补平泻，留针 30min。承山起针后放血少许，灯心灸患处周围。嘱患者保持局部干燥，注意休息，忌食辛辣肥甘厚味。

**四诊（2008 年 12 月 8 日）** 察其大部分疱疹已结痂，患者自觉疼痛十去其六，口淡，纳可，寐差，二便调。

**处方** 头维（双）、血海（双）、曲池（双）、丰隆（双），平补平泻，留针 30min。取针后左耳尖放血。四诊而痊愈。

**按** 蛇串疮为湿热郁久化毒，以患处剧痛，疱疹累累如串珠为临床表现。以灯心灸为主施治是民间验方，运用到临床，疗效明确，以温通经络，针刺清热同时并举，虽未施中西药及其他疗法，也能治愈该病。

# 第二十二节 皮 疹

## 病案一

疏肝理气治疗乳晕皮疹，双乳晕皮疹 7~8 年，为肝气郁结之证。治以四逆散加减及肩井、上巨虚针刺疏肝理气化浊。

吴某，女，22 岁。2009 年 5 月 29 日初诊。

**主诉** 双乳晕皮疹 7~8 年。

**现病史** 平素身体虚弱，7~8 年前无明显诱因出现双乳晕周围皮肤瘙痒、溢脓水，曾于福建医科大学附属第二医院皮肤科就诊，诊断为神经性皮炎，予药物（具体不详）外敷，效果不佳。症见双乳晕周围皮肤瘙痒、溢脓水，心烦易怒，遇风则头重如裹，太阳处为甚，喜按，腰酸，情绪紧张、食寒凉食物及遇风可出现呕吐、腹痛、腹泻、泻后痛减，厌食，寐差，多梦易醒，食热性食物则大便秘结，干硬难解，甚则肛裂，1 行 2~5 天，小便正常。舌质红，苔薄白，脉细。专科检查示，双乳晕周围皮肤色暗、溢脓水。此乃情志不遂，郁怒伤肝，肝失疏泄，横乘脾土，脾气不足，湿浊内蕴。

**中医诊断** 皮疹。

**证候** 肝气郁结。

**西医诊断** 神经性皮炎。

**治法** 疏肝理气化浊。

**处方**

（1）四逆散加减。枳实 18g，柴胡 9g，生白芍 18g，茜草 15g，薏苡仁 24g，川楝子 12g。3 剂。水煎服，每日 1 剂，400mL 水煎至 200mL。

（2）肩井（双）、上巨虚（双），平补平泻，留针 30min。

**二诊（2009 年 6 月 3 日）** 患者诉针 1 次后及服 3 剂药后双乳晕已无溢脓水，时觉瘙痒，纳、寐可，大便已成型，量不多，1 日 1 行，小便正常。专科检查示，双乳晕周围皮肤色暗。

┼ **随访** ┼　未有复发。

┼ **按** ┼　患者症多且杂，但中医思路辨其均为肝气郁结所致，肝失疏泄，横乘脾土，脾气不足，湿浊内蕴。

初诊之方，以四逆散疏肝理气，结合针刺肩井、上巨虚取效。肩井系足少阳胆经要穴，为女性疏肝理气要穴，尤对乳疾特效。上巨虚为大肠下合穴，尤对便秘及泄泻有双向调节的作用。一诊即愈。

## ⬤ 病案二

瘲脉灯心灸愈腹部皮疹案，少腹部及毛发间皮疹，为湿毒内蕴之证。治以瘲脉灯心灸清利湿毒。

施某，女，14岁。2009年7月2日初诊。

┼ **主诉** ┼　少腹部皮疹瘙痒5年，伴毛发间皮疹1周。

┼ **现病史** ┼　2001年时下腹部被狗咬伤，注射狂犬疫苗后，下腹部伤处出现皮疹，伴有瘙痒。曾于私人医院草药贴敷（具体不详），症状无明显改善。一周前无明显诱因伴见毛发间皮疹。症见下腹部苔藓样皮疹，表面干燥，色暗红，稍有脱屑，瘙痒难耐，头顶百会附近包绕着不规则的、覆盖白色鳞屑的斑片，头发干燥无泽，口臭不渴，易躁，偏食，寐不佳，大便秘结，小便正常。舌体瘦长，质偏红，少苔，脉沉。此乃腑气失宣，湿浊内生，且外受毒邪，湿浊与邪毒互结，郁阻肌肤而发此症。

┼ **中医诊断** ┼　皮疹。

┼ **证候** ┼　腑气失宣，湿毒内蕴。

┼ **西医诊断** ┼　神经性皮炎。

┼ **治法** ┼　宣通腑气，清利湿毒。

┼ **处方** ┼　生黄芪6g，生白芍30g，金银花15g，苍术18g，川厚朴12g，芒硝12g（另包）。3剂。水煎渣再，400mL水煎至200mL。

┼ **二诊（2009年7月6日）** ┼　服上方后腹部及头顶毛发间皮疹略有改善，

口臭不渴，易躁，偏食，寐不佳，大便通畅，小便正常。舌体瘦长，质偏红，少苔，脉沉。此腑气通降，湿热得以清化之征，上方加紫草12g，生大黄6g。煎服法同前。

┤**三诊（2009 年 7 月 17 日）**├　服上方后患者诉腹部及头顶毛发间皮疹较二诊无明显改善，口和，纳可，寐不佳，大便通畅，小便正常，舌质偏红，苔少，脉沉。此为腑气通畅，湿浊渐除之征，考虑以清泄毒邪善其后。

┤**处方**├　双瘛脉灯心灸。

┤**随访（2009 年 7 月 22 日）**├　患者诉灯心灸后第二日腹部皮疹结痂，脱落，2~3 日即愈，毛发间皮疹亦见明显改善，口和，纳可寐佳，大便通畅，小便正常。舌略红，苔薄白，脉略沉。

┤**按**├　瘛脉为手少阳三焦经经穴，功能清泻三焦火热。灯心灸瘛脉是泉州民间用于治疗颜面部疖肿的。现临床在此基础上扩大其疗效，用于治疗皮疹、湿疹、蛇串疮等皮肤疾患取得神效。

# 第二十三节　湿　疮

针刺为主愈颜面皮肤溃烂，反复全身皮肤红肿痒痛2年，颜面皮肤红肿痒痛溃烂4天，为内外二邪相搏，邪毒浸淫肌肤，上犯于面部之证。针灸与方药结合，养血活血，利湿解毒。

颜某，女，70岁。2003年3月19日初诊。

**主诉**　反复全身皮肤红肿痒痛2年，颜面皮肤红肿痒痛溃烂4天。

**现病史**　患者2年前无明显诱因出现皮肤红肿痒痛，曾发于大腿内侧，右颈肩部，呈走窜性，就诊于泉州市皮肤病防治院、泉州市第一医院皮肤科，予外用药膏（具体不详），用后局部皮损缓解，不久后他处发作，求诊中医，于养血凉血、健脾燥湿之剂内服后症状缓解，1年未复发。2个月前左手背被鸡爪抓伤，经清创处理后伤口愈合，但2~3天后局部出现感染，红肿热痛，经外用青草药，红肿消退。4天前突发颜面部皮肤红肿痒痛，曾往泉州市皮肤医院就诊，予药物内服外用（具体不详），症状加重。现症见颜面部皮肤多处红肿痒痛，溃烂含脓，范围较前扩大，无恶寒发热，无汗出，纳、寐可，大便成形，排便不规律，1~3日1行，小便正常。舌质暗，舌边、尖有瘀点，苔薄白，少津，脉细。此禀赋不耐，脾胃不足，脾失健运，湿热内生，2个月前又受外伤，内外二邪相搏，邪毒浸淫肌肤，上犯于面部。

**中医诊断**　湿疮。

**证候**　湿毒瘀上犯。

**西医诊断**　湿疹。

**治法**　养血活血，利湿解毒。

**处方**

（1）取穴：①外关（双）、曲池（双）、血海（双）、足三里（双）。②阴陵泉（双）、梁丘（双）、百会、头维（双）、丰隆（双）。③上巨虚（双）、腕针上4.5.6、八邪、太阳（双）。每次选用其中1组处方，平补平泻，留针30min。

（2）四物汤加减。当归 6g，川芎 6g，赤芍 12g，酒地黄 15g，茜草 15g，紫草 10g，土茯苓 30g，黄连 6g，牡丹皮 10g。3 剂。水煎服，400mL 水煎至 200mL。

（3）太阳、耳尖放血。

**二诊（2003 年 3 月 20 日）** 服上方后颜面部皮肤红肿痒痛较前有所改善，纳、寐可，大便成形，排便不规律，1~3 日 1 行，小便正常。舌质暗，舌边、尖有瘀点，苔薄白，少津，脉细。此湿、毒、瘀 3 邪得以清除，但仍潜留于血分。当增凉血活血之品，故上方加生地黄 18g，山栀子 12g，白鲜皮 15g。煎服法同前。针灸处方守上方。

**三诊（2003 年 3 月 25 日）** 服上方后颜面部皮肤皮损较前明显缩小，红肿痒痛较前明显改善。此湿、毒、瘀 3 邪渐出之征，上方去山栀子、白鲜皮，加车前子 15g。3 剂。煎服法同前。针灸处方守上方。

**四诊（2003 年 4 月 2 日）** 颜面部皮肤红肿痒痛十去其七，大便成形，1~2 日 1 行，舌脉如前。此湿、毒、瘀 3 邪清除之征，方拟四物汤加减。

**处方** 当归 12g，川芎 12g，生地黄 18g，熟地黄 18g，丹参 15g，生白芍 15g，黄芪 24g，山药 24g，茜草 12g。3 剂。煎服法同前。针灸处方守上方。

**随访（2003 年 8 月 30 日）** 患者诉全身皮肤未再发作，红肿痒痛已解。

**按** 曲池、血海、丰隆组合是张永树用以振阳活血、清热祛湿的基本方，也是治疗皮肤热毒、湿疹的经验方，疗效明显。

该案以曲池振奋阳气，清泄热毒；血海活血搜风；丰隆健运水湿，化浊理气；配耳尖、太阳放血，针后逐日缓解；辅以养血活血为主的汤药坚持半个月基本痊愈。

# 第二十四节 口 疮

取合谷、丰隆治愈喉癌术后，咽喉、口腔、舌边溃疡半年者，取合谷、丰隆为主穴，健脾化湿，清热，获良效。

洪某，男，56岁。2004年12月18日初诊。

**主诉** 咽喉、口腔、舌边溃疡半年余。

**现病史** 患者于1997年外感后出现声音嘶哑，后逐渐加重。2000年在香港医院诊断为"喉癌"。当年10月在福建省立医院行喉癌根除术，术后无异常。续在工厂上班，今年6月因工作劳累出现咽喉、口腔、舌边溃疡，曾往福建省立医院检查，无异常发现。后又往香港医院体检，未见明显病变。察其面色少华，形体消瘦。咽喉、口腔、舌边溃疡，吞咽因溃疡疼痛而受限，痰涎多，纳差，食量减少1/2，睡眠如常，时而多寐，大便2~3天1行，夜尿多，一夜1~2次。舌偏红，苔薄白，脉沉弦。血常规示，中性粒细胞74.4%，补体$C_4$为0.41g/L，血沉67mm/h。血生化示，白蛋白31.3g/L，球蛋白36.1g/L，乳酸脱氢酶318IU/L。此由气滞血瘀而为癥，行手术切除伤气血，术后恢复良好，复劳作于工厂，饥饱失调，中土失健，内热并湿而见肺系热迫，故发溃疡。

**中医诊断** 口疮。

**证候** 脾胃虚弱，湿热熏蒸。

**西医诊断** 复发性阿弗他溃疡（重型）。

**治法** 健脾化湿，清热。

**处方** 合谷（双）、血海（双）、丰隆（双）、足三里（双）、头维（双）、曲池（双）、廉泉、右耳屏尖。交替每次选用2~3穴，每天1次。平补平泻，留针30min。

**二诊（2004年12月27日）** 舌边溃疡已愈，咽壁溃疡较前明显好转，吞咽疼痛明显减轻，痰涎已除，纳食可，食量增加1倍，寐佳，二便调，大便1日1行。舌淡红，苔薄白，脉弦。

**处方** 合谷（双）、血海（双）、丰隆（双）、足三里（双）、头维（双）、曲池（双）、肾俞（双）、承浆、廉泉、百会，耳穴屏尖。交替每次选用2~3穴，每天1次。平补平泻，留针30min。

**三诊（2005年1月8日）** 口腔溃疡有转移，但明显缩小，余正常，纳食可，食量增加1倍，寐佳，二便调，大便1日1行。

2004年12月31日，复查血沉24mmol/L，血常规无明显异常。

**随访（2005年1月14日）** 咽喉、口腔、舌边溃疡已愈。舌淡红，苔薄白，脉弦。

**按** 本例系张永树之"养阳育阴"大法取效。阳气为人身之大宝，虽见咽喉溃烂，其本为阴亏之内热；痰涎不断难摄乃脾肾不足所致。以调养阳气以培育阴津，既断内热之源又顾护脾肾的化生固摄。辅清热之泻法也是治标之一法。

⬤ **病案一**

疏风化痰汤药愈小儿喘证，感冒伴咳嗽痰鸣反复发作，为卫外不固，引动内宿之痰湿之象。治以八仙方加减搜风健脾，化痰止咳。

吴某，女，6岁。2007年4月10日初诊。

**┼主诉┼** 感冒伴咳嗽痰鸣反复发作2年余，复感风邪咳嗽10天。

**┼现病史┼** 患儿平素体虚，2年来天气变化易感冒，咳嗽时作，每以西药口服或挂瓶点滴（药物不详）治疗。10天前感受风邪出现咳嗽、喷嚏。症见咳嗽、咳声重浊，晨起打喷嚏，流涕，色白质稀，盗汗，无咳痰，无恶寒发热。发病以来，厌食，饮食尚可，寐差，二便调。舌质红，苔厚，脉数。两肺均可闻及哮鸣音。此为脾气素虚，痰湿内停，卫外不固，易于感受外邪，引动内宿之痰湿之象，脉数为里虚之征。

**┼中医诊断┼** 小儿喘证。

**┼证候┼** 脾土失健，风寒袭肺。

**┼西医诊断┼** 喘息型支气管炎。

**┼治法┼** 搜风健脾，化痰止咳。

**┼处方┼** 八仙方加减。陈皮6g，半夏6g，茯苓9g，黄精12g，前胡4g，防风4g，金蝉4只，山药12g，3剂。水煎，每次服5mL，每日6次，1日1/3剂。

**┼二诊（2007年4月14日）┼** 家属代诉咳嗽时作，咳声清，晨起仍有打喷嚏，流涕，色白清稀，痰少，盗汗有所减轻，无恶寒发热，纳可寐佳，二便调。舌质淡红，苔薄黄，脉细数。此宿痰得以清化，但脾气仍虚。当增益气生津之品，故上方加太子参15g。3剂，煎服法同前。

**┼三诊（2007年4月17日）┼** 服药后仍打喷嚏，流涕，色白质稀，咳嗽加重，咳痰，痰色白，不易咳出，盗汗减轻，十分去八九分。舌尖红，苔薄黄，脉数。此脾虚之征，佐润肺醒脾之品，上方加六神曲 9g，山楂 9g，细辛 2g，凤凰退 9g，苦杏仁 6g，金蝉增为 10 只。3 剂，煎服法同前。

**四诊（2007 年 6 月 17 日）** 半个月来鼻塞，打喷嚏，咳嗽 3 天。现咳嗽，痰多，厌食，腹痛，寐不安，大便不成形。舌红，苔白，脉浮。此脾气素虚，卫外不固，感受外邪，引动内宿之痰湿之象。上方去金蝉，加荆芥 12g。3 剂，煎服法同前。

**五诊（2007 年 6 月 20 日）** 家属代诉服药后咳嗽立减，昨晚咳嗽时作，大便已成形，无恶寒发热，纳可寐佳，小便正常。舌淡红，苔薄白，脉数。此脾胃得健，痰湿已除，肺气宣通。上方去荆芥，加胆南星 6g，金蝉 10 只。3 剂，煎服法同前。随访咳嗽咳痰已除。

**按** 喘证多为风邪引动宿痰，"痰脾为生之源，肺为贮痰之器"。健脾是治痰之本，疏风乃标本同治之举。该患儿 2 年来咳喘反复发作，每以抗生素、抗过敏的西药或口服，或挂瓶，易多生抗药性且有副作用，转以中药内服，标本同治，能见效，且少有副作用。发作频率降低，程度减轻。施治时急则以疏风化痰为主，缓则以健脾和中为本。近 20 年来小儿喘证每有增多趋势，此法可推广。

## 病案二

小青龙汤、四君子汤愈小儿喘证，气喘时作 5 个月伴咳嗽 1 周，为风邪内侵，引动宿痰之证。治以小青龙汤、四君子汤加减搜风化痰、益气健脾。

林某，男，10 岁。2008 年 3 月 10 日初诊。

**主诉** 气喘时作 5 个月，伴咳嗽 1 周。

**现病史** 5 个月前无明显诱因出现运动后气喘，经泉州市儿童医院治疗（内服西药及雾化等）后症状有所缓解，但运动后仍喘甚。症见运动后气喘，夜间咳嗽，昨夜为甚，流涕，色黄白相间，痰色黄易咳，汗出昼夜均作，饮食尚可，寐安，二便调。舌质淡红，苔薄白，脉浮。脾气不足，痰浊内阻，风邪内侵，引动宿痰之象。

**|中医诊断|** 小儿喘证。

**|证候|** 风邪引动宿痰。

**|西医诊断|** 喘息型支气管炎。

**|治法|** 搜风化痰，益气健脾。

**|处方|** 小青龙汤加减。麻黄 6g，桂枝 6g，制半夏 6g，五味子 4g，细辛 3g，防风 9g，白果 12g，前胡 12g，2 剂。水煎渣再，400mL 水煎至 200mL。

**|二诊（2008 年 3 月 17 日）|** 服上方后气喘较前有所减轻，夜间仍有咳嗽，无流涕、咳痰，昼夜无汗出，饮食、睡眠可，二便调。舌质红，苔薄白，脉略浮。此痰浊得以清化，但脾气仍不足。当治以健脾益气为主。

**|处方|** 四君子汤加减。党参 12g，白术 18g，茯苓 12g，甘草 6g，防风 6g，金蝉 10 只，麦芽 6g，六神曲 9g，山药 9g。煎服法同前。

**|三诊（2008 年 3 月 27 日）|** 服上方后服药后气喘明显改善，仍咳嗽，咳痰，痰色黄白相间，不易咳出，流涕或黄或白，饮食、睡眠可，二便均正常，大便每日 2 行。舌质红，苔薄黄，脉略浮。此脾气渐复之征，佐发散风寒、通鼻窍之品，上方加辛夷 9g，苍耳 9g。3 剂。服法及禁忌同前。

**|随访（2008 年 4 月 17 日）|** 患者诉气喘已解，现流涕，涕黄有血丝，咳嗽，咳痰，不易咳出，流涕，无恶寒发热，寐差，食常。舌淡，苔白、微厚，脉略浮。

**|按|** 该案日间运动后气喘，夜间咳痰，先予西药治疗无效，后依赖雾化治标，以小青龙汤搜风豁痰，气喘减轻，后以四君子汤建中，佐防风、六神曲（泉州地方药材，系小儿健脾化痰上品）求生痰之源得治，续服 10 剂后得愈。

喘息型支气管炎从中医辨证角度而言，以上述两个方剂可明显取效。

# 第二十六节　小儿泄泻

针药并施愈幼婴水泻，排水样便 5 日者，取阳明经经穴及四君子汤加减，建中止泻，获良效。

黄某，男，1 岁 3 个月。2005 年 8 月 8 日初诊。

┼ **主诉** ┼　排水样便 5 日，每日 7~8 行。

┼ **现病史** ┼　患儿 8 月 1 日出现咳嗽、流涕、喷嚏，就诊于泉州市儿童医院，诊断为上呼吸道感染，予服药（具体不详），药后上症减。8 月 4 日开始出现腹泻、呕吐。复求治于泉州市儿童医院，并发现颜面、颈后出现风团样皮疹，查血常规示，中性粒细胞升高，考虑药物过敏，而停用抗生素，继续补液，补充电解质，但腹泻不止。症见腹泻，1 日 7~8 行，水样便，昨晚 6 时至凌晨 5 时腹泻 7 次，5 时至即刻腹泻 2 次，微有发热，微咳。纳食正常，食后腹泻，而自行控制其食量（约为原量 1/3），寐差，小便量少。舌质红，苔白少，指纹紫红过风关。此由服用西药后致使脾胃受损，水谷不能运化，下趋大肠而致泄泻。

┼ **中医诊断** ┼　小儿泄泻。

┼ **证候** ┼　脾阳不足。

┼ **西医诊断** ┼　药源性肠炎。

┼ **治法** ┼　建中止泻。

┼ **处方** ┼

（1）上巨虚（双）、阴陵泉下 1 寸处（双）、百会平刺 0.5 寸，平补平泻，留针 30min。

（2）四君子汤加减。党参 6g，黄芪 9g，白术 12g，茯苓 6g，大枣 6g，山药 9g，芡实 4g，莲子 6g。1 剂，水煎，每次服 5mL，每日 6 次，1 日 1/3 剂。

┼ **二诊（2005 年 8 月 9 日）** ┼　家长代诉经昨日治疗后，患儿腹泻次数明显减少，昨日中午至今日上午 4 次，呈米糊状，色黄酸臭，微咳。纳食正常，寐差，小便正常。舌淡红，苔薄白，指纹紫红过风关。此乃脾胃受损，水谷不能运化，下趋大肠而致泄泻。治疗方案同前。

†处方†

（1）上巨虚（双）、阴陵泉下1寸处（双）直刺1寸，百会平刺0.5寸，平补平泻，留针30min。

（2）初诊方加神曲6g，蝶衣7只，蝉蜕7只，防风4g。3剂，煎服方同前。

†三诊（2005年8月11日）† 家长代诉患者经2天来的治疗，腹泻呕吐已除，进食量已近正常，大便1日2行，质软，不成形。舌淡红，苔薄白，指纹紫红过风关。此乃脾胃调和，水谷运化逐渐正常之征象，故治疗以健脾益气以善其后。守二诊方续2剂。

†按† 患儿先因外感，予西药点滴，第4天起因抗生素过敏引致水泻。因多种抗生素过敏，加上脱水难续点滴，转科诊治。此案张永树认为乃药之伤，脾阳受损，运化失司，以使清浊不分或泄泻，治尚以扶正健脾，取阳明经经穴为主，"治痿独取阳明"可用于诉有阳气不足，或正气虚弱之证，切不可局限于痿证，"痿"其义乃为"失养"，但凡"失养"则证均可取阳明治之。"合治内腑"，上巨虚调治肠腑有奇效，阴陵泉下1寸为张永树治疗水泻经验穴。本案以脾阳不振而处四君建中与针刺相辅相成取奇效。

传承篇

第一章

张永树眼中的老师

# 第一节　澄江针灸学派一代宗师承淡安

张永树的师祖承淡安，为澄江针灸学派一代宗师。1936 年张永树的老师留章杰到无锡随承老先生学习，一年后回到泉州，行医以内科为主，必要时针药结合。1954 年前后，泉州当地出现流行性乙型脑炎流行，留章杰应用中医、针灸专长介入治疗，流行性乙型脑炎的死亡率降到零，让人们对针灸有了一定了解。此后，留章杰开班授课，张永树等人跟师学习，成为第三代承氏传承人。张永树对老师们尊崇有加，时常撰文以记，与同出师门的学长（姐）学弟（妹）保持密切联系，齐心弘扬承氏针灸。

近代针灸宗师、中医教育家承淡安先生，原名启桐、澹盦，江苏省江阴市华西人，清光绪二十五年（1899 年）九月十三日出生。承门世代行医，其祖父承凤岗精通中医儿科，闻名遐迩。其父承乃盈擅长针灸、儿科、外科。承公少年时随父学医，深受影响。又从同邑名医瞿简庄学习中医内科，打下了坚实的中医基础。

此后，承公就读于上海中西医函授学校，1923 年，由沪返家，以中西二法行医。在临床上，对父亲用针灸治病取得奇效十分钦佩，遂刻苦专攻针灸技术。1925 年，承公独立行医，1926 年，悬壶苏州皮市街、望亭等地，以针灸为主要诊疗手段，获得良好声誉。承公深谙针灸疗法便在诊暇之余邀集同仁，切磋交流，并著文宣传针术的作用和意义。承公决心以复兴绝学为己任，毕生贡献给祖国的针灸事业。

自从清代太医院废止针灸医疗疗法以来，我国古老的针术只能匿伏民间。西学东渐后，传统医学遭受极为严重的冲击。国内针灸医师奇缺，学术前景堪虑。承公高瞻远瞩，以建立针灸队伍为根本，1929 年在苏州望亭创办中国针灸学研究社，这是中国医学教育史上最早的针灸函授教育机构。该社招收全国各地学员，印发教材，通函指导，广传薪火，深受社会欢迎。两年后，因经费窘绌停办，但积累了丰富的函授办学经验。1932 年 10 月，承公将针灸学研究社迁移至无锡市西水关堰桥下，重建中国针灸学研究社，国内外求学者日益增多。办学期间，承公组织撰写学术经验交流书报，在社内刊印《承门针灸实验录》，免费发给学员。1933年10月创办《针灸杂志》，该杂志为中医历史上最早的针灸专业杂志。设有"论文""专载""杂著""问答""社友成绩栏""医讯"等专栏，原为双月刊，后改为月刊，至抗日战争前共出版36期，抗日战争胜利后复刊，出版6期，后更名《针灸医学》，出版了315期。

为改善函授条件，提高教育质量，该社在理论教育的同时，开辟教学实验场所。从1933年11月起，开设实习科，安排学生参加5个月的针灸临床实习，强调教学与实践的紧密结合，广受学员欢迎。1934年，研究社组织结构更趋完备，初具专业学校规模。至1937年初，该社又先后在浙江、陕西、福建、湖北、广东、安徽、香港等地设立分社，在承门弟子和针灸同仁的努力下，东南亚地区也开设了分社，扩大了针灸治疗影响范围。

1934年秋，承公为进一步探索针灸教育和科研的正确途径，东渡赴日，了解和考察了日本针灸现状和办学情况。历时8月余，参观了日本各地针灸学校，与针灸界人士切磋学术。

回国后，承公更加坚定办学的信心，约同有志之士，利用研究社打下的坚实基础和日本带回的针灸资料，创办近代中国的针灸专业学校——中国针灸学讲习所。学校设置学制3个月的速成班、6个月的普通班和两年制的本科班，招收已具有一定医学基础和文学水平的学员，考试合格后录取。课程设内经、经穴学、针科学、灸科学、针灸治疗学等中医学传统知识，并设解剖、生理、病理、消毒、诊断等西医学科。两年制本科增设《难经》《伤寒论》《金匮要略》等中医经典著作课程，经穴点穴等专科及中文、日文（外语）、体育等课程，各课程执行严格的考试制度。1936年7月，创办针灸疗养院，设有病房和治疗室，为学校提供见习和实习基地。1937年2月，讲习所更名为"中国针灸医学专门学校"。

抗日战争爆发后，无锡惨遭日军轰炸，针灸学校被夷为平地。承公以民族大义为重，于1937年冬避难西迁，途经江西、湖南。入川后，辗转于重庆、成都、德阳、简阳、什邡一带。在旅途艰辛、异乡穷困的恶劣环境下，承公不忘素志、独力支撑，坚持行医授学，血泪艰辛，非笔墨所能罄。承公先后在湖南桃源举办训练班 3 个月，在成都开办中国针灸讲习所，兼成都国医学校教授，在德阳的德阳国医讲习所讲授针灸及《伤寒论》。入川十余年，弟子数百人。抗日战争胜利后，承公由四川回到故里，其时国事日非，民不聊生，事业被迫中辍。

中华人民共和国成立之后，承公受到极大鼓舞，积极筹备复社办学。1951 年，中国针灸学研究社在苏州司前街恢复社业。承公在教学的同时，开展针灸临床实验研究，总结前人经验，阐扬针灸学术。地方政府十分关心承公，鼓励并支持他的事业。1954 年，江苏省人民政府聘任承公为江苏省中医进修学校（南京中医药大学前身）校长。从此，承公欣逢盛世，得遂宏愿，在培育现代中医人才、开展针灸研究、促进国际学术交流、振兴祖国医学事业的征途上更是马不停蹄、大展雄才。

在长期艰苦办学的过程中，承公朝斯夕斯、百折不挠把毕生精力献于事业。他节衣缩食，倾囊办学，耳提面命，毫无保留，为学员所敬重。在针灸教学方面，承公授业门生数以千计、函授学员将近万人，范围遍布国内各地及海外东南亚地区，不但为中国针灸事业的振兴做出重要的贡献，也为中国针灸疗法走向世界各地开辟了道路。承公一生好学，刻苦钻研学术，著译专业书稿，手不释卷，笔不停辍，生命不息，耕耘不已。撰写论文数十篇、医著 15 种、译作 5 种，编修针灸图册多种，共计 200 余万言，许多资料及书刊发行于世。承公在学术上率先汇通中西医学，提倡用科学方法整理研究针灸经络，注重实践和严谨求实，主张学术平等和合作，勇于正视现实。此外，承公还致力于针灸器械及用具的研制改进，在毫针、揿针、艾条等针灸器具上有所创新。

综上所述，承公划时代历史功绩在于以下几点。

其一，在创办中医教育机构方面开先河。奠定中医针灸教学的理论基础和临床带教的典范，培养万余门人和一大批针灸专业精英。

其二，开创创办针灸专业杂志的先河。以往城东头的医家不知城西头的医事，彼此鲜有交流。有了针灸杂志，自此，针灸医学的信息可以交流于大江南北，学术成就可以推广于神州大地乃至海内外，针界学人可不谋面而切磋学艺，对培养人才、薪传弟子方面大有裨益，对针灸事业的发展起到极大的推动作用。

其三，开创针灸专科办门诊和病房的先河。1936 年起，承公创办针灸疗养院，设有治疗室和病房，为针灸专科学校提供实习和实习基地。在实践教学方面，建立严格的考察和习练手技的考试制度，积累了大量的临床病案。同时疗养院的创办，既方便了患者，提高了针灸疗效，又扩大了针灸疗法的影响。

其四，在针灸器械生产的规范和改进方面敢为人先。"工欲善其事，必先利其器。"承公办针灸学社之始便注意针灸用品的质量检验、品种革新问题。在他 20 世纪 30 年代编著的《中国针灸治疗学》中就对针具的规格质量做了具体规定，如"针尖作松针形、针体全部圆柱形"，并对针的尖度、坚韧度、弹性及针柄长度做了具体要求。针的质地由钢丝到不锈钢丝的生产过程也由其女婿梅焕慈专司其职。传统的太乙神针经承公改造并以"念盈药条"命名，以此纪念其父承乃盈，被广为采用。

承公主持并监制生产的器械还有皮肤针、量穴尺、吸筒、温灸器、艾绒、藏针包，以及后来发明改进的皮内针、揿针、电针器，其女婿梅焕慈在这方面做出重大贡献。由此，承门监制、定型的针灸器械一直被海内外同仁作为规范产品并沿用至今，对针灸事业的发展起了决定性的作用。

其五，开创近代针灸理论全面整理、继承、编撰和译著的先河。自清末以来，针灸学术日渐凌替。承公精研医经、博览针灸专著、东渡日本考察针灸，不断从临床实践中总结经验，撰写论文、医著，组织译著，编修针灸经络图册，编写各学科教材，记录大量医案……这些资料如同一座丰富的针灸学科宝库，是针灸学理论和实践的一次全面的整理充实，为中华人民共和国成立后针灸学术的发展奠定了基础。

承公在针灸事业上建树的巨大功绩和医德、师风、人品上的光辉，被针灸界乃至整个医学界广为传颂，在国内外享有盛誉。他曾当选江苏省人民代表、全国政协委员、中国科学院学部委员、中华医学会副会长。

承公艰难辛苦 40 年，积劳成疾，患上严重心脏病。中华人民共和国成立后，他以惊人的毅力，弘扬绝学，力疾从公，未尝少懈，不幸于 1957 年 7 月 10 日夜 11 时，病逝于苏州大石头巷寓所，享年 59 岁。噩耗传来，全国各界同仁无不痛惜。李济深、郭沫若，以及江苏省人民政府、卫生部门负责人、各界人士、弟子及其亲属等，祭挽或参加追悼大会。

承公不愧为有功于近代针灸事业的一代宗师，是中医界杰出的代表和先驱，其光辉业绩永远载入中国近代医学史册。1989年，经国务院批准，在南京中医学院和江阴市中医院塑造承公汉白玉坐像，以兹永久纪念承公。之后，众多领导、专家撰文、题词以纪念。著名医史学家耿鉴庭老先生于1989年9月9日在《健康报》撰文《纪念承淡安先生诞辰九十周年》，缅怀承公；中国针灸学会在承公故乡江阴举办承公诞辰九十周年纪念活动；时任卫生部副部长、国家中医药管理局局长的胡熙明为承公题词"针学巨擘"，他指出承公是中国近代著名针灸学家、杰出的中医教育家，著名编撰著译家；江苏省卫生厅副厅长兼江苏省中医管理局局长、省针灸学会会长张华强指出，承公的努力，形成了以承门弟子为主体的一大流派——澄江学派，承淡安先生不愧为近代针灸医学的先驱和导师。

以承公为代表的澄江针灸学派代有传人，数十年办学及临床实践培养出不少针灸精英，他们成为各地的针灸大家，如北京的程莘农、赵尔康、杨甲三、郑卓人，江苏南京的邱茂良、杨长森、肖少卿、杨兆民、盛灿若、承邦彦、仲谟，苏州的承为奋、梅焕慈，山西的谢锡亮，福建的陈应龙、留章杰、黄宗勖、张志豪，香港的谢永光、曾天治，四川的戴念芳，河南的邵经明等。

承公一生的辛勤付出，造就了以他为代表的一代针灸精英。他们的辛勤劳动又培养了一支基础理论扎实、基本功娴熟、理论与实践相结合、有独创精神、高疗效的针灸门人，这是澄江学派的最大贡献，也是成功的经验。

张永树　黎健　周文强

# 第二节　追忆老师留章杰

## ● 一、医家传略

留章杰，又名留杰，福建泉州人。清宣统三年（1911 年）十月二十九日出生于中医世家。其父留文固精岐黄，尤擅儿科。自幼经父亲耳提面命、又习诵医书古文，为其后从事中医针灸打下坚实的基础。由于天资聪颖，勤奋好学，留章杰很快掌握了中医基础理论和临床经验，弱冠之年随父就诊，后因父亲年迈直接由他代父接诊。

民国二十四年（1935 年），留章杰参加承淡安主办的中国针灸学研究社函授学习，1936 年专程到无锡参加承淡安老先生主办的中国针灸学讲习所第二期学习。毕业回乡后，大力推广针灸治病。在泉州流行霍乱时，留章杰应用灸刺疗治，多显疗效，打开了针灸工作的局面，奠定了"以针为主，针药并施"的从医基础。民国二十九年（1940 年），留章杰获中医证书。

1953 年，留章杰参与创办全省第一批中医联合诊所——泉州市中医联合诊所，并主持针灸科工作。同时，担任泉州市卫生工作者协会筹委会委员，后参加该会领导工作。1954 年前后，泉州地区流行性乙型脑炎流行，留章杰发挥中医针灸专长，积极参与中西医结合抢救工作，疗效卓著，其治疗总结刊于 1956年《福建中医药杂志》上。1958 年，前往北京参加全国中西医医学交流会。

留章杰于 1956 年担任泉州市中医联合诊所针灸科主任，1958 年任泉州市人民医院中医针灸科主任，1959 年由泉州市卫生局聘任为泉州市医药研究所研究员，1960 年担任泉州市人民医院副院长，1963 年经福建省卫生厅评定为首批福建省名老中医。这段时间是留章杰在中医、针灸事业上日臻成熟并作出重大贡献的黄金时期。1957—1958 年，留章杰为中医针灸班编写了《针灸学讲义》《针灸讲话十讲》，担任相关课程主讲和临床带教。其所编教材由于理论联系实际，深入浅出、通俗易懂，很受欢迎，被 1958 年的《福建中医药》杂志先后 8 期连续刊载。

1961—1962 年，留章杰参加了《泉州本草》及《泉州医案医话》的编审工作。诊疗之余，总结针药治疗小儿麻痹、哮喘、破伤风、无精症等经验，以及归纳手太阴经辨证论治等的经验，并发表于《福建中医药》杂志及其他刊物。

由于工作成效突出，1958 年，福建省卫生厅授予他"全省卫生先进工作者"称号；1959 年，获评中国共产党泉州市委员会、泉州市人民政府"社会主义建设先进工作者"。

1966—1976 年，身处逆境的留章杰备受折磨，所积文献、资料付之一炬，但仍矢志不渝，忠诚于中医、针灸事业，不遗余力为针灸医学尽心尽力。1974 年，留章杰与郭鹏琪合作，用中西医结合治疗中风 50 例，有效率达 96%，临床总结收载于由福建省卫生厅主编的《福建省中西医结合和中医工作会议资料选编》。当年撰写的《柴胡汤类的应用》收录由被福建省卫生厅主编的《医案选编》。此外，《中药加工炮制字辨》发表于《福建中医药》杂志 1971 年第 2 期，《中医学字辨》单行本由晋江地区医药研究所于 1978 年刊印，《别字别读举隅》发表于 1978 年晋江地区医药研究所的刊物。

党的十一届三中全会召开以后，留章杰更加专注于中医事业。1979 年，他参加厦门的福建省针灸进修班教学工作。1980—1981 年，受福建省卫生厅委托，在泉州主办以继承留氏学术经验为主的福建针灸进修班。其间，撰写十多篇讲义和古医案选注，言传心授自己的学术经验，为福建省培养了一支业务骨干。同时身兼多职，致力于宣传推介中医针灸。1979 年，担任福建省中医学会第一届理事会理事；1980 年，担任福建省中医学会针灸专业委员会副主任委员，被聘为《福建中医药》杂志编委，并担任晋江地区中医学会副理事长；1981 年，担任晋江地区针灸研究会理事长；1982 年，担任泉州市中西医结合研究会顾问；1984 年，担任泉州气功科学研究会副理事长；1987 年，受聘为华侨大学中医系兼职教授，在该校海外针灸培训中心授课，并负责临床带教工作。这段时间内，留章杰老当益壮，退休了依旧积极参加医疗活动，时常到泉州市中医院针灸科巡诊或到花桥义诊所义诊，主持泉州市针灸学会活动，接待来自海内外的同仁。1984 年，倡导创办全国第一张针灸小报《针灸界》内刊，促进了针灸界互通信息、交流学术。更可贵的是，晚年的留章杰愈加重视认真总结经验，著有十余万字的《伤寒方临床阐述》（福建省卫生厅中医处，1979 年编印）、《内经选读辅导资料》（泉州市中医学会，1980 年印）。1982 年，参加《仲景学刊》编审工作，撰写《伤寒杂病论下法的综合分析》等。1986 年、1990 年，留章杰文章先后被《中国当代针灸名家简介》及《中国当代中医名人志》收录。1985 年，参加福建省首届振兴中医大会；1988 年，被评为主任医师。

为了把自己丰富的学术经验和独特的针灸技术传给下一代，留章杰不顾年迈体弱，坚持配合录像，最终由华侨大学电教中心制作完成《福建针灸名医留章杰》电视资料片。该片于 1989 年在国际针灸学术会议上播映，1990 年被评为福建省科协"双千"活动优秀项目。

由于留章杰热心人民卫生事业，矢志忠心为之奋斗，多年来积劳成疾，住院抢救。其间，省、市各级领导、业内专家和同仁们纷纷来人、来函、来电关心慰问。终因年事过高，医治无效，于 1990 年 1 月 20 日离世，享年八十岁。

## ● 二、学术特点

留章杰以针灸为主，针药并治，悬壶济世近 60 年，活人者众，盖因细审舌脉，辨证精确，宗循经络，重攻病邪，手技独特，疗效卓著。

### （一）以攻逐病邪为急务

《黄帝内经》云："泻盛蠲余，令除斯苦。"留章杰认为，有病必有因，无因不成病，致病之因非人身固有，唯泻盛蠲余，方为上策。对新病，速攻为最佳之举，于久病亦有可攻之机。先贤张子和云："君子贵流不贵滞，贵平不贵强。""《黄帝内经》一书，唯以气血流通为贵。""陈莝而肠胃洁，癥瘕尽而营卫昌。"留章杰服膺子和攻邪学说，力主攻病邪为急务。留章杰"攻病邪说"是在医经指导下，通过丰富临床实践逐步形成的。

1936 年，留章杰从无锡承淡安先生处学成返乡，时人对针灸不甚认识，恰逢邻居陈姓子客外归家，途中遇雨，夜半腹痛急，其父云恐为色寒，延留章杰出诊。症见汗出如雨，手足厥冷，不能言语，寒战不已，六脉皆沉伏不见。辨为夹阴伤寒，势将脱阴。急直灸关元 20 壮，复隔姜温灸神阙，腹痛渐缓，后又处四逆汤，果见汗收脉复。逐寒成功，留章杰颇有心得，在泉州打响针灸治病的先声。又，泉州名药铺"炎尝"店东林左，年近六旬，酒后食水果，后大吐利，凌晨泻后昏厥。留章杰应诊急救，切脉三关沉伏，如上法急治之而愈。

尔后泉州流行霍乱，染疾者上吐下泻，染疫相及发病极速，亡者颇众，人皆视之如虎，俗称"虎疫"。留章杰身居杏苑，以直灸为主，汤药为辅，攻逐寒邪，回阳救逆治愈不少患者。

1944—1945 年，闽南一带流行性乙型脑炎流行，中医称之为"痉病""疫痉"，蔓延四邻，病极危速。留章杰虽无经验，遵《金匮要略》刚痉、柔痉辨治，一投葛根汤，二刺大椎、风池、合谷、曲池，三以吹鼻法令其鼻出血或鼻涕出……三法并用，凡及时治疗者大多有效。

1954 年前后，泉州流行性乙型脑炎流行，留章杰参加中西医结合抢救小组，运用上述三法经验加上个人创新，在针灸法和汗下法方面提出明确、独特的主张，并取得满意疗效，为医界所肯定。当时多数医生主张清凉养阴，禁用汗下。留章杰从临床实践中悟出道理——邪毒的驱除是急务，不外依靠汗、吐、下三法。邪在表以汗解之，也就是把一部分邪毒从皮肤排泄；邪在里则清下，即把一部分邪毒从胃肠道排出，这样可减少对脏腑的刺激，余留的小部分邪毒就可借自身自愈能力加以驱除而达到愈病的目的。如针刺十宣穴放血宣泻邪热治神昏，刺人中攻逐入侵督脉之邪毒（留章杰认为邪毒入侵督脉为流行性乙型脑炎的病机）。如骆姓男孩，时年 7 岁，确诊流行性乙型脑炎，治愈后出院。过 5 天复发热，四肢拘紧不得伸，震颤不止、烦躁、日夜啼哭无间，用中西药及一般针刺无效。留章杰将患儿四肢固定，取涌泉、劳宫作强烈刺激，留针达 3 小时，当晚即能寐，震颤减轻，此乃针泻邪毒外出而获安。故主张在病的不同阶段，可下可汗时，即汗之、即下之。通过临床实践，留章杰进一步提出高热患者欲以冷敷降温者，须在解表祛汗后，以免腠理因冷敷闭塞反而使邪热发越不透，并有"四两石膏与冰袋"的医话。留章杰还提出下症未具时，不用灌肠法。只有具可下之证时，运用中医下法，才能涤荡邪毒。在治疗中和共事的西医达成"三商量四及时"的共识，取得较好的疗效。

阳痿一证多因肾阳虚衰所致，治则大抵从补肾壮阳入手。留章杰辨证详细，治法殊异，曾以清阳明法治愈阳痿。晋江患者陈某，阳痿伴有头痛，前医投大补壮阳之品，其痿未兴，头痛益甚，后到留章杰处就诊。主诉：阳事不举，头痛于阙上两额，伴舌燥便秘、脉弦。师曰：此用燥热伤阳明，阳明主润宗筋，阳明既伤，宗筋失养而致阳痿，治当取清泻阳明以治其本。取阳明经头维、合谷为主，配风池、攒竹为辅行泻法，内服荷叶、石膏、大黄、生地、二陈煎服2剂。4天后头痛愈，不觉之间阳痿亦愈。攻邪清凉法治阳痿乃留师杰作也。

面痛（西医称三叉神经痛）经云："邪中于面，则下阳明。"又云，"形气有余，病气有余。此谓阴阳俱有余也，当泻其邪……"依此，留章杰治面痛每用清泻之法，针以迎而夺之，泻阳取合谷、商阳、太阳、丝竹空穴。笔者师此法曾治愈面痛多例，如患者胡某，年50，患面痛5年，多方求医均未显效，发作频、痛势剧，甚至不能言语、刷牙，又因服药，口唇药疹呈紫斑，痛苦万分，就诊时发现病位在迎香，并询得常伴有便秘，脉弦滑，辨为手阳明经津燥化火，上攻头面。治以清泻阳明，取合谷针以泻法。针后酸麻感传至病所，面痛得缓，传至腹部，肠腑鸣声不绝，矢气频传，谷道畅通。未服中西药，坚持针刺而告愈。深感泻阳明实是疗面痛之要诀。面痛亦有属阴当补者，留章杰不过以属阳者多强调泻阳明而已。

坐骨神经痛是针灸科常见病种。留章杰宗医经古训，通过临床实践对其病机治则、治法都有独到见解。留章杰认为本病是足太阳膀胱经和足少阳胆经为清湿之气所中引起，属寒属实，为痛痹之一种，但痛痹并不都是坐骨神经痛，对本病须认真辨病位、病性和病机。《黄帝内经·灵枢》"九针十二原"记载："夫气之在脉也，邪气在上，浊气在中、清气在下……"《黄帝内经·灵枢》"小针解"云："清气在下者，言清湿地气之中人也，必从足始，故曰清气在下也。"

留章杰谈道，足太阳经是寒水之经，其标阳其本寒，该经循行之足胫部和足太阳经筋易感受清湿之气。寒水之经，感受阴寒外邪，同气相求也。清湿之气从足之孙络而入大经，循经上至股、髀枢，所过之处出现疼痛，又由于髀枢（环跳）为足少阳胆经和足太阳膀胱经交会处，故二经同病，但足太阳经受邪为本。进而言之，足太阳经从上感受风寒的是由表入项而见恶寒发热、头项强痛，从下感受清湿之气的，并无前者急剧之见证，而是渐次、缓慢的，因清湿之气结聚，经气不畅，谓之痹，清湿之气属寒，曰寒痹。治则以攻逐清湿之气为急务，宜攻逐寒邪、温通经络，忌清凉之法；宜治足太阳经为本，忌只取足少阳经而弃足太阳经。就逐邪温而言，因环跳、殷门、承扶灸法不易深入，可取足太阳经穴位灸之。留章杰善配用芍药甘草汤、阳和汤，肉桂的用药也独见匠心。其经验是，附子为祛寒之品，小量兼补心，大量有明显止痛之效。未与干姜为伍并不太热，运用得心，必定应手，疗效甚捷。如曾有一陈姓干部患坐骨神经痛，由髀枢沿股、腿、足、趾疼痛，并见冰冷感，不能举步，六脉沉涩。留章杰辨为寒湿、清湿之气盛于内，阳气不通，针取环跳、委中、太冲（均用泻法），又处阳和汤，针药并用，证稍缓。二诊时另一医师改用清凉之剂，症即转重。后经留章杰再用上法，次第而愈。至于上燥下寒，不宜服食热药者，则以针刺为主治疗。

针刺治疗破伤风也是留章杰的"拿手项目"，均从泻实入手，强刺激，留针长达 24 小时乃至更长时间。风痉乃风邪由皮肤肌肉而入经络，太阳、阳明、督脉三经"首当其冲"。其始犯太阳，后由风府传入督脉、阳明。攻逐风邪取合谷、颊车、地仓、大迎、风府、大椎，均泻法。用疾入针、雀啄强刺激，留针数小时至数天，徐出针（摇针而出）。针大椎不便久留，改刺人中留之。重症者加百会、神庭、阳陵泉。针法同上。必要时配方药解痉。1963 年 9 月，泉州市人民医院中医病房收治一 8 岁林姓患儿。患儿半个月前被异物刺伤，5 天前口难张开，吞咽困难，继发颈项强直、抽搐、角弓反张，经西医诊断为破伤风，病危入院治疗。留章杰诊后辨：此乃风邪入侵诸阳经脉，督脉不和，筋脉受扰，称为"金疮痉"。宜熄风镇痉，取外关、大椎、合谷、绝骨，施泻法，埋针三天三夜。针泻可逐风邪，埋针可镇痉，助服撮风散。入院时开口只能容半个小指，六天后开口可容二指多，第十天开口可容三横指。

在"攻病邪"治则的指导下，留章杰对伤寒下法撰文论述，并治愈一些难症。曾有一患者沈某，年 70，素有宿疾顽痰，气喘时作，某日伤食夹寒，症见腹痛胀滞而气促，大便秘阻。留章杰辨为寒性结食，治以甘遂逐痰浊，取甘遂 3g 为末，分 2 次服，后吐利而病愈。

习练气功是留章杰晚年祛病延年的法宝。其遵古训，运用气功调通气血，减轻自身肺气肿和冠心病引起的心悸、气喘，治好了脚上的鸡眼。多次以中医理论结合自己的体会宣传推广气功。告诫练功者，不要急于求成。留章杰讲，健康的人学得快，就像平地盖高楼一样很快建造起来；有病的人见效慢，因要先祛掉病邪，就像在洼地上盖高楼要先清理场地一样，速度自然会慢一点。

总之，留章杰 60 多年来从医经历表明，以"攻病邪"为急务，大至治难症、顽症，小至止咳，也应多用搜风的麻黄、防风，而少用润肺益气诸药。大量病例说明"攻病邪"为主的疗法理论上是说得通的，临床疗效也是好的，尤其运用针灸陈莝逐邪有独到之处，这些都是后学者可以借鉴的好经验。

### （二）以经络学说为准绳

留章杰临床十分注重经络辨证。《黄帝内经·灵枢》"经脉"曰："经脉者，所以能决死生，处百病，调虚实，不可不通。"经络学说对于临床各科，尤其针灸临床有着极大的指导意义。所谓"业医不明脏腑经络，开口动手便错"，留章杰以其 60 多年的临床经验证实确实如此，纵观留章杰在临床上使用经络辨证取穴方法，约分 2 种。

#### 1. 循经辨证取穴法

《黄帝内经·灵枢》"刺节真邪"曰："用针者，必先察其经络之虚实，切而循之，按而弹之，视其应动者，乃后取之而下也。"留章杰认为，针灸之学不能满足于只抓住几个穴位，就给人扎针治疗，而应从经络学说入手，深刻领会脏腑、经络、经穴之间的密切关系，定出处方，方能收到较好的效果。因此，"……先视其经脉。切而从之，审其虚实而调之"（《黄帝内经·素问》"缪刺论篇"），是留章杰临床实践最主要的指导思想之一。留章杰结合自己的临床实践，对十二条经脉的证候及其辨证论治都有详细系统的阐述。其在 1961 年《福建中医药》第 5 期发表的《针灸对手太阴肺经证候的辨证论治》一文中，提到对手太阴肺经证候的辨证治疗首先必须明确手太阴肺经经脉循行及其与脏腑的联系，其次要了解手太阴肺经的病候（留章杰将其分为脏腑病候、外感表证证候、经脉病候），最后要将该经病候虚实寒热辨清并与他经证候进行鉴别。

留章杰认为，只有这样，才能"审其虚实而调之""……盛则泻之，虚则补之，热则疾之，寒则留之，陷下则灸之，不盛不虚以经取之"（《黄帝内经·灵枢》"经脉"），从而达到治愈疾病之目的。

临床治疗上，留章杰对肺热咳嗽、喘急等疾病，常泻肺经尺泽或井穴少商点刺出血；对于肺经虚寒证候，常补太渊，再加灸肺俞；对于外感风寒束肺之证，则取列缺，酌配肺俞、风门。留章杰曾治疗一例痰饮咳嗽患者，该患者痰饮咳嗽多年已成痼疾，兼有胃病，中土已亏，偶感风寒即咳嗽喘促，夜尤咳甚，喉中水鸡声。留章杰取尺泽、鱼际、肺俞以舒肺气，二诊时咳痰均明显减轻，再取尺泽、列缺、肺俞针之，三诊咳大减，但痰仍多，系由中焦气虚，遂加灸肺俞、中脘、足三里、脾俞，多年痼疾，霍然而愈。又如一陈姓患者，颈部疼痛2天，加剧1天，留章杰扪按其痛处约在右侧人迎处，遂取右侧合谷穴，进针后嘱患者转动颈部，即感轻松，再捻转遂愈。

### 2.交叉对应取穴法

留章杰在临床实践中，对一些辨证取穴收效不大的，一般采用交叉对应取穴法，常能取得较好的疗效。《黄帝内经·灵枢》"官针"曰："巨刺者，左取右，右取左。"《黄帝内经·素问》"缪刺论篇"曰："夫邪客于大络者，左注右，右注左，上下左右与经相干，而布于四末，其气无常者，不入于经俞，命曰缪刺。"这种取穴方法主要适用于各部位软组织挫伤、关节扭伤和神经痛等。一网球肘患者，右肘关节疼痛已两周，持物无力，尤以夜间酸痛为甚。留章杰取其左膝关节腓骨小头上方关节处，针1寸深，使针感放散至脚趾足窍阴处，按压患处，疼痛遂减大半。翌日复诊，换取右膝关节腓骨小头上方关节处压痛点，针0.8寸深，同样使针感放散至脚趾，疼痛若失。

此外，留章杰一反"刺家不诊"的谬论，诊病察色，按脉望舌十分认真精细，所以辨证论病中肯确切，也是其深得中医界同仁尊重的原因。由于针灸事业几度兴衰，从针者鲜有正规培养的人才，却多有见病就刺的简便法，由此疗效不高，反而影响针灸声誉。留老数十年来四诊合参，尤精切脉辨舌，至为可贵。积数十年经验留章杰编写脉学笔记，为后学者留下又一宝贵财富。

留章杰治学态度是求实的、科学的，他熟读医经，触类旁通，有自己的独特见解。应用于临床十分求实，留章杰曾言，可按法治，不必按图索骥。一条不差均按条文，尽管读书半生、恐无一可治之症。留章杰对病案的总结是科学的，从不夸大其词，也不贪天功为己功。既介绍成功的经验，也介绍失误的教训，引以为戒。如其曾诊一六旬老翁，素有饮疾，偶感风邪发热，因素相识，未加详诊，信手处银翘散与之，药后热不退，反溏泄、痰鸣、气喘。留章杰自觉用方不当，乃详诊之，改用桂枝加厚朴杏子汤而愈。对己之疏漏留章杰如实录在案中，这种实事求是的科学态度是十分值得提倡的。

留章杰熟读医经，对古医书的用字、用词和句法，极有研究，能精确理解经文，用来指导临床，曾撰写《中医学字辨》《别字别读举隅》等，这对中医针灸学术水平提高起到了很好的作用。

## （三）医技特长

### 1. 灸治神功

针灸一门中灸法常被忽视，承淡安曾指出，灸法一门，我国几已绝迹。留章杰在承公创办的中国针灸学讲习所学习时就注重灸法，并得到承公面授心传，返回故里后"首开纪录"的就是直接灸攻寒邪治愈夹阴伤寒证。由于留章杰一直坚持将灸法作为主要治疗手段之一，在当时重针轻灸的医疗环境下，诚为可贵。

留章杰考艾之药性，能逐冷温中，宣理气血除湿开郁、生肌、安胎、暖子宫、杀蛔虫，灸百病，通十二经，回垂绝之阳。留章杰发现艾灸透入肌肉，传热也像针感，有浅有深、有短有长。同时艾灸时的灼热痛感，灸后即无。若是炭火，或火柴灼伤，当时不痛，过后还有相当久的遗痛。笔者随留章杰习艺时，其曾举王执中灸水分治水肿，及窦材灸关元、气海三百壮治消渴的成功案例，以此说明灸法的神效。另外，承公曾举日本相关实验报告论证，灸法为温热性与化学性之刺激，有增强细胞活力，调节内分泌的作用。这是留章杰喜用灸法的缘由。

留章杰常用直接灸。1980年福建省针灸进修班学习期间，留章杰将直接灸列入专题讲座并面授心传，手把手带学员操作。直接灸法，以艾炷置于穴位上点火灸之，其言虽简，操作不甚易。首先须选精制艾绒，留章杰惯用甘油或花生油稍润穴位，用手搓实艾炷，大小如绿豆，外形如宝塔，上尖底宽，置于穴位上。发火点燃尖头，第一壮将燃尽，以指压之，艾灰即成平面，勿拂净，第二壮又放在艾灰上续灸之勿稍斜，每壮皆如是，一般不做特殊处理，灸三五壮不化脓。此中用手制作艾炷是关键，要搓得大小、形状如上述，且结实不散，确是不易，无一番练习则达不到要求，而艾炷过小、过大或过松都将影响疗效。直接灸一般不取阴经、头面部穴位。现在做直接灸的医师已不多。留章杰坚持承氏之法 60 多年，殊属不易，且每建奇功。如一女患者，年 50 余，一臂上疹，似疥疮，或正起疱，或已结痂，痂后复起疱，沿掌心至肘部，几无良肉，留章杰为之直接灸曲池、手三里各十壮后次第而愈。此直接灸有逐湿毒，生新肌之奇效。留章杰曾直接灸治愈牛皮癣顽症。如有一患者为泉州市某干部，年 45，患牛皮癣十余年，左项肩、背遍布，求治多方，均无疗效。留章杰取其病位周围十穴，每穴直接灸十壮，一次直接灸百壮，三天一次，经一个月灸治而愈，师亦取其直接灸逐湿毒生新肌之功。另，泉州市某中学教员潘某，颊下至颈部有结块，四五核相连，推之不移动，诊为瘰疬。留章杰为之直接灸双侧天井，各十五壮，一周后灸第二次，取天井穴之旁，亦各灸十五壮愈。此以直接灸温通经络，攻逐留滞经络之痰浊而见效。

笔者承恩师留章杰启迪，临床常取大椎直接灸，以通阳攻邪，每有奇效。后来，进一步吸收民间灯心灸的疗法，在恩师指导下，运用灯心灸治疖肿、缠腰火丹，取得神效。此外，温和灸、温针灸也是留章杰常用的手技，疗效亦佳。

2. 运针不痛，唯在指力

承淡安十分强调运针不痛，有专文论述。留章杰在无锡受承公言传身教，颇得其法，后在临床实践中日臻纯熟，运针细腻，针感极佳而无痛觉。留老有一句名言："针欲令其舒适，无令其痛楚。"或问："刀割针刺，何以不痛？"师答："唯在指力。"指力，一是指医者的养气内力，二是指手指的灵巧与协调。指力足，说的是手法。留老年近八旬，持针有度、刺针如绣花，轻巧自如，患者受刺无不觉得舒适，这都是经年苦练指力而得，可谓冰冻三尺、非一日之寒。张永树 20 世纪 60 年代随师学针，当时有一种以玻璃管为辅助达到进针不痛的方法盛行，留章杰坚决反对这种依赖"拐棍"的办法，他说没有了"拐棍"怎么办？一再强调要我们练指力，要我们用棉花球、纸张循序渐进地练，绝不允许我们拿患者的身体练针。

留章杰认为针灸是一种手技，要靠练，犹如练书法，老师可以教你怎么写，但要靠自己动笔苦练才能有所成，自己不练，再高明的老师也无法教你写好字。针灸也如是，不练好指力，断不能谈及手法，也就刺不出疗效。具体操作，留章杰做如下阐述。一是取较长针练习，勿用力，尤不用腕力，但以手指反复捻转，时时练习，指力自到。二是术前检查针体有无弯曲，有无钩弯，有者必先理好针体。三是以爪切之，疾入皮肤。切勿在皮肤上摇摆（即刺不入），凡痛皆在表皮。四是取最舒适之体位，不合，刺之即痛。五是在行针前，应观察患者，先与之谈话，令咳一声，随即进针，不知不觉间已进针。五者之中最紧要的还是指力。

### 3. 重练基本手法，配用补泻手法

前言指力，后言手法。先言基本手法，再言补泻手法。在指力充实的前提下方能言手法。言手法时，未练基本手法谈不上补泻，这是基本功。留章杰说，基本手法是一般的、平补平泻的。言平补平泻，似无可谈之必要，殊不知平补平泻有一定的标准，否则随便乱针乱刺，或太过或不及，没有进退余地。

（1）捻针。经曰：持针之道，坚者为宝，无针左右，神在秋毫。留章杰十分强调持针中平正直，若需要逆经斜刺，亦要先取平直，后改换为斜针。若在针刺时东歪西斜便是糊涂之人，必是习练时糊涂为始。持针时有平刺手和垂直手两种，留老多用平刺手，即以拇指、食指和中指平捻针而入。垂直手即以拇指和食指持针。

（2）三度进针法。初度针至三分，提浅，插浅约一豆许，捻轻转短，捻针提插均缓慢。若已得气不必再深刺，如不得气进二度。经云："刺之而气不至，无问其数。刺之而气至，乃去之勿复针。"二度再针进一豆许，提插较第一度深豆许，捻转软退，较重。若得气，依此手法不必再深刺之，未得气，进三度。三度再进针一豆许，合前约六分，比第一度加一倍。提插深度比二度深一豆许，捻转提插更强速，俟得气可去针。

三度进针法用于一般穴位，皮肉过薄过肥厚者要灵活掌握。关键在于运用充实指力，达到得气的目的。留章杰指出，指力未到，用腕力过猛易引致针体弯曲，若已弯曲应出针，若强进针则针入难出。

（3）针之补泻。针之补泻是针治的关键之一，但留章杰总是以辨证精当为前提，决不滥用补泻。不需补泻者，用平补平泻，重在得气。需行补泻者，即用补泻，一是要得气，二是要认真施行，补泻分明。

当补当泻，何以确定？《黄帝内经·灵枢》"九针十二原"："往者为逆，来者为顺，明知逆顺，正行无问。迎而夺之，恶得无虚？追而济之，恶得无实？"留章杰解释说，往来逆顺需明，才能定"夺、随"（补、泻），"往"乃正气虚或逆气衰属虚，谓之"逆"。"来"乃形气之平，邪气方盛属实，谓之"顺"。欲知逆顺必先诊察辨证，为"往"者"逆"也必补，随而济之；为"来"者"顺"也，必泻，逆而夺之。

至于泻法的具体手法，留章杰通过三度进针法演化而来，何为泻法，详述于下。

首先，进针得气后，直入地部。然后，提退一豆许，捻转得气后行六阴之数，捻六撅六，吸气三口回针，提至人部，号曰：地才，即一退针。接着，又待气至，行六阴之气，吸气二口回针提至天部，号曰：人才，即二退针。最后，吸气回针，提出至皮部，号曰：天才，行六阴之数，呼气摇大针孔，不闭其孔而出针。

补法则从天、人、地由浅而深，行九阳数捻九撅九。出针后闭其孔。

留章杰当年为学习传统手技，不远千里到无锡师承澄安，学成返乡后在针灸的手技方面又不断充实、提高、形成独特的手法，值得后学者效法。

### （四）病案举隅

#### 1. 林某喉痹案

林某，女，年20，住晋江陈埭江头村。1946年患喉痹，寅夜延诊。症见颜面潮红，颔肿口噤，汤水不入，神志昏沉，肌肤灼热，舌诊未行（口噤不开）、六脉皆实而滑。辨为邪热壅闭肺系。

治法：治清肺泄热。取少商，三棱针刺出血，泄其热，配合谷、颊车、天鼎针刺，牙关稍开，神渐清。配大黄黄连泻心汤灌之。翌早能饮米汤，热平。续服中药并处冰硼散吹喉，越日便通而愈。

按：邪热壅塞肺系，咽喉首当其冲，故见喉痹，热盛上攻、神明受扰，急刺少商出血，泄热之举极为简便有效。凡肺热实证可用之。

### 2. 沈某外感风热案

沈某，男，年60。偶感风热之邪，协大肠燥热而见头痛、发热、无汗、口渴、大便闭。舌苔薄黄，脉滑数。辨为外感风热。治以疏风散热。取穴大椎、曲池、合谷、经渠穴。针后数刻得遍身汗出而热退，后通便而愈。

按：此病内有燥热，复感风热，症见发热无汗并见便秘。取大椎、合谷以疏风清热，曲池清泄阳明之燥热。《百症赋》曰："热病汗不出，大都更接于经渠。"配经渠故能汗出。留章杰经验以经渠、合谷二穴配用治外感无汗。

### 3. 金某卫阳虚怯案

金某，女，年40，自觉背部时有一团冰冷之物，作疟疾四处求医，治疗无效。无恶寒发热，汗出，头困重身体沉重，精神不振，面色无华，手足冷，舌淡胖，脉沉细。辨为阳虚似疟，治通督温阳。取大椎直灸5壮，灸后自觉身体顿轻，自述灸前似一团冰冷云雾罩住一样，灸后即似拨云见日，顿觉清朗，次日再灸陶道5壮而愈。

按：卫阳虚怯，营卫失调，故背部时时觉冷。取督脉的大椎、陶道直灸，振督脉之阳气，而见神效。

### 4. 林某产后湿疹案

林某，女，年30，产后少腹部患湿疹，初起只小水疱，渐至疮脓如疥，奇痒难忍。时当初夏，不得不洗浴，浴后疹剧，蔓延及四肢，舌淡，脉沉细。证属湿疹（血虚湿聚）。治宜滋养气血，除湿生肌。取曲池、手三里、足三里、下髎、气海直接灸各七壮，连灸三次而愈。

按：素蕴湿邪，久而化毒，产后气血亏虚，复于湿土主令，外湿引动，致使疮脓湿疹，取上穴直接灸以养气血、除湿毒、生新肌。

### 5. 余某咳嗽胸痛案

余某，男，年25。1960年2月26日初诊，咳嗽一个月服药未止，咳引胸胁痛，气壅塞、呼吸不舒，时或头痛，舌淡红苔白略厚，脉浮无力。辨为气虚留邪，滞于上焦。取手太阴、足太阳二经治之。针列缺、尺泽、肺俞。27日复诊，针后有显效，咳痰白且多，胸胁痛愈。前法再针。29日四诊，咳后声略哑，头额痛，大便三日未通。转阳明候，为针头维、合谷而愈。

按：气虚留邪，滞于上焦，故久咳不止，引胸胁痛、气塞。养气祛邪纯以针灸取效，盖因循经取穴之准确，取足太阳经、手太阴经之穴切中病源故能愈之。

张永树

# 第三节　我所认知的国手吴光烈

2011 年，吴光烈前辈欣逢米寿，又迎来悬壶济世 65 周年庆。他为中医药事业奋斗的辉煌业绩，医名远播，是吾辈的骄傲，也是吾辈的楷模。

激动之余，笔者作诗一首：拜识吴老辈，终身受益最；活人善治政，国手堪称谓；全科皆精锐，扁鹊可比类；岐黄七代传，家风津梁垂。并以《光名殊誉逐竖除疴真国手　烈业仁风传薪接火是良模——吴光烈大国手悬壶济世六十五周年志庆》一文，以表祝贺！

为吴老办庆典的动念起于 2010 年 3 月，当时笔者在香港拜会林国新医师，他是亚太传统医药交流协会副会长，亚太中医药交流协会名誉会长，九龙中医师公会终身名誉会长、现任的副监事长。两人讨论到家乡中医药事业发展时，谈及家乡德高望重的吴光烈老前辈是首批 500 名老中医中少数健在的几位福将之一，林医师建议应该搞个庆典，使其学术经验广为传承，造福民众。笔者亟表赞同，旋即将此建议转达泉州市中医药学会，经刘德桓会长等领导精心策划，筹办那年的庆典活动。

吴光烈前辈医德高尚，从善如流，技术精湛，临证用心，在海内外、业内外享有崇高的声望。1975 年，被确定为福建省名老中医；1990 年，被确定为全国 500 名老中医之一；1992 年，被评为享受国务院政府特殊津贴专家；2006 年，获全国首届中医药传承特别贡献奖。老人家的才学及荣誉、职衔颇多，不再赘述，以下只谈谈笔者的亲历和点滴感悟。

## 一、拜识吴老辈，终身受益最

先师留章杰和吴光烈前辈过往甚密且私交深厚，两人常在晋江地区中医药界频繁的学术活动中切磋技艺。闲暇之余，相约吟唱诗词、把盏问答，传为佳话，此景此情恍如昨日。留章杰虽年事稍长，但非常推崇这位德才兼优的同道，时常对我们论起各县的中医精英，其中就有不少是吴光烈前辈的事迹。1982 年

8月，泉州市中医学会在安溪清水岩召开理事扩大会，商讨地区中医药发展大计，除留章杰、吴光烈两位外，当地及各县德高望重的老中医药专家蔡友敬、骆安邦、张志豪、李良邨、林国栋、王硕卿、魏俊良等在仙境般的茶乡品茗论道、游山参悟，会上讨论了若干议题，并决定创办《仲景学刊》。笔者虽未出席会议，却记得留章杰谈起这一大事时眉飞色舞。吴光烈向笔者谈起清水岩聚会，不约而同地赞扬那是一场既紧张严肃，又宽松和谐的学术活动，满怀深情地回忆与先师留章杰相聚共商"大计"的点点滴滴。

吴光烈直接予我教诲的，则是20世纪80年代初福建省卫生厅在福州市中医院召开的一次老中医学术继承工作座谈会。泉州地区由吴光烈前辈和笔者代表出席。会上吴光烈前辈做了精彩的发言。时福州市中医院郑孙谋老中医颇表赞同，不时插话支持他的观点。我记得吴光烈前辈有一段关于读杂书的论述，他说："为医者除'勤求古训，博采众方'之外，还应多涉杂学，如经史子集之中隐有不少有关医学的知识，均可借鉴。凡有奇闻异说涉及治疗者，我辄随录之，以供实践中应用。读书越多，储存之武库越丰，制敌之法也就越广。医生自古被誉为司命，直接担负着保护人民健康的使命，要不断钻研、不断提高、不断总结。经验即学问，学无止境，皆累积而成。医者贵在要有攀登高峰之雄心壮志，有传世不朽之存代思想，为祖国医学增添异彩作出贡献。"这一席话让我懂得了"医家功夫在医外"的道理。想成为一名合格的医生，要在书外多吸纳、积累"杂学"的精华充实自己。

这次座谈会为期3天，让笔者有机会和吴光烈前辈零距离接触，他的一言一行、风范为人都给笔者留下深刻的印象。他真的是博览群书，专深而广博，在他身上体现了中医药学是自然科学和社会科学相兼的大学问。他对我们创办《针灸界》，发展针灸学术十分鼓励，寄以深切的期许。每逢过年，他总亲笔题笺寄来新年贺卡，令我感动。

这次机遇，笔者又多了一位大师级的高人指点，给了我无尽的动力和教诲。2007年、2010年，福建省针灸学会、泉州市针灸学会先后主办，泉港区中医药学会承办了首届、第二届"海内外张永树学术经验研讨会"。吴光烈老人家在百忙之中题词撰文"杏林春雨，老树新枝""杏林春意浓，岁老根弥壮" 以鼓励、鞭策业内同仁，使会议增辉添色，体现了老一辈中医药大师对后学者的殷殷期望。此后，每两年举办一届的"中国泉州—东南亚中医药学术研讨会"会上，笔者都得以拜谒吴光烈前辈，聆听他的教诲，实是三生有幸的大事。

2006 年，135 位专家荣获全国首届中医药传承特别贡献奖，福建吴光烈、康良石、杨春波、涂福音和张永树 5 位名列其中。笔者能追随吴光烈等前辈忝列其中、与有荣焉，他老人家十分欣慰，对我倍加爱护。每登府拜望，他总是优礼有加，令我受宠若惊。2010 年 11 月，国家中医药管理局确定笔者为全国名老中医药传承工作室建设项目专家，他十分高兴，衷心祝贺，并勉励我尽心尽力做好工作。

## ● 二、活人善治政，国手堪称谓

吴光烈前辈视医生如战场上的将帅，应掌握全局，善于摆兵布阵、调兵遣将，随时变通。他在《吴光烈儿科经验选集》自序中写道："治病如治政，用药如用兵，医生犹将帅也，药物器械兵器也，患者身体，战场也，病态症象敌情也。必明战场之地形，侦悉敌情之强弱，始能做出战斗之决策。必观察患者之体态，详检患者之病症，然后始能定治疗之方针。将全面进攻以取胜，抑包围歼灭以杀敌，此旋转乾坤之枢纽，将帅之权衡也；将根本疗治以绝病源，抑对症下药，以挽危难，是起死回生之关键，盖医生之职责之。故用药用兵之妙，在乎悉心而活用，随时而变通也。然名将无不败之战例，名医无不死之患者，此军事之所以难能，而医学之所以匪易。然吾人有生之年，犹不足以穷其底蕴者也。"

古称"良相治国，良医治人"，说的是为官治国之方寸和为医济人之技艺都要以人为本，要天人合一、动衡制约。用药如用兵亦是此意，我们尊吴光烈前辈为大国手，正因为他老人家名副其实，为官为医都极为成功之故。

吴光烈前辈出身于六代祖传中医世家，幼秉庭训随祖父及父亲习艺，勤勉聪敏堪称神童，很快领悟中医药学真谛。在集美高中求学时，坚持"自学"中医，1946 年通过医师考核合格，时年 21 岁。可贵的是在服务桑梓、造福民众的同时，他还积极参加大量社会工作，表现卓越，先后被评为防疫模范、支前模范，与南安茶厂合作开发"乌龙减肥茶"曾获晋江地区科技成果三等奖。曾任区卫生协会主任委员、区卫生所所长，南安市、泉州市人民代表大会代表、政协委员，南安市中医院院长，南安市中医学会会长，泉州市中医药学会副会长等职。这些社会职务显示他堪称"大国手"，既承担着重要社会责任又懂治人。目前中医药界的专业人士很多，所缺的是像吴光烈前辈这样的"大国手"，这样出类拔萃的人物。

## 🌑 三、全科皆精锐，扁鹊可比类

写到这里不禁想起古代名医扁鹊。司马公《史记·扁鹊仓公列传》记载了古之名医扁鹊得长桑君"禁方"，遵嘱饮药30天，视见垣一方人，视病尽见五脏症结，特以诊脉行医在列国。

吴光烈前辈，从医65周年来活人无数，有太多太多成功的病例在业内中传诵；有太多的病症在他的手上被治愈，这不就是今之扁鹊吗？细细算来，很少有兼通内、外、妇、儿、皮肤、五官科的中医全科医生。

2001年，其学术继承人吴盛荣、吴春荣整理出版了30万字《吴光烈临床验方精选》，林林总总的各科疑难杂病的治验贡献于世。海内外、行业内外无不为之赞叹，一为吴光烈前辈学识、技艺之精专，著作内容之全面；二为吴光烈前辈愿将平生所累积经验秘方传之后世的高风亮节。

## 🌑 四、岐黄七代传，家风津梁垂

2008年，原福建省卫生厅副厅长黄春源说，吴光烈已耄耋之年，仍不辞辛苦，于繁忙诊务之余，笔耕不辍，硕果累累，在我省当代中医名医家中，实属罕见。其敬业精神，难能可贵，可钦可佩！吴老不仅是我省中医名家、巨子，也是对我省中医学术提高、中医事业发展做出杰出贡献的大功臣！

吴光烈前辈的成就和贡献，首先在于其家教家风。据他回忆，少时随先父习医，父亲以"医道精深密微，思贵专一，学贵沉潜，不容浅尝，力戒浮躁疏忽"。他谨遵教诲，五更晨起精读背诵中医经典，日则随侍坐诊、出诊，凡当日随侍学习未洞彻者，夜晚则请父亲指教，一有所悟，即援笔而志之，毋敢之怠。14 岁就有胆识为父老乡亲诊病。

家传、师承的传道授业方式，现在重新被人们所重视是有道理的，一个人一生的基调走向，启蒙之始是关键。先师留章杰的成才之路，始得中医名家的父亲的严格训练，造就后来的成就，也大有类同。当然，吴光烈前辈 65 年来的医疗实践、社会工作磨炼历程，给后学的我们带来了很多的启示和思考，以此来开拓思路，增强信心。

蓦然回首，其仁风家风浩浩；七代传承，业绩可垂津梁；薪传不息，桃李满园，著述丰厚，嘉惠后学，实是楷模。有幸拜识吴光烈前辈，亦师亦友、忘年至交。数十年来同心同德，深研灵素，受益终身。

张永树

第二章

张永树传承澄江针灸学派

留章杰教授，系全国"十一五"名老中医传承研究项目专家张永树教授的业师，其曾专程到无锡参加中国针灸学讲习所学习，承公亲授，尽得其传。返乡后成为开拓闽泉针灸第一人，与张志豪、陈应龙、黄宗勖教授一起成为开拓福建针灸事业的名家。

20世纪60年代起，张永树先后在留章杰、黄宗勖、陈应龙、黄建章师门下学艺，继承了澄江针灸学派的学术体系和传统手技，并为之发扬光大。2002年，张永树被确定为第三批全国老中医药专家学术经验继承工作指导老师，同时确认黎健、周文强两位医师为学术继承人。张永树一如既往薪传了承门学术体系和手技，师徒共同协助拍摄《福建针灸名医留章杰》电视资料片，编撰《留章杰先生纪念文集》《陈应龙针灸医案医话》，完成福建省卫生厅科研课题"留章杰针灸学术经验整理研究"。1989年、1999年先后在"纪念承淡安诞辰九十周年国际学术研讨会"和"纪念承淡安诞辰一百周年国际学术研讨会"上论述了承门针法和灸术及承门人才培养的学术体系；1997年、2000年先后出席世界针灸学会联合会成立十周年学术大会和国际传统医学大会，会上阐述澄江针灸学派的理论和实践，发挥承门再传弟子的学术效应。1988年起，与承门弟子谢锡亮教授（山西）、谢永光教授（香港）、湖南中医学院、南京中医药大学及承公后人努力搜集、整理资料，为出版承公专著、布展针灸陈列馆提供帮助。

承公崇尚伤寒、注重经络、取穴精专，手技轻巧，灸术娴熟，学贯中西，善针善药。张永树在继承基础上创立"养阳育阴，通调督任，灸刺并重，针药结合"的学术观点，发扬承门的针灸学术，在海内外有重大的影响。马来西亚学子温月娥等撰文予以高度评价，海内外尚有不少学子通过张永树得到承门薪传。

2004年，张永树在马来西亚讲学时采访承门嫡传弟子——德高望重的名老中医幸镜清、招知行、丘荣清，查证了被尊为"美国针灸之父"的承公高足曾天治亲传弟子苏天佑博士在美国、日本，以及中国香港、台湾等地诊务、办学的资料，撰写《澄江针灸学派传人苏天佑海外医教史迹》一文，填补承门海外传承资料的空白。该文发表于《中国针灸》2005 年 6 月刊上，引起巨大反响，苏博士在美的后人及学生将该文翻译成英文广为传播，并寄来相关资料。2009 年 9 月，张永树的学生蔡达木、谢小芬教授旅美针灸悬壶 26 年，为弘扬澄江针灸，策划安排张永树到美国考察，并陪同参观苏博士在波士顿创办的纽英兰针灸学校，了解该校的教学、学习情况，和苏夫人及苏的学生交流，并把所见所闻作为澄江针灸学派的理论和实践资料在纽约和加州讲学中宣传。

1984 年，承门弟子山西谢锡亮和另一弟子北京郑卓人联合编辑《承门学谊录》，收集承门师友学术成就，共同交流研究，以扬时代医声而弥宏，其联合发起人有南京邱茂良、香港谢永光、福建陈应龙，北京赵尔康、杨甲三，文本颜幼斋，苏州梅焕慈、承为奋，四川戴念芳等，后因各种原因未能刊行。2005 年 1 月 20 日，谢锡亮老前辈将已收集的文字资料、图片、稿件及其他资料共 23 件，转交张永树及其学术继承人黎健、周文强，并委托他们整理、保存。张永树师生认真清点整理这批珍贵的资料，并在资料清单上签名寄给谢老，以示负责。

● **附 1**

## 谢锡亮给张永树等人的信函

张永树主任暨黎、周二位同志：

20 世纪 80 年代，我和同学们发起征集的《承门学谊录》稿件，已经多年，因种种原因未能编辑付印，深表歉意。

现在我将所征集来的资料、稿件、照片等一并送给贵会，后续的编校、使用等权利也完全委托诸位，在弘扬承门学术、撰写针灸史时可随意引用。

我想，这些资料都是老同学们的著作和照片等纪念品，都是为了弘扬祖国医学和承门学术，大家群策群力，共襄此举。这些人大部分已经过世，即便他们的后裔和学生们，也不会因为发表这些资料，而追究侵权责任。为此，特予证明。全权委托，请勿顾忌，适当使用及保管为盼。

谢锡亮

2005 年元月 20 日

## "承门学谊录"资料清单

2004 年 11 月 4 日，山西侯马谢锡亮老前辈寄来《承门学谊录》相关资料清单如下。

1. 谢锡亮和邱茂良等九位承门骨干发起征集学谊录的征集信（时限是 1987 年 5 月底前寄交承为奋同志收）。

2. 郑卓人老前辈 1984 年为征集学谊录和谢锡亮的通信、题字、诗文。

3. 梅焕慈先生为征集学谊录和谢锡亮的通讯及开刊承门学子的名录（部分）。

4.1999 年王雪苔先生为纪念承公诗文事给谢锡亮的亲笔信。

5. 谢锡亮处征集到的资料。

（1）个人照片：张永正、王诚、陈应龙、留章杰、单任、施能云、谢锡亮、梅焕慈、承为奋、于晓峰、承邦彦、戚永济、方兆储、马兰秀、王野枫、沈尔康、蔡任洪、张晟星、秦正生、王健人、戴念方、程君兰、王梓南、夏廉青、颜幼斋、徐宗怡、戚淦。

（2）承门学子提供的其他资料。① 江一平等：承淡安针灸偶拾（油印本）。② 陈应龙小传。③ 留章杰简历及针灸事迹。④ 蔡任洪小传、回忆承师淡安二三事，过敏性紫癜治疗记，纪念承公诗。承公 1953 年 12 月 28 日、1955 年 11 月致蔡任洪信函。⑤ 颜幼斋小传、题词。⑥ 王野枫小传。⑦ 于晓峰简历。⑧ 承公赠谢锡亮诗；谢锡亮：近代针灸教育家承淡安。⑨ 梅家真、周雪贞：承淡安对针灸学术贡献。⑩ 张永正自传。⑪ 戚永济纪念文章。⑫ 秦正生小传。⑬ 承邦彦自传，悼念承公诗。⑭ 戚淦小传。⑮ 单任简历。⑯ 沈尔康小传。⑰ 方兆储小传。⑱ 王健人、王梓南小传。⑲ 杨福祥：故苏从学锁记、回忆承门从学经过。承公赠杨福祥诗。⑳ 张德馨：何似本社（诗）。㉑ 徐宗怡：医事简略，怀念承淡安老师逝世卅周年。㉒ 程君立小传。㉓ 施能云业务自传。㉔ 叶恭绰为《中国针灸治疗学》题词（复印件）。㉕ 王诚自传。㉖ 杨荣照简介。

㉗戴念方自传。

收件人：承门第三代传人、留章杰门生

张永树

2005 年元旦

近代针灸大师、针坛巨擘承淡安为代表的澄江针灸学派，培养和造就了一支精干的学术梯队，奠定并建立针灸医教研的理论和临床基地。其中，山西谢锡亮教授就是硕果仅存的亲传弟子，虽已年届八十六，仍以"中国澄江学派针灸医学研究所"传承着承门薪火。

2010 年 8 月 9—10 日，《针灸界》主编张永树教授及其旅美门人蔡达木、谢小芬教授，三人前往山西拜会该省针灸学会原副会长谢锡亮教授，谢老在侯马寓所满心喜悦地接待了来自他乡的同门客人，为此他高兴得连午觉都不睡了。

1953 年，谢锡亮在承门帐下学艺，是承公的关门弟子，学成返乡后在山西开创了一片新天地。1987 年，张永树在合肥参加全国首届灸法学术大会，拜识谢锡亮，并为老师留章杰与谢锡亮建立沟通渠道。1993 年，谢锡亮利用到厦门开会之机到泉州参观指导。1989 年、1999 年，张永树先后在江阴举办的承公诞辰 90 周年、100 周年学术大会，2007 年在西安举办的全国针灸学会临床分会学术交流会上又得以拜望谢锡亮。此次北上算是第 6 次的拜会，喜上心来，怎不兴奋。

2008 年 7 月，科技部批复"张永树临床经验、学术思想研究"列入全国名老中医临床经验学术思想传承研究（"十一五"国家科技支撑计划）项目，课题立项。拜会谢锡亮是该课题内容之一，此行也得到泉州市中医院、泉州市针灸学会全力支持。

张氏旅美门人蔡达木、谢小芬两位教授对谢锡亮非常崇敬，2010 年 8 月回国参加大西北的针灸学术活动，安排时间和老师张永树一齐前往拜会谢锡亮。时任香港九龙中医公会监事会副主席林国新中医师因时间关系未能如愿同行，也委托张永树一行转达了问候和敬意。看到承门薪火传承代代有新人，更是让谢锡亮十分高兴。

谢锡亮德高望重，在海内外享有较高的声誉，山西省针灸学会尊其为"针灸泰斗"并授牌表彰。但他仍虚怀若谷，与后学一代促膝高谈、认真答疑。他把珍存的当年在承公帐下习艺的资料拿出来展示，并一一讲解，手把手演示手技，点破诀窍，着重介绍直接灸治疗乙型肝炎、心房颤动的案例。数位患者因求治成效显著，如今已成为谢锡亮知交，也加入交流，研究所俨然成为针灸俱乐部……

短短的 2 天时间过去了，张永树一行 3 人前去拜别，谢锡亮对大家不畏长途劳顿来访，以及传承敬业的精神表示赞许，并语重心长地交代勿忘承门学派的德术传统和技艺！

课题研究自然离不开承淡安，他留给后学的精神财富十分丰厚，需要花大量的时间精力去发掘、整理、研究。他早年所编的《中国针灸治疗学》《古本十四经发挥》《铜人经穴图改》《针灸治疗秘籍》《针灸薪传集》《中国针灸学讲义》《中国针灸学》《伤寒新注附针灸治疗法》《经络之研究》《知热感度测定法针灸治疗学》《子午流注针法》《经络治疗讲话》《针灸真髓》教材及译本和众多讲稿、手稿都在学界流传，并经其弟子的主编汇入现行的教材，其学术思想早已成为教科书中基础理论和临床医学的一部分，而不再标明为承公所言。专家们可以从价值观、科学观，以及中医腧穴观、经络观、针刺手法观、针灸器具观、灸法观、针药并举观、中西医结合观中入手，通过研究大量医案、医话、专病治疗处方和具体疗法操作全方位探求、深研这一宝藏。

在继承澄江针灸学派方面，张永树等人做了大量工作。受承公办刊交流学术的启迪，1984 年 3 月 16 日，在先师留章杰倡导下，张永树创办《针灸界》，张永树任主编，黎健任常务副主编，周文强任编辑室主任，宣传承门学术，交流针灸思想，互通针灸信息，并坚持"义务、业余"办刊风格，得到海内外承门弟子的关心支持。在 2007 年、2010 年，先后召开"海内外张永树学术经验研讨会"，也是紧扣继承发扬承门学术体系这个主题。黎健、周文强都做了有较高学术水平的专题报告。2007 年 11 月，谢锡亮老前辈还专门题赠曰：祝贺首届海内外张永树教授学术经验研讨会。张永树先生的恩师留章杰乃我国近代针灸导师承淡安公的及门弟子，我亦有幸忝列承门，故我等同为澄江学派。天南地北，相隔数千里，交往三十年，切磋学术，使我获益良多。深知其品学兼优。值此良机，略述管见，一吐为快。

尊师重道，学深识广。勤奋敬业，技术精良。

虚怀谦恭，游学四方。善与人交，汲取众长。

仁心仁术，医德高尚。济世活人，内外敬仰。

岐黄奥旨，揭秘阐详。授业解惑，笔耕华章。

春风化雨，后学茁壮。传道不倦，国粹宏扬。

率领学会，知人擅长。以德服众，众人仰望。

青胜于蓝，吾道栋梁。桑榆非晚，继续发光。

老朽休矣，深寄厚望。诚吐真情，永树榜样。

张永树

# 第三节　建设传承澄江学派团队

2008 年 7 月，科技部批复以周文强为组长、黎健等人为主要成员的"张永树临床经验学术思想研讨"列入全国名老中医传承研究项目课题，后经 3 年努力成功结题。2010 年 11 月 9 日，国家中医药管理局确定张永树为全国名老中医药传承工作室建设项目专家。之后，张永树和周、黎等承门传人共同继承发扬澄江针灸学派。

承门传人十分重视临床基地和学术团队的建设。1953 年，先师留章杰参加福建首批中医联合诊所的筹建，创办全省第一家针灸科。在留师带领下，经几代人努力，针灸科 2000 年被确定为硕士研究生培养点，2001 年成为全省首批中医十大重点专科，拥有医护人员 28 人、病床 45 张，2004 年被福建省继续教育委员会公布为首批省级继续医学教育基地。2002 年、2008 年，该科室张永树、苏稼夫先后被确定为第三、第四批全国老中医药专家。科室 20 世纪 80 年代以前的成员都是留师亲传弟子，代代相传至今，承门学术体系在该科的传承中得到发扬，在医、教、研方面取得喜人的成绩。

以针灸科为基地，在先师留章杰倡导和主持下，1981 年 3 月创建晋江地区针灸研究会（泉州市针灸学会前身）。常年坚持学术活动，建立了权威、实干的领导班子，带动全市各县（市、区）的针灸学术交流，促进海内外承门学人的沟通。针灸研究会在全国的针灸学术团体中比较活跃，尤其是《针灸界》的办刊，更是建立起海内外资讯交流的网络。针灸学会在自 1991 年起每两年举办一次的"中国泉州—东南亚中医药学术研讨会"领导组织工作中，有着不可替代的作用。通过一系列的人才培养，学会有 8 人次进入全国针灸学术团体任职，4 人次担任省针灸学会副会长，40 多人次在省级学术团体中任职。这些针灸骨干，始终在努力弘扬澄江针灸学派的理论和实践。

在缅怀承公光辉业绩的今天，我们最重要的任务是培养和造就新一代跨世纪的针灸人才，在这方面承公有好多成功经验值得借鉴。

　　首先，新一代针灸人才要学习承公对针灸事业矢志忠心、锲而不舍的事业心。目前，针灸的简、便、廉的特点，使针灸行业在经济效益方面不及其他，且尤其要求针灸人要有奉献学术、知难而进的精神。当时，针灸低潮正是承公的压力和动力。现在，好多基层针灸人员确是处在"求生存"的境地，但也有不少同道扬长避短，做出好成绩，为针灸事业作出贡献。

　　其二，澄江学派的历史经验表明，必须联合志同道合的人，有计划、有步骤地继承、发展学派的内涵及特色。有必要创办"澄江学派学术研讨会"之类的学术团体，全面系统搜集、整理、研讨本学派的资料。在这个过程中必然会锻炼、涌现出一批新的业务骨干，成为名副其实的承门传人。

　　其三，澄江学派的专题研讨必须列入科研课题，尤其要有医史方面的专题。承公亲传弟子尚有健在者，要尽快发挥他们的独特作用，为定题、科研方向掌舵。同时，再传、三传弟子中不乏能力卓著、学已有成的人士，各大专院校的针灸系有着大量后备力量。通过科研的途径，有计划分列专题攻关，既可繁荣学术，又可培养一代又一代针灸人才。

　　其四，发扬承公放眼世界、走出国门的优良传统，加强针灸国际交流，培养一支能活跃在世界针坛的承门弟子。他们必须既熟悉针灸业务，又有较高的口译、笔译能力，这样才能为国争光，为世界人民造福。

张永树

## 第四节 记录澄江针灸学派海外传承

2009 年 8—10 月，张永树偕夫人傅梅新到美国讲学考察，其间有一项重要活动，就是到麻省波士顿参观考察被尊为"美国针灸之父"的澄江针灸学派传人苏天佑博士兴办的纽英伦针灸学校。这所学校，1975 年经美国政府批准创办，也是美国第一所针灸学校。30 多年过去了，苏博士去世了，这所学校依然英姿焕发地继续为当地培养出一批又一批的针灸人才。

2009 年 9 月 22 日，与新泽西州普林斯顿中国针灸中心董事长蔡达木博士、院长谢小芬与苏天佑博士的夫人余瑞贞取得联系，一起到苏夫人波士顿的家中做客。之前，张永树在《中国针灸》发表《澄江针灸学派传人苏天佑海外医教史迹》一文后，一直和苏夫人有书信来往。故张永树一到苏家，便有一见如故的感觉。穿过绿茵的草地，进入空间不大、收拾整齐有序的小客厅，迎面看到的是苏博士获得的 1939 年科学针灸医学院颁发的毕业证书。这是他的老师曾天治签发的证书，曾天治是承公的高足。承公当初在街上巧遇曾天治，招呼他学习针灸，经过调教，终成门下精英。苏博士在世时经常讲述师祖承淡安的家乡位于江苏江阴（澄江），以承公为代表的一代又一代针灸人称澄江针灸学派。从学术渊源算，苏博士是第三代传人。墙的一角挂着 1986 年麻省针灸学会颁赠苏博士"美国针灸之父"的证书，证书老旧发黄，是用英文书写的。边上用中文竖写着"美国针灸之父"，其侧悬挂着苏博士巨幅遗像。当我们在他的旧居仰望这些史料时，既为他身经坎坷在异国他乡为中医针灸事业奋斗深感钦敬，更为澄江针灸学派有如此杰出的人才倍感骄傲。

"饮水思源"四个大字，是加拿大温哥华郭农用刚劲的毛笔字呈现的对苏博士感恩敬仰，同时附诗："针灸医术，源远流长。仰需教津，趋步维然。师恩浩瀚，息息相传。毕生感受，饮水思源。"这就是莘莘学子的心声，彰显着澄江学派在海外薪传的广度和深度。

墙上还挂着为数众多的证书、匾额、奖状，由于都是英文文本，难得其详，但可以推断它们代表了苏博士的杰出成就。苏博士 1973 年赴美华盛顿针灸行医，获得政府批准开办第一家针灸治疗所；1975年在波士顿开办全美首家针灸专科学校——纽英伦针灸学校，出版第一本英文针灸教科书；1986年被尊为"美国针灸之父"；1996年在世界针灸联合会（美国）第4次大会上发表论文。其间，撰写出版著述及录影带几十部……他周游十多个国家和地区，致力弘扬澄江针灸学术。

余瑞贞女士的毕业证书也悬挂厅堂，原来她毕业于苏博士主办的香港针灸专科学院，作为院长的苏博士签章在上面，衬托出志同道合的一对夫妻薪传澄江学派的执着和业绩。怪不得苏夫人对于不远万里前来拜谒的祖国同宗同门客人优礼有加。她除了满怀深情叙说苏博士学术、诊疗、生活的往事外，对澄江学派的过去、现在和未来也十分关注。她准备好苏博士的资料并慎重地签上名字，郑重地送到我们手上，让人感到一份沉甸甸穿越时空的传承重任。苏夫人热情邀请我们摄影留念后，带我们到纽英伦针灸学校参观考察。

她把苏博士创办并克服困难坚持下来的针灸基地看作生命的一部分，不时都来学校走一走、看一看。我们跟着她轻车熟路地在各楼层穿梭流连。第一站来到苏天佑博士巨幅画像前拍张照片，看着他微笑、欣慰的面容，我们也由衷地笑了。然后从校长室、教师办公室、教室、图书馆、实验室一直到门诊治疗室。一切设备齐全，运转有序。我们得到校长的接待。苏博士当年的洋弟子们现在是授课老师了，当他们得知来自中国的澄江针灸学派同门十分高兴，通过翻译和我们交谈，我们把带去的《针灸界》等资料送给他们，并一齐合影留念。

学校办学一路艰辛。办学之初没有教材，怎么办？我们从该校资料室找到答案，里面有苏博士的几段自述：

"我在第二次世界大战后，自编教本，请人用蜡纸写好，用油印方式，出过一百本。等到1960年，重新再编，用铅字排印，用八十磅书纸印刊，印了四百套，内容比以前充实得多。因为我把一切所知的，都教给我的学生。"

"关于《经穴学》，我的中文本，只采用二百一十个穴位；英文本，却是四百个，除正穴三百六十个以外，加上经外奇穴约四十个，但是仍然强调二百一十个穴位的用处。针灸书所没有提及的一点，便是每一个穴位的感应，即刺某穴时，神经的感应透达何处。刺针入穴，能得到所刺的感应如书中所述的，你的取穴便是正确了。这套教材共分三卷，上卷是经穴学，中卷是技术学和中医师四诊学，下卷是治疗学，共一百二十多个课题。其中更附带着许多种病症，总共不下一百五十种，其中别的书所未提及的，也在这套教材里面。我的师尊是承淡安，老师是曾天治，我便是承师的第三代学生。我的学生便是第四代了。承师的著作我曾读过，我敢说，曾师的著作比承师更胜一筹，但我也敢说，我的讲义比曾师的更进一步。后浪推前浪，后人胜过前人，是时代进步的体现，后人比不上前人，便是退化了。我希望我的学生将来会比我更进步，这是我所企盼的。"

"纽英伦针灸学校，起初是一年制，学生在一年内，学完了我的三本书便算毕业了。他们学成行医，能应付自如，到各州去考牌照试，都能考上，这是不容易的事。后来别州也有人开办同类学校，办的是两年制，我们的学校，也改为两年制了。最后又加上中医药学，变更为三年制，美国人也热衷中国的药物学，学中医成为时尚。"

正因为秉承澄江学派编教材，办学薪传的传统，苏博士在 2001 年 8 月 28 日辞世后，针灸学校依然按照苏博士的遗志，在波士顿这个人称"一切美国文化文明的发源地"能够站得住脚，能够长盛不衰，在美国同类针灸学校当中独占鳌头。我们看到澄江学派在太平洋彼岸产生学术效应十分欣慰。故去的承公及弟子们几代先人亦当含笑。

时代在前进，学校也在不断地发展。目前，学校的师资来源主要有三：中国中医院校毕业、有教学及临床经验者；日本中医院校毕业、有教学及临床经验者；美国医学院毕业、有教学及临床经验者。

设置的课程有：中医基础学、中医经典学、中医诊断学、太极拳 / 气功、推拿按摩学、经络穴位学、人体解剖学、骨科学、针灸手法学、生理学、神经学、针灸治疗学、生物化学、医学统计学、中药学、病理学、医学伦理学、方剂学、药理学、医学心理学和市场经济 / 管理学。

学生入学要求：大学本科毕业，修过与医学相关的基础课程且成绩优良者，有医学相关的基础，如人体解剖学、生理学、病理学、生物化学和微生物学等学历经历。

设置的专业：针灸专业硕士学位，要求修 33 个月全日制课时；针灸／东方医学硕士学位，要求修 36 个月全日制课时。

现有的班级：中国针灸专业硕士班、中国针灸／中药硕士班、中国针灸／日本针灸硕士班、日本针灸／中药硕士班、中西医结合硕士班。

学员实习基地：学校附属门诊部、Dimock 社区医疗中心和波士顿医院。

毕业考核：按学校要求设置考试制度，分笔试、口试及临床操作。学生毕业后，按各州当地要求报告针灸执照考试，还可以报告美国针灸和东方医学认证委员会考试。

毕业后取得学位证书：硕士学位证书。

工作去向：自行开业行医针灸；受聘于医院或诊所从事针灸职业；从事针灸研究工作；从事针灸教学工作。

目前开展科研项目：参与美国艾滋病研究中心、美国麻省总院、儿童医院、肿瘤医院、哈佛医学院等，对艾滋病、痛症、高血压、肿瘤辅助治疗的科研项目。

我们还了解到，美国早期许多优秀针灸人才出于此校，故有良好的声誉。目前已通过美国针灸和东方医学认证委员会（ACAOM）资格审查，并为麻省高等教育部所承认，属于非营利性质的学校。自 2009 年 9 月我们访问了该校，校方对澄江学派这一渊源十分重视。我们相信在不远的将来，海外承门这一树桃李将更加繁茂，为世界培养出更多优秀的针灸人才。

我们即将辞别纽英伦针灸学校，辞别苏夫人时，两手相握互致珍重，相约搜集、整理苏博士医教的更多史迹资料，作为澄江学派的重要组成部分、在海外为数不多的精神财富而载入史册，永葆光芒。

在中医针灸被联合国教科文组织列入人类非物质文化遗产名录的今天，我们迎来苏天佑博士诞辰一百周年的纪念活动，特别有意义，并感到责任重大。学者有国籍，科学无国界。愿澄江针灸、针灸学派为人类的保健伟业继续造福济世。为此，我们撰写《澄江针灸学派薪传五洲　天佑环球万众惠泽四海——苏天佑博士美国纽英伦针灸学校参访回眸》一文，以资纪念。

张永树　蔡达木　谢小芬

第三章

学习交流

# 第一节　1982 年福建中医学院
## 针灸师资班二三事

　　针灸这个古老而新兴的学科，正得到海内外越来越多人的欢迎、支持，焕发出潜在的活力。福建中医学院针灸推拿系在医、教、研各方面也以雄起的姿态融入这股"振兴针灸"大军中。时值福建中医学院 50 周年校庆之际，回顾 1982 年学院针灸师资班的一些往事，也算为母校的校史添上一朵小小的浪花吧！

　　首先，映入我脑海的是针灸师资班的创导发起人、已故教授黄宗勖。当年筹办针灸专业时困难重重，他首先想到的是应着眼建立师资队伍，尤其是先行培育一批有理论又有带教能力的临床医生骨干。为了能让教育者先受教育，经领导批准，还没有制定招生计划，就率先举办针灸师资班。后来得知"先办师资培训、后招专业学生"，福建是独有的。

　　确定了办班的事，黄宗勖和筹办针灸专业的班子开始在全省"搜罗"学员。我是他老人家多次催促、最晚报到的学员。因为我刚参加过福建省针灸进修班，一般不连续进第二个班的。黄宗勖怎么如此执着？话还得从当年的中医教育的大背景讲起。

　　当时，福建省卫生厅（当时叫省卫生局）根据我省实际情况，1980 年分别在泉州、厦门两地举办福建省针灸进修班，把继承针灸名家留章杰（泉州）、陈应龙（厦门）学术经验和复习中医经典结合起来，招集 60 多名业务骨干集中培训。

　　黄宗勖应邀为在泉州举办的福建省针灸进修班授课。他德高望重，学富五车，声若洪钟，谈吐幽默，从理论到实践，教给我们很多知识，让我们十分钦佩。除在课堂认真聆听他的宏论外，我们还在课后围绕在他身边发问求教。来泉讲课 2 个月，黄老住在进修班宿舍，与我们同吃同住，师生感情十分融洽，给我留下深深的印象。作为学员的我深得恩师关注、栽培，他很希望我为针灸教育多做些事，除了写信动员我参加"师资班"外，还亲自给泉州市卫生局和单位领导发函，请各领导从长远考虑，破例让我再次报名。几经周折，待到我进班

养阳育阴　澄江传薪

时，已开课 10 多天了。

已故世界针灸学会联合会终身名誉主席王雪苔曾说："日本好多地方都有针灸学校在培养人才，作为针灸的发源地，我们更应该兴办院校的针灸教育。"在这样背景下，全国各地都兴办针灸专业，晋江地区卫生学校也办起中专学历的针灸专业班。针灸师资班在 1982 年 4 月福建院校针灸教育初啼前奏响了序曲。

师资班初办时十分仓促，黄老时已 74 岁高龄，住家远在福州市台江区学军路，他不遗余力参加并安排教学计划，甚至亲执教鞭，登台讲课。辅佐黄老的孙兰英、林宏等老师，除兼有教学任务外，更是忙里忙外，把教学、后勤管理一大摊事都安排得井井有条，记得有一次临时变动教室还亲自搬移课桌。学员们来自全省各地，都是在职的针灸专业人员，各人情况也不同，有地方的、有部队的、有年资高的、有初出校门的、有些已拖家带口的……和一般的在校学生不同，管理工作难度颇大。

在短短一年学习中，学员们本着相互学习、相互帮助的精神，听课积极，讨论热烈，按规定完成作业，认真应考，个个不落人后，都按时按规完成任务。陈俊鸣、陈以教、白介辰、陈竹友、李立华、赖雷成等一批德高望重、教学经验丰富的老师也都轮流上台授课，他们都各尽所能，讲一流的课程，展示教师风范，帮我们尽可能掌握知识、充实自己，好为日后带教尽心尽力。

其间，师资班频繁组织学员们参加各种学术活动，听取院内外专家的专题讲座。1982 年 9 月 6 日参加福建省针灸学会第二届年会，同年 12 月学院临床部首届学术论文交流会。部分学员出席在新安江举行的首届华东地区针灸学术年会。

值得一提的是，师资班专门组织学员于 1982 年 10 月 10 日到南京中医学院附属医院、上海中医学院及附属曙光、岳阳、龙华医院进行为期 10 天的参观学习，为我们开眼界，在南京我们见到来华进修针灸的朝鲜金日成主席的保健医生。通过参观学习，让我们了解了外省同行的工作情况、先进经验，收获很大。回校后编写了一本《赴宁、沪参观学习汇报材料》，至今我还一直珍存着。

26 年过去了，回头一看，恍如昨日。短短的一年师资班在 50 年校史里或许是一件并不起眼的小事，但在院校的教育中是有特色的，在福建省针灸的教育也是首创的。师资班培训出来的学员，在各地的医教研中都起着业务骨干的作用，发挥着自己的学术效应。我们没有辜负学院领导、老师们的一片苦心，没有在改革开放的浪潮中无所作为。大家的心血没有白费，黄宗勖老前辈在天有灵的话亦当颔首而笑。

就我个人而言，1978年中央56号文件，使我成为全国中医药人员通过"考核招收"到全民所有制单位的万分之一，是人生的转折。之后参加福建省针灸进修班、师资班学习，则是这个转折后坚定的两步，也是重要的两步。这前后脚连续的两步，让我拜识了省内外众多的业内专家、学者和不同层次的同业，从他们身上学习了好品德、好方法、好经验，初步建立起联络，使我在日后的业务中不断地得到新的信息；让我死心塌地"把针灸当饭吃"，奠定了为事业奉献的信心和决心；让我"传帮带"的工作中有了新起点。在师资班结业座谈会上，我发言道："十分感谢老师们为我们所做的一切努力，一定要把师资班的关爱、帮助贯彻到未来的临床带教中。"多少年来我一直信守这一承诺。现在我虽退休，返聘后还是一如既往，善待一批又一批见习、实习的同学，反过来又大大促进我的进步和提高。

26年来，遇到挫折、低潮时，感受成功、欢乐时，得到同行的赞许和患者的表扬时，特别是和当年同窗学友在一起时，都会想到师资班的短暂岁月，想起改革开放浪潮给中医针灸事业、给渺小的个人的巨大推动！深为欣慰、感到幸运。更有一种历史使命，要多做实事，为母校、为事业添砖加瓦，尽自己一份绵薄之力。

张永树

# 第二节　泉台中医药交流

　　泉台一脉相承，血浓于水。自古以来两岸中医药的交流同荣就有许多史料和佳话。1987年，台湾当局开放部分民众赴大陆探亲，中医药交流随向纵深发展，继续造福两岸乡亲。笔者曾任福建省针灸学会副会长、《针灸界》主编、泉州市针灸学会会长、泉州市中医院针灸科主任，并历任省市政协委员，亲历并参与构建泉台中医药交流新平台，就手头资料和回忆，记叙一些相关的人和事，也算是一段实录吧！

　　宋代台湾统称"疏求"，属泉州府管，澎湖为"泉之外府"，泉州知府兵戍澎湖，百姓前往开发定居，中医药亦于斯时传入台湾。北宋名医吴夲（泉州府同安人）是位平凡的民间中医、德术兼优，在闽台民众心目中历千年不衰，生为名医，死为医神，与海神天后妈祖并尊。至明清两代，赴台行医且负盛名者有：沈铨期随郑成功收复台湾并以医术济台人，被尊为台湾"医祖"，其后往来泉台的尚有陈震曜、戴少安、万年芳、盛九昌等先辈……这些行医交流一直十分频繁。

　　1987年3月，泉州市中医院闽台医史研究室承担闽台医史研究课题，在首期简讯上全文转载。台湾政界知名人士陈立夫所撰《我对中医药的看法》，泉籍著名学者、台湾知名人士李亦园所撰《从民族文化史看台湾与大陆的关系》两篇文章，文中均有关于泉台中医药文化交流的阐述。该课题获福建省卫生厅医药卫生科技进步一等奖。1992年，笔者2篇相关论文分别在"台湾中国针灸学会第38届针灸节"和台湾《明通医药》杂志上交流、发表。

　　1993年7月6日，台湾知名人士黄善德（惠安籍）年届74岁时率27人的大陆联合考察团，到泉州与同仁们开展学术交流和联谊活动，并被聘为泉州市中医药学会名誉会长。

　　1995年，以黄善德为顾问的台湾武园集团中医药代表团一行17人，出席在惠安举办第三届"中国泉州—东南亚中医药学术研讨会"（以下简称"研讨会"），并带来台湾陈立夫先生亲笔题赠"使中医现代化，能普遍治愈世人，是所愿也"的条幅。黄善德先生也题写了"医乃仁术，当知治病如治国，用药如用兵之道，斯为济世良方"。会议期间，举行首届泉台中医药文化交流会，两岸专家学者共撰写38篇论文，以及《闽台医史研究》部分论文参加交流，并出版汇编。

1997年10月22日，第四届研讨会在泉州德化举办，黄善德、林庆全等19位台湾同仁参会，并印制十分精美、图文并茂的团员名录分发，表示对会议的高度重视。笔者受大会委托专程到厦门迎候同仁们并陪同至德化，一路上与台湾朋友谈笑风生，医缘、乡缘、血缘溢言于表。23日，召开第二届"泉台中医药学术交流会"，两岸同道济济一堂，以医会友，互传医技，情同手足，气氛融洽。泉州市首批全国老中医药专家蔡友敬、骆安邦、吴光烈分别向他们赠送了《内经病候类诠》《骆安邦论医集》《吴光烈临床经验集》。

1998年12月25—26日，泉州市中医药学会在惠安召开第三届"泉台中医药学术交流会"，《泉州中医》1998年第1期收录大会论文专辑。黄善德先生又一次率团莅会，台湾黄和平、李江川、张浩一等有多篇文章刊载。泉州除了临床经验文章外，还组织李启元、翁志荣等撰写一组闽台中医药交流回顾的论文。

此中，研讨会和《针灸界》对泉台中医药交流起了重要促进作用，值得一提。

研讨会是1991年由泉州市德高望重的名老中医蔡友敬、骆安邦、吴光烈倡议，经中华人民共和国科学技术部批准，由省、市中医药学主办的地区性国际学术会议。

《针灸界》，1984年由先师近代针灸大师承淡安亲传弟子、针灸名家留章杰倡义，笔者任主编的内部刊物。20多年来坚持"义务、业余"办刊原则，从油印本到杂志型彩色铅印本，一直活跃在海内外、境内外。我们每期都免费寄赠，不收版面费。在台湾也有其读者群，在学术交流、沟通信息方面起了不可替代的作用。研讨会的征集稿件与发动参会也有《针灸界》的宣传、学术效应。

2001年9月20日，台湾遭受"纳莉"台风袭击，损失惨重，笔者代表《针灸界》致函台湾同道慰问。同年10月2日，黄善德先生回函致谢。2003年，他专程携子来泉与同道结识，笔者应邀座谈，乡情、亲情洋溢，真何谓是代代相传，医缘不断。

台湾中国医药大学副校长张永贤通过《针灸界》和我们建立联系，飞鸿不断。2007 年 11 月，"首届海内外张永树学术经验研讨会"在泉州召开，他泼墨题写"金针永传，百年树人"条幅以示祝贺与鞭策，体现两岸中医药界同心同德、共创泉台中医药交流新平台的理想。

世界针灸联合会主席陈绍斌，全国国医大师邓铁铸，中医科学院院士陈可冀都曾为《针灸界》题词鼓励。原福建中医学院副院长王和鸣教授多次莅临研讨会指导，关注泉州中医针灸事业的发展，他曾指出，"研讨会和《针灸界》刊物是泉州两大品牌，也是福建的品牌"。笔者曾参与两大品牌的组织和领导工作，深感二者优势互补，相辅相成在促进泉台交流方面有重大的作用。

近年来，泉台往来的中医药人员，台湾来泉求医的民众日增。2009 年 10 月时任泉州市针灸学会副会长、泉州市中医药学会副会长的肖惠中，2010 年 3 月时任福建省针灸学会副会长、泉州市针灸学会会长的苏稼夫先后应邀赴宝岛台湾参加中医药学术交流。相信在可以预期的未来，泉台的中医药学术交流将有更深入、更广泛的拓展，使两岸乡亲得益。

张永树

## 第三节 医缘、乡缘、广结缘，以针聚侨记事

30年中医药的发展，其重要一点就是走向世界，凝聚侨心。作为业内人士，身在著名侨乡泉州，笔者亲历了太多这方面的人和事可以讲述。

1978年，泉州创立泉州市中医门诊部，1983年合并创办新的泉州市中医院。自20世纪80年代起，旅澳大利亚华侨朱美玉、菲律宾菲华推拿学会华人区分会会长、华侨林有钓、新加坡中医师公会李金龙、李永昇一行11人先后来泉州市中医院考察、参观。1987年，华侨大学、福建中医学院和泉州市中医院联合举办"海外针灸培训中心"，其后又有50批100多人次来泉州市中医院进修学习。他们是来自法国、泰国、菲律宾、美国、新加坡、马来西亚、印度尼西亚、加拿大、日本等地的华侨、华人，其中就有加拿大的刘志明博士，菲律宾的颜祜澎博士，日本的罗立芳、许瑞光博士。

1998年，时任福建省人民政府侨务办公室副主任吴若三陪同澳大利亚维省中医学会监事、福州十邑同乡会会长黄贤欀偕夫人黄磊女士专程来泉州市中医院参观访问。

至于慕名前来求医、咨询的则难以计数。经过我们的认真服务和精湛的中医针灸特技施治，解决不少在侨居国当地医疗手段不能治好的疾病，引起很好的反响。这不单使泉州市中医院名声在外，更重要的是弘扬了中国的传统医学。

翻开珍藏的1992年10—12月的4份日本东京华侨总会主办《华侨报》，上面刊载着侨居日本的泉州籍医学博士许瑞光先生撰写的《泉州市中医院主治医师张永树和泉州》四连载（以下简称"泉文"）。读着它的译文，不禁又回忆起中医针灸凝聚侨心的一则动人故事。

约300年前，许瑞光博士的祖上从泉州迁居台湾。他们家族一直保留家乡的习俗、语言礼仪。他虽然在日本学习、工作多年，建家立业，但始终没有加入日本籍，一直和东京华侨总会保持联系。正因为他时时关心家乡的发展，1990年5月，年近六十的他通过日本东京华侨总会，毅然返回家乡学习祖国传统医学宝库中的针灸这朵奇葩。

养阳育阴　澄江传薪

身为西医医学博士的他，来到泉州市中医院，入乡随俗，按中国传统的礼仪拜我为师。每天上班，他必先我而至；每到下班，我未走出科室，他绝不先跨出一步。他拜会了我的双亲和家人。结束半年的学习后，他又频频来院，从日本飞上海，径直飞赴厦门即转泉州。往返数十次的他，目标只有泉州的老师，连厦门都未顺路去旅游。他的闽南语不甚流利，借助手势和其他方式还是可以和我们沟通的。就这样，他学习针灸基本功，重点掌握了穴位埋线的技术，回日本后开展治疗取得成效。撰文介绍家乡，介绍中医针灸，介绍我和我的医院、我的老师、我的同事和家人。

在泉文中，许博士回顾历史上泉州的富贵和繁荣。他用大量的笔墨描写了泉州人的包容，能与外来人和谐相处的度量；描写了厦门大桥，沿途现代化的加油站，以及乡镇企业发达的侨乡。

许博士学习期间，看到的是他不断提问、动手、做笔记，没想到他对家乡的过去和现在，进步和沿革有这么深入的了解。如果不是祖国的强大，不是家乡改革开放以来取得的重大成就，他也许不会如此激情澎湃。

许博士细心观察我单手进针，认真体会，观察患者的反应，针刺下指下感觉。他十分惊奇我用针刺的办法把胆石排出体外。观察记录针灸、中药治疗泌尿系统结石、妇科病、尿失禁、中风后遗症等。这些在泉文中都有记述和点评。作为西医专家，他认真观察和肯定中医针灸，在日本报刊发表相关文章，正面、科学地宣传我国传统医学，无疑是业内人士推动中医走向世界的期望。泉文还用一定的篇幅，全面推介泉州市中医院，评价医院在"专、急、老、难"4个方面的特色。从泉文所表达对中医、针灸乃至我个人的认可与肯定中可以看出医缘、乡缘对凝聚侨心的重要作用。

"广结缘"。我受福建省卫生厅公派或应邀，前后8次前往日本、印度尼西亚、新加坡、马来西亚等国诊务、讲学，会见了老朋友，结交了新朋友。当时的一位印度尼西亚现役少将说："中国人真有福气，得了病既有西医又有中医保健。"在场的华侨华人听了，都十分自豪。当我们用中医针灸的办法救治困扰当地官员和民众的疾患时，华侨、华人们都引以骄傲。

泉州市中医院针灸科作为福建省中医十大重点专科之一，以及泉州市针灸学会的创建基地，十分重视和海外同道的联谊，创办的《针灸界》作为平台起了十分重要的作用。许多业内的信息都由这份创办近 30 年的刊物传递。

福建和泉州中医药学会每隔两年一届，至今已连续举办了八届"中国泉州—东南亚中医药学术研讨会"。这样一个地区性的国际学术会议得到各地华侨、华人的支持，他们或前来参会、或来稿交流，为此建立了一个华人社团的人脉系统。除了参会的医学界人士外，尚有其亲朋随团前来祭祖、探亲、旅游。这种形式，也成了泉州中医药界针灸界的保留节日。本人参与组织和领导这些活动，对于参与华侨、华人的热情和学术水平的逐届提高深为感动。作为回访，2006 年我应邀为在印度尼西亚泗水举行的第八届亚细安中医药学术交流大会作专题报告，得到了与会者的欢迎。"科学家有国籍，科学无国界"，这样的学术交流，既促进同道的共同提高，也是凝聚侨心的重要举措。

2004 年 2 月，我在新加坡、马来西亚讲学的最后一次讲演时，写了一副对联，上联：医缘、乡缘、广结缘；下联：爱心、恒心、平常心；横批：同气相求。侨心侨力、爱乡爱国，就是我们共同追求的。

张永树写于 2008 年 9 月 10 日

第四章

传道解惑

# 第一节　传承工作室建设

## ● 一、项目建设情况

项目2010年立项,福建省卫生厅负责对项目组织实施、日常管理和监督评估。泉州市中医院负责按照实施方案的要求,结合实际情况制定实施计划和年度计划,保证项目资金做到专款专用,建立起一支由名老中医专家本人、中医临床、计算机软件及信息网络等多学科多部门工作者组成的团队,共同开展工作室项目建设。

### （一）条件建设情况

改善工作室功能区域建设和条件,包括名老中医专家临床经验示教诊室单用（20m²）/共用（140m²）、名老中医示教观摩室单用（60m²）/共用（140m²）、名老中医资料室（阅览室）单用（60m²）/共用（140m²）。诊室安装单向玻璃、音像录制和同步传送系统,进行声像采集并同步传送。示教观摩室配备同步传送接收系统,进行摄录和编辑,可容纳5~10人进行实时观摩、病历讨论及学术交流。资料室（阅览室）用于名老中医专著、学术论文等资料的收藏、整理和临床研究原始资料、档案的保存,可供2~10人同时进行计算机检索。工作室还配备笔记本电脑、扫描仪、打印机、数码摄像机、数码相机、电视机等设备。工作室整体布置、物品摆放及工作程式遵循针灸学科临床及教学要求,并充分尊重张老的工作习惯。墙上悬挂名家赠与张老的书法等,以及张老在各个时期到各地讲学的照片,充分体现中国传统文化元素。

### （二）传承工作情况

一是开展名老中医研究型继承工作。结合名老中医专家临床经验和学术思想,重点选择名老中医平时擅长治疗的5个常见病、疑难病进行系统的"同病异治,异病同治疗"总结研究,形成相应的临床诊疗方案和方法,推广应用于临床。二是临床资料整理分析。对名老中医临床资料，重点挖掘整理研究回顾性临床资料，收集张老工作室建室前的医案200篇，继承人整理总结张老医案100篇，收集张老在不同时期、不同地点的教案、讲稿以及文稿、书稿等100篇。三是承担国家"十一五"科技支撑计划"名老中医临床经验、学术思想传承研究"项目纵向课题1项。通过努力，工作室发表名老中医药专家学术经验相关论文14篇，整理提炼形成临床思想并形成专著3部，其中1部列入"泉州学"研究项目出版，申请泉州市非物质文化遗产1项。

### （三）人才培养计划

培养形成的传承梯队10人。传承工作室负责人为主任医师，从事针灸临床专业24年。重点培养副高及以上中医药人员3人、中级职称中医药人员5人。接纳外单位人员进工作室进修学习10人。举办国家级中医药继续教育项目2个，培训人数500人。举办省级中医药继续教育项目2个，培训人数500人。每月围绕名老中医药专家学术经验开展的交流研讨、病案讨论、医案评价与人才培养等活动4场次。

### （四）信息系统建设

建设张永树名老中医药专家工作室网站 http://zys.qzzyy.com.cn/，设学术思想、中医之路、科学研究、智慧养生、承门传世、特色诊疗和影像资料等栏目，上传名老中医药专家的典型医（验）案80篇、影像资料5段、论文论著15篇，内容丰富，针对性强。

### （五）经费管理

工作室建设经费主要由国家中医药管理局提供，2011年7月到位项目经费50万元，单独立账，专款专用。按照任务书的相关要求分项投入，泉州市中医院给予一定比例的配套资金。根据项目所需要的设备种类，结合本单位实际情况，合理制定采购品目、规格和数量，并按照《中华人民共和国政府采购法》等规定，委托第三方政府招标采购代理机构，完成招标采购工作。

## （六）制度建设

成立全国名老中医药专家传承工作室建设项目领导小组。建立工作室日常管理、经费使用、学习培训、跟师带教、资料收集整理、信息资料上传等制度。

## 二、项目建设的经验

### （一）关于教与学的方式方法

工作室建立以来，参照许多临床带教的方式方法，尽可能为张永树提供一个良好的工作环境和带教环境。由于每一位老先生学习工作的阅历不尽相同，对中医的理解也不尽相同，对于中医理论、临床实践、科学研究所涉猎亦有不同，根据张永树特点提供不同的带教形式，如临床带教、授课、讲座、研讨会、课题研究等，使其乐于传授，也传授得精彩。

### （二）关于传承人的选择

相信中医、相信中医理论，也就是对中医有信心，对传统文化及价值体系认同，是前提条件。只有正确的学习态度，才有可能学好这样一门高深的学科。工作室认为，这是一个最为基本的前提，也是今后能够持之以恒学习的基本动力。在选择传承人时，必须了解其学习态度。

### （三）关于传承的研究方法

工作室从张永树的师承关系入手，收集各种图片、信件、讲义等资料，了解其学术渊源和学术流派，以及该流派的传承发展，并以此申报了泉州市非物质文化遗产。通过该项目的实施，力争传承工作做到名老中医个人经验与集体经验的结合、古代名医与当代名医学术经验的结合、中医理论与临床实践的结合。

### （四）以学术促进临床，以临床拉动效益

本项目之前有第三批全国名老中医药专家传承工作（师带徒），以及"十一五"科技支撑计划名老中医药专家学术思想、临床经验传承研究项目等成功经验借鉴，工作室参与人员深深体会到，如果一种学术思想或临床经验不

养阳育阴 澄江传薪

能很好地转化为临床实际技能，难免会被束之高阁或逐渐湮灭。学习者只有不断加以应用，在应用中不断揣摩与理解，中医事业才能得以真正的传承和发展。因此，项目实施时，工作室更注重将张永树学术思想及临床经验转化为临床实际技能，并通过各种培训、授课、讲座等进行多层次讲解，以提高后学者的实际临床水平。临床水平的提高，必然会带来治疗理念、治疗方法、临床疗效的变化和提高，甚至带来治疗病种、治疗范围的变化，从而导致服务对象、服务范围的改变，继而提高相应的社会效益和经济效益。因此，工作室项目建设的最初受益者是一小部分患者，其二受益的是传承团队，最终受益的是越来越多的患者，以及不断发展的中医临床事业。

周文强

### ◆ 一、张师始终关注合格中医针灸人才培养

泉州市中医院针灸研究室主任张永树教授系第三批全国老中医药专家学术经验继承工作指导老师，2006 年获评中华中医药学会首届中医药传承特别贡献奖。张师学术渊源于近代针灸大师承淡安，其先师留章杰、陈应龙均是 20 世纪 30 年代师从承淡安的高徒。

作为承门再传弟子，张师近三十年来遍访海内外承门传人，致力弘扬承门针法和灸术。尤其对承公在 20 世纪 20 年代中医被歧视、针灸散落民间几被消灭的时刻，毅然抓住"培养针灸人才，建立针灸队伍"这一根本，以此带动针灸事业迅速发展的丰功伟绩缅怀有加，并以传承为己任，在海内外培养了一大批针灸专深型、管理型人才，使泉州针灸队伍在全国针灸界跻身一席，在全省针灸队伍里名列前茅。正如福建中医学院连维真教授十几年前说的："在他的带领下，泉州的针灸队伍已是我国的一支劲旅。正是一枝独秀不是春，满园花开方盛时。"

笔者于 1984 年正式结识张师，第一次到他家拜访时的情景至今历历在目，他教导我要树信心、读经典、勤临床、多总结、早成才。我的第一篇学术文章是在他的鼓励、指导下，第一次拜访他后完成的。从此，我与张师结下 20 多年不解的师生情缘。1993 年，笔者有幸跟随张师左右侍诊半年，聆听教诲，获益颇深。由此整理总结《张永树老师针灸通调任督的学术经验》一文在《针灸临床杂志》发表，张师认为该文是迄今为止最早较系统研究整理其学术经验的第一篇论文，"通调督任"已成为张氏中医针灸学术思想的重要组成部分之一。笔者在二十多年的工作生涯中始终得到张师的关爱、提携和培养，他的学术思想、高尚品格、恢宏气度、不懈毅力、坚强信念影响着我、激励着我。他除传授针灸学术经验外，平时谈及最多的是中医针灸人才培养和队伍建设，这是张

师的永远话题，也是他的情结所在。纵观张师的成才之路，大致可简单概括为四个阶段：第一阶段是 40 岁以前，长期不懈奋斗使自己成栋梁之才；第二阶段是 40~50 岁，努力培养人才；第三阶段是 50~60 岁，致力培养高素质人才；第四阶段是 60 岁以后，关注、培育领军人才。

最近，笔者又重温张师于 1994 年主编的《留章杰先生纪念文集》，思绪万千、感慨良多。文集中多数纪念性文章为海内外留老学生、针灸界同仁所撰，有一个共同特点是除赞颂留老理论渊博、医术精湛、医德高尚外，特别指出留老一生注重培养针灸人才。张师作为留老的得意门生、学生代表，在留老的追悼会上讲到，"他尤其注重培养下一代针灸人才，因材施教，严格要求，为针灸事业带出一批又一批业务骨干"。张师表示要继承留老的遗志，努力工作，为针灸事业的发展奋斗终生。张师言必行、行必果，努力践行向留老的承诺，致力育人才、带队伍、建基地。其实，早在张师风华正茂时就十分重视中医针灸人才的培养。1982 年 4 月，张师参加了为期一年的福建中医学院针灸师资班学习结业后，就下定决心要做好临床带教工作，努力培养针灸人才。1988 年 1 月，张师和他的老师陈应龙大师一同当选中国人民政治协商会议第六届福建省委员会委员。会议期间，师生俩就当时全国及全省针灸工作现状进行反复交谈，最后都集中到一个关键问题——人才问题，因此两人提交了《加强针灸人才培养和管理》的联合提案，针灸人才培养问题从而首次登上福建省参政议政舞台，得到政府相关部门的重视，使福建省针灸人才的情况有了改观。提案中提出的一些意见建议在今天看来仍有重要的建设性意义！福建省针灸发展史应该要记下这浓重的一笔！

张师认为，纵观人才发展史，人才可分为四种类型：一是专深型人才；二是广博型人才；三是管理型人才；四是能工巧匠型人才，如民间确有一技之长的中医生，此类人才很多，但不受社会重视。而中医针灸人才属复合型人才，因为必须扎根于临床，要会说会写又会做。张师在《论高素质针灸人才的培养》中，围绕"敬业、责任""人品、团结""创新、实干""特色、优势"就高素质针灸人才的培养作一番语重心长、感人肺腑的教导，令晚辈有胜读十年书之感，终生难忘！总之，张师极力推崇留老主张中医学者化的理念，要求我们应该像留老那样治学、博闻多学、能说会做，力争做一个理论结合实践的合格中医。这正如包括张师在内的出席全国第二届著名中医药学家学术传承高层论坛的 136 名老中医联合发表《告全国青年中医书》中所号召的，青年中医们，你们必须打好中医的基础，没有坚实的基础理论功底，成不了优秀中医人才，也不会成为中医大家、名家，所以我们倡导你们要学好经典著作。经典是中医的"根"，历代各家学说是中医的"本"，临床疗效是中医的生命线，"仁心仁术"是中医之魂，德才兼备是对苍生大医的严格要求。中医理论得益于丰厚的中华文化，你们要有良好的现代科技基础，更要努力学好传统文化，才能为未来肩负历史的重任。这不仅是老中医们对全国青年中医与在校中医学生寄予的殷切期望，更是新世纪新阶段中医针灸人才应具备的条件和培养的方向。

山东中医药大学原校长王新陆教授在《中医人才培养模式的思路与构思》一文中指出，中医事业能否振兴与发展，能否适应现代社会的需要，关键取决于中医学术的进步与中医人才素质的提高，归结到底就是人才培养。培养一批什么样的中医人才？培养一种什么样结构的中医人才梯队？直接关系到中医的前途和发展。只有培养和造就一批素质良好、结构合理的中医药人才梯队，才能进一步发展学术，中医事业才能兴旺发达，世代传承。张师的观点可以说与王教授的人才培养构思不谋而合。张师一贯倡导，中医针灸学科的竞争力，取决于高素质人才的培养和人才梯队的造就。张师强调，作为一个学术（学科）带头人，除了要有专著、成果外，还应加一个硬件，必须要带出一支合格的人才梯队，要有后续部队，前赴后继。这支梯队要有不同年龄结构、不同学术门派，既会传承又有创新。

张师还说，盖一座大楼难，形成一支人才梯队更是难上加难。要培养一批具备过硬的专业素质、良好的心理素质、超群的人际关系和协调能力，又敬业奉献精神的中医人才更是难上加难。张师认为，目前讨论中医药存在的众多方面问题中，很少关于领袖人物（领军人物）的探求。中医针灸队伍缺乏领军人物，这可能是中医逐渐失势的主要原因之一。当行业利益受损，应该有强有力的领军人物拍案而起，保护中医事业；当行业本身异化倾向出现，应该有强有力的领军人物为自己把脉，辨证施治。由此，张师曾郑重指出，关注领军人物的培养任重道远。

张师在《先师留章杰成才之路的启示》中指出，"得名师传承是留师成才的前提，致力传承是留师成才之不朽"。中医的人才培养，在数千年历史发展过程中，形成了师传、家传、自学为基本形式的历史事实，师徒传承是我国中医针灸人才培养的传统模式。中医师承教育和院校教育各有利弊，现代中医教学应吸收两者的优点，规避各自的不足。在当今院校教育成为中医教育主流的情况下，要以临床实践为主战场，在院校教育的基础上导入师承模式的培养方法，尤其是名师指点，进一步强化传统文化、中医经典和基础理论的培养，从而提高中医教育的效果和人才培养质量，促进中医药的继承和发展。正如张师说过，继承就是学好理论，借鉴老一辈中医的成功经验和教训，舍此，谈不上发扬。一句话，"学好经典，名师指点，勤学实践，悟出新知"。

作为承门再传弟子，张师秉承澄江学派遗风，始终把传承作为一项战略任务抓紧抓早抓好。他倡导要建立机制，做好和善于传帮带，师者要有人梯精神，学者要有自觉性和紧迫性，特别是作为学科带头人，一开始就要有传承的意识，不是到老了才考虑传人。同时，张师强调，在传承中医药的系统工程中要坚持特色、发扬优势。张师在致力传承过程中一贯倡导不拘一格和有教无类的传承理念。针对当前中医院西化倾向严重、中医针灸人才负增长、专业机构萎缩、人才外流、治疗病种减少，甚至学中医的不用中医、不懂中医、不相信中医、忘了中医等现象，张师忧心忡忡，他严肃指出，"目前中医药被异化的倾向十分严重。好些中医药的高级人才连中医的思维模式、四诊八纲的基本功都丢了"。鉴于此，张师大声疾呼，要不拘一格培养人才。农村需要服务广大群众的中医人才，大中城市、高等院校需要不同层次的医教研人才，不能仅仅走规范化的培养途径，只要有利于中医药事业发展的，只要能适应社会需要的都可以尝试。培养和造就一大批合格的中医药人才是当务之急。

有人说，如果说中医以其独特的魅力征服了无数人，那么名老中医正是这一历史的传承者和见证人。张师就是一位虔诚的传承者，他回顾总结其先师留章杰成才之路，也给我们带来了深深的启示——名老中医成才之路本身就是一种学术财富。2004 年 10 月 17 日，张师在泉州市针灸学会第 3 届会员代表大会开幕式上宣读了一篇《针灸和我》的文章，作了一番热情洋溢、情真意切、感人肺腑的荣退即席讲话。《针灸和我》一文从"初入针界学无涯，幸拜名师留章杰"到"人才梯队是关键，团结协调最重要"共 6 个部分，张师把自己求学、从医、带教、办学会 43 年的心路历程娓娓道来。笔者从中读出张师求学成才之坎坷和荣耀，读出张师带教育才的艰辛和欢乐，也让我读出一个无怨无悔的张师，读出一个德艺双馨、诲人不倦的张师，更读出一个进入忘我境界的大写的张永树！作为张师的学生，笔者不揣浅陋，本着对历史、对未来、对泉州中医针灸事业负责的态度，回顾张师大半生成才之心路，简要剖析整理了张师的人才培养观，可能有以偏概全、言不达意之嫌。但旨在抛砖引玉，希望与有志之同道共同总结整理张永树教授中医针灸教育思想和学术体系。最后，引用留章杰教授赞其高足张永树老师诗作结尾：

> 明堂经穴最精真，续绝扬光赖后人。
>
> 君子谦中求古训，心通经脉手随神。
>
> 玄机妙理本渊深，为语医家细用心。
>
> 华扁千秋称绝技，生人肉骨一金针。

肖惠中写于 2006 年 10 月

## 二、张师的成才之路

张永树老师出生于医生家庭，父亲是本地一名西医。张师年幼时体弱，常常咳嗽，上大学第一学期后因病休学，当身体恢复后，恰巧卫生部下发关于抢救老中医、招收中医学徒的通知，就这样他机缘巧合地选择了学医，参加泉州中医四班的学习。

泉州中医四班用的教材是国家认定的北京、上海等 5 家中医院校合编的中医教材，由蔡友敬（第一批全国老中医药专家）、留章杰、曾沧海、张志豪等名中医主持教学。学员上午跟师临床、下午理论学习，学制 5 年。这种教学法，使学员一开始就接触临床，临床各式各样的问题在跟师、理论学习中逐步得到解决。这样教学使理论与实际紧密联系，学员的中医基本理论、概念、常识和技能扎实。随着临床问题的解决，提高了学生学习的兴趣。由于带教老师都是当地的名中医，他们在传授学生中医思维和中医解决问题方法的同时，也传授他们多年积累的临床经验。这对于中医学这一实践性很强的学科，是一种很好的教学方法。

张师学成后，恰逢"文化大革命"，出师暂被搁置，后来被分配到海滨卫生院。在学习针灸之初，张师曾为父施针治疗牙痛，取得很好疗效，故在那里创办了中医针灸科。以往的刻苦学习成功应用于实践和中医的简便验廉，使他在基层有了群众基础，在内、妇、儿科得到磨炼，尤其是在针灸方面有了一个施展才华的舞台。初试临床的成功，使他坚信中医的科学性。

1978年，中共中央下发关于落实中医政策的第56号文件，这是张师人生的一个机遇、一个选择、一个转折。选择针灸作为今后主攻方向，一是因他已经从事针灸工作，二是因两位令他终生难忘的师长讲话。一位是时任福建省卫生厅副厅长的黄春源，出身中医，他到泉州调研，一次讲话中高度评价张师的业师留章杰，并心情沉重地说中医后继乏人。他殷切地希望年轻一代要勇担重任，把老一辈的事业继承发扬下去。这次讲话震撼了张师，让他义无反顾地选择针灸专业作为终生奋斗的职业。后来，黄春源给《针灸界》题词"掌握绝技，攻克难关"，成了张师的座右铭。另一位是已故厦门市中医院针灸科施能云老师，他在晋江地区第十届中医进修班作了一次十分精彩的针灸讲座，深入浅出、生动可信，令张师心动。因为中医基本功扎实，加上认真复习准备，张师成了全国录用的"万分之一"，取得中医师资格后被录用到泉州市中医门诊部针灸科工作。

经过认真的学习和基层的历练，1980年张师得到了一个再教育机会，参加福建省卫生厅举办的福建针灸进修班。为抢救继承福建省针灸名家留章杰、陈应龙学术经验，福建省卫生厅分别在泉州、厦门办班，重点学习中医经典著作并与留章杰、陈应龙二位传帮带相结合，学制一年。留章杰教授出生于中医世家，弱冠之年专程到无锡参加近代针灸大师承淡安主办的中国针灸学讲习所学习，继承澄江学派的理论体系和独特手技，同时又学得伤寒学派真谛。他中医基础理论功底深厚，医古文造诣很高。留老的教学很严格、有针对性，让你不能不学、深入思考后能豁然开通。陈应龙老先生也是承淡安的高足，时任厦门市中医院院长，也是蜚声海内外的针灸名家。学习班上，张师是班长，年龄也比较大，参加学习的同时还要忙于医院的一些事务和临床诊务，时间常常不够用。但他学习非常认真、刻苦，不减当年，还善于巧学。德化县医院周江宁主任回忆道："当时我们学习《灵枢·经脉篇》，对经络循行、走行分支、出入离合，每个细节都要认认真真学背，尤其是足少阳胆经在侧头部的循行特别难背。我当时还较年轻，刚二十出头，背记这些都觉得费劲。张老通过学习总结了一个规律，将其在头侧部的循行称之为'三前三后'，每个前后折返穴位一记，循行路线一下就清晰起来，张老的认真、用功可见一斑。"这是一次踏踏实实的继续教育，没有学分，但为学员们日后从事针灸事业奠定了坚实的基础。

1982年，在福建中医学院针灸学家黄宗勖老师的极力推荐下，经领导特批，张师又参加福建中医学院针灸师资班的学习。这是中医学院拟办针灸专业，事前先办师资班，为将来的授课、带教做准备。在师资班一年的学习中，张老结识中医学院众多老师，听取不少名家讲座，还参与带队到南京、上海参观考察，参加华东区首届针灸学术年会，拓宽了眼界、增强了信心、明确了责任。

张师在临证施治中注重经络理论，善用经络辨证，对手阳明大肠经的研究中，认为其在十二经中有独特的应用，养阳、生津、通腑有着它经未能及的作用，并通过临床以证实，刺手阳明大肠经穴可以"生津、通腑、养阳"，这是张师对经络理论的理解、创新和弘扬。

张师还有许多独特的中医理论理解。脏躁则喜悲伤，甚则哭笑无常，噩梦惊恐，烦躁易怒，痉厥欲绝，有如神灵所作为临床特征的较常见的一种疾病。本病首见于《金匮要略·妇人杂病脉证并治第二十二》，在仲景之后，历代医家认识脏躁多以《金匮要略》原文为蓝本进行解释。在证治方面，始终未能真正超出甘麦大枣汤之范围。脏躁之"躁"应为躁动之"躁"，躁动不宁，而不是干燥之"燥"。今有观点认为是"燥"，为肝肾阴虚，甚至将其等同于肝肾阴虚之更年期综合征。张师认为，此观点不能解释生理性的子脏变态，不能把其等同于更年期综合征。张师积多年临证经验，对本病提出自己的见解：妇人常见的神志方面躁动不宁，常因子脏变态。子脏为因的躁动失宁诸症，应从冲、任脉论治。经数十年临床实践，张师以冲、任脉为主，针药结合或单用针灸治愈几十例脏躁，收到非常满意的效果，论证其观点是正确的。这是张师在继承学习上的另一个创新。

张师主张中医要学者化，基础理论学习、临床实践磨炼、学术经验总结、授课带教薪传应贯穿于"做学问"，不停留在"一方一法一穴一术治一病"。具体要做到五结合：

读经典和读专书、读杂书相结合。张师强调，四大中医经典是必读的，中医专业的脉诊舌诊、重点专病的书要读，西医基础理论入门、西医新观点的书，以及天文地理、人文历史的书也要读。百日筑基，首先要把中医基础理论、专业纲要的书读懂。后一类书和前一类是书相辅相成，要取他山之石为我所用。中医不是纯自然科学的学科，必须要有社会学深厚的根基，才能完整地理解和运用阴阳五行脏腑经络学说。青年学者左常波先生曾请教张师应该多看哪些书？张师回答说，该深研的不必说，还是要杂看。

精读和通读相结合，重读和浏览相结合。张师指出，学如渊海，书山连连，每个年龄段，每个时期选几本重点的书精读，选几本书通读。前者在于深度，在于升华；后者在于拓宽知识面，为精读作准备。有些通读的书在顿悟出某一新解后可以重读，温故而知新。即使是精读的书，有时重读后都有全新的理解。比如张师深入研读阴阳学说后，提出"阴阳"的实质就是承认差别，人的生理、病理、诊断、治疗、预防和康复都有规律，千变万化，需因病、因人、因时、因地制宜；后来又提出阳是主导，应以"养阳育阴"统之。张师说自己在高中时，俄语老师施尚彬曾告诫学生"要注意浏览"，有时随便翻阅一页报纸，某标题也许在日后引发思索。据此，张师十分注意浏览不同书报，倾听不同民众的心声。

读全文、读段落、读字句相结合。张师读书不管是全文，还是段落、字句都仔细研读、举一反三、逐步深入，尤其注重研读名师的文稿。他说，从文稿的修改可以揣摩作者的思路，学到正文中看不到的东西。这是师从留老严谨文风所得。留老文风简洁、朴实、通俗，晚年所著《伤寒方临床阐述》虽只是一本薄薄的小册子，由于其辨证精确、施治中肯、阐述在理，得到从事《伤寒论》教学出身的黄春源和业内专家的高度评价。张师在研读书刊时秉承留老风范，对用字遣词十分讲究，并运用于临床。比如"治痿独取阳明"的"取"字不专为"补"解，他以清泻阳明燥热、舒缓调节宗筋治愈阳痿为例，说明泻阳明也是取阳明。张师提出"养阳育阴"，特别指出"养"是调养，不单指补阳；"育"指培育，不单指滋阴。

学以致用，用中寓学相结合。张师指出，中医理论要读、要记、要背诵、要讲解，但一定要在临床运用中取效，才能逐步熟悉直至掌握。"知识—能力—思路"三个阶段是循序渐进的。他说不能光读书，只把大脑变成学富五车的图书馆，只储存知识。要开动机器，把学到的知识，消化吸收，取之精华，弃之糟粕，武装自己，使知识真正有力量。他以"六腑以通为用，六腑以通为补"为例，只有在临床中运用刺迎香通便清肠腑，针合谷清阳明燥结愈面痛（三叉神经痛），针上巨治愈七年便秘、促患儿生长发育后，才真正体会通腑是补，才掌握中医升降出入的辨证关系。

张师强调，中医诊疗必须坚持中医思维，坚持中医四诊八纲、理法方药（穴），提出四诊合参"问"为重的理念，注重了解患者诊疗的全过程，当下的喜恶、职业、性格、家庭情况和兴趣爱好等。西方医学之父希波克拉底说：医生的三宝是语言、药物、手术刀。张师认同语言是个宝，他善于运用语言和患者沟通，在问诊方面给了我们许多启示。

在施针过程中，张师基本依靠手技，坚持运气进针，单手进针，一套平淡的捻转提插基本手法，力争"以最少的创痛，求得最佳疗效"。病案书写也是张师严格要求的基本功，他认为一份病案能反映医者的思维是否缜密，中医基础理论是否扎实，整体观念是否建立等，即病案可以体现医生的基本功到不到家。

烂笔头胜过好记性。张师从医开始就养成笔录的习惯，并形成笔录必有"人、时、地、事"四个元素，内容有医案、医话、医史和世事杂谈。他把历年的影像、病案资料认真积存起来，一有时间就翻看，联想到许多记忆中的东西，启迪了思路。张师的另一习惯是剪报，收集范文、佳句及相关资料，近年又学会下载相关的文稿。其中有两个特点：其一视野宽、视点准，数量多、质量好。所积累资料涵盖医学、天地人文、家政民俗，找准教科书所遗漏的，尤其突出地方特色。其二分类存储，按不同学科、品类等认真分类，便于在医、教、研及编写材料时利用及参考。在近 80 篇学术论文及《留章杰针灸学术经验整理研究》《中医针灸凝聚侨心》《承门针灸学派的过去、现在和未来》《福建中医学院针灸师资班二三事》《宏扬古老传统医学　促进东方文化交流——8届"中国泉州—东南亚中医药学术研讨会"回眸》等文章中可以看出，张师写作内容翔实、依据可靠、叙述清楚。在国内外多种场合的演讲、报告和为泉州电视台作中医养生讲座时，张师引经据典、触类旁通、妙语连珠，深受大家欢迎，无不和长期积累的信息相关。

张师认为，首先，中医药学源于华夏，是东方哲学框架下不同于西方医学的科学，其人文背景是我国的传统文化。阴阳五行学说是中医药的灵魂，实质是承认差别、讲究协调平衡、谨守"亢害承制"的原则，力求"阴平阳秘"的动态平衡。脏象经络学说不是形态学的内容。四诊八纲是在"方法论""认识论"上用综合的模式，是一个模糊的概念。"天人合一"的观点体现在子午流注、五运六气这些被弃之不用的精华里，必须在中华文化大背景下，才能按其思维方式来掌握中医药的理论和实践。其次，中医的基本概念、理论、技能、常识的训练，必须在较长的实践中实施才能成熟。跟师是加强四基训练的最好办法。再次，要坚持辩证唯物论、实事求是。吸纳多元文化，拓展思路，善于反思，做到理论和实践相结合、传统理论和创新观点相结合、肯定规律和质疑谬误相结合、吸纳百家和否定自我相结合、指导学生和向学生学习相结合、学我和超我相结合。第四，要在继承中不断创新，在临床的经验和教训中不断证伪，跟上时代的前进步伐，适应民众生活的需求。只有创新才能生存，才能发展。最后，疗效是检验医疗实践最重要的标准，是生命线，是一切努力的出发点和归宿。要养成及时总结，阶段回顾的习惯。知常达变，要能找出特殊规律、找出深层次的原因，并归纳升华到理论上认识，提出自己的学术观点，形成学术思想，产生新的学术体系，提高学术水平。

张师常告诫我们，处处留心皆学问。还送五字箴言给我们："勤、思、集、传、和"，即勤学好问，善于思考，集百家之长，传承技艺，和谐共处。这五个字，不但寓含了做学问的真理，同时寓含了做人的真理，也是张师成才的高度概括。

周文强

张永树主任医师业医 40 余载，临床经验丰富，善于以中医理论指导临床，除常见病、多发病外，擅长以独特方法治疗某些按常规治法难以解决的疾病。笔者在跟师 3 年期间，承蒙恩师悉心传授，受益匪浅，心存感恩。

## （一）主要跟师心得

张师是我中医临床的入门恩师，早在本科学习期间，笔者曾利用数个寒暑假跟随张师学习。从现在看来，尽管当时所学只是一些入门的基础知识，却对后来的学习产生重大的影响，可以说大致知道如何学和学什么。我进入临床实习阶段及之后工作中，虽说有在不断学习，但所学或所关注的更多是某个老师或专家治疗某种疾病的临床经验，可以说更加侧重对临床经验的积累或一招一式的学习，对中医理论的理解，尤其是中医基础理论的理解，再也没有从临床的角度进行学习，缺乏对中医理论总体的把握和理解。中医学生在临床工作一段时间后，最常出现两种心态：

一是自觉对某一种病的治疗已有足够的经验，对治疗的效果也较为满意，但却很少从理论上进行反思和解读，在临床上也很少从基础理论为起点去思考临床问题。尤其是毕业多年以后，工作强度逐渐增大，很少有时间对临床问题进行较为深层次的思考。

二是毕业后自觉掌握了中医理论和知识，但随着进入临床工作，却发现临床的问题实际不是那么简单和容易。应该说进入临床工作的前几年，感觉最大的挑战是所学的中医理论，特别是基础理论，虽然学了不少、也花了不少时间，却反而产生了模糊思想、畏难情绪，甚至怀疑这些经典理论，究竟有多大作用，能指导临床实践吗？从发展角度来看，中医临床存在着入门难、精通更是难上加难的问题。而较之中医学，建立在形态学基础上的现代医学就显得容易理解和掌握，对于临床医学入门者，其诊断治疗机制的直观性，导致了治疗效果的易重复、易理解。在这种心态下，加上医疗市场的导向，接受了中西医双重教育的入门者，将时间和精力用于学习他们认为更有用且容易掌握的现代医学知识。于是乎，在他们身上只留下片段式的临床经验以及和临床完全脱节的中医理论。

正是在这种情况下，我再次投身于张师门下，经三年的跟师学习，收获甚丰。

首先，张师要求我们重新温习中医的基础理论，并不是简单的重复学习，而是从"阴阳五行"理论入手，结合临床实践，用于解读临床的一些基本问题，特别临床上常见的生理病理机制，从单纯中医理论的角度去阐述和说明，从而加深对中医基础理论的理解。比如阴阳学说最基本的出发点就是区分和辨认一种差别，即将所观察的事物分为阴阳两类。这也是中医临床的方法学基础，提示我们在临床的辨治要点是寻找和探索各种不同的差异，如人与人、病与病、证与证相互之间的差别，进一步寻找准确治疗的方案以及为何运用这些治疗方法的原理。经过这样的学习以及张师集中上课、实践带教的讲解，让我们从不同的角度和高度理解中医的基础理论、中医临床的方法学以及辨证论治的原理性问题，从而让我们更好地理解中医诸多治疗方法的精髓。应该说，张师教授给我们的不仅仅是知识本身，更重要的是学习中医的方法。

其次，对专业基础理论的认识和理解。在张师的指导下，我们温习了和针灸专业有关的基础理论知识，尤其是经络学说在临床上的应用，同时结合阴阳五行学说加以解读。比如，阴阳经之间在生理病理学上的差异，以及由此带来治疗学上的不同应用。在针灸基础理论学习中，张师强调要注重历来被人所忽视的经络辨证、奇经八脉等理论，使我们在临床治疗中脱离了仅以"经脉所过主治所及"为主的取穴方式，更加注重根据经络的调控功能，以总体辨证结果作为取穴的依据，从而拓展了临床治疗的方法和思路。

其三，对临床辨治思路和方法进行了改造。在以上基础上，张师强调对我们临床思辨的改进，特别要求临床的辨治思路必须坚持以中医的理论为指导，切不可放弃中医的思维模式。同时对辨证论治的过程进行思考，例如对于整体观念，张师要求在临床思辨中不仅仅将人体各脏腑、经络、气血等作为一个整体考虑，更重要的是以整体的观念出发，把病、人、时、地统合起来整体考量，即把握疾病的总体认识，并将疾病与个体的患者结合考虑，了解病对人各种生理过程的影响，以明确各个病理过程出现的缘由。还应考虑病程、日夜变化、季节、地域等各种时间、空间因素对患者个体的影响，以达到"天人合一、心身合一"。从这一角度出发，张师要求对整体观念的内容回归到真正传统的意义上。而因病、因人、因地辨治，张师则增加了医患关系及沟通、人文习俗、辨治环境及氛围等现代理念。经过这样的学习，临床思辨能力得到明显提高，同时也加深了对中医理论的理解，辨证思维更加全面和规范。

第四，加强了临床技法的训练。作为操作性很强的针灸临床学，各种的诊治技法无疑是至关重要的。因此，除了上述思维方法学的学习外，张师强调我们要注重各种临床技法的学习，从针刺手法、灸法、耳针、棍针到各种的手法治疗都要掌握。他要求治疗上要有多种的方法，只要有效就可取而用之，做到"杂合而治"。同时，不同的治疗方法也会对临床分析能力有不同的要求，从而促进临床思维能力的提高。例如在灸法的应用上，对于今人"重针轻灸"的做法，张师认为应该"灸刺并重"，而且不仅注重灸的方法，还要考虑灸法的剂量大小，提出灸法的量效关系。通过对各种临床技法的学习和训练，我增加了治疗的手段，也了解了各种不同治疗的临床适应证，并能更好地、有效地加以运用。对于不同治疗方法间的关系，以及如何运用各种治疗方法的技巧，也为今后的临床科研提供了研究的方向和思路，有待于进一步的学习和研究。

第五，强化中医临床学的学习。除了对以上基础理论、思维能力、临床技法的学习外，张师还格外强调对中医临床学的学习，特别强调《伤寒论》的学习。他认为，《伤寒论》的辨证方法是中医临床辨证论治的基础，为临床的辨证论治提供了思维方法和一个基本框架。六经辨证不仅适用于外感病的辨治，也适用于内伤杂病的辨证施治。在张师的指导下，我系统复习了伤寒论，虽说在临床上亦能有所运用，但或许是基本功仍不够扎实，总觉仅能触及皮毛而未能深入。可以说六经实质是脏腑、经络、气化三者的有机结合整体，前两者是我较为熟悉的，而气化学说，所涉及"五运六气""标本中气""司天在泉"等理论，则属于中医学的高难理论，短期内难以掌握，更谈不上加以很好地运用。尽管如此，我仍觉得这是张师为我今后的临床研究和学习指出一个方向和方法。

最后，强调与病患的沟通与交流。张师平素为人平淡，个性平和，易于接近，与医院同事关系极为融洽，共事十余年，未见其与他人脸红争执。诊察病患，常闻及其谈笑风生，与患者拉家常间完成整个治疗操作，医患之间均倍感轻松。

养阳育阴　澄江传薪

张师常嘱我辨证论治需要一定氛围，诊治之时应观察患者，先与之交谈沟通，取得患者的认可，调动患者的主观能动性，加强医患之间的互动，产生一定的氛围。在这种气氛中方可取得患者的信任和理解，从而从患者身上获得有关病痛的最大量信息，有助于提高辨证的准确性，同时也能最大程度地得到患者的配合，取得最佳的疗效。

### （二）跟师学习方法上的体会

时光荏苒，跟师三年如白驹过隙，学到了临床经验，更学到了学习方法。

#### 1. 相信中医

时下有部分同行、同学，学中医的不用中医、忘了中医、不懂中医、不相信中医，甚至有中医药无用论。这显然是对中医的最大伤害。相信中医、相信中医理论，也就是对中医有信心，这是学习态度问题。一个人是不可能认真学习连自己都不相信的东西，只有正确的学习态度才有可能学好这样一门高深的学科。我认为这是一个最为基本的前提，也是今后能够持之以恒学习的基本动力。

#### 2. 坚持中医的思维模式

尽管中医学是一门古老、传统的学科，也尽管我们身处的时代背景，时间、环境在变，但人作为被研究的对象是不变的。因此，中医学的临床思维方法、方式可能有些需要调整，但总体上可以适用于当代临床。中西医虽然研究的对象一样，但两者显然是不同的学科，在哲学基础、基础理论、研究方法上都有着迥然差异。我个人认为，以现代西方医学的思维方式来师承或学习中医是不合适的，至于换角度或采用不同角度研究中医，那已经是交叉或边缘学科的领域。

#### 3. 注重方法学

跟师三年期间，我从张师的言传身教中不难发现，他教授的许多是方法学、思维能力层面上的内容，强调的绝非一招一式的传教，而是侧重于学术思想的理解、传承和发扬。张师多次指出，不是每个人都可以成为名家，也不是每个人都能提出一个理论来，但每个人都必须有自己的学术见解或学术思想。一招一式虽然可以解决部分的临床问题，但时间久远，不免变形走样，终将流失。

只有从一招一式过渡到学术思想，甚至形成一个小的体系，方能对整个学科的发展做出自己的贡献。而只有掌握方法，具备一定的思维能力，对于临床或理论问题才有充分的敏感性，发现问题并提出解决问题的办法，才能逐渐形成自己的学术见解或学术思想。

### 4. 强调基础理论的学习

尽管跟师所学的都是临床知识，但对基础理论的理解极为重要，这是不同医者之间交流的共同平台。不同的人对同一理论可能有着不同的解读，这也是中医诸多学派形成的原因。跟师首先必须与老师进行有关学术的交流，缺乏基础理论这一平台是不行的，只有拥有过硬的基础理论知识，才能更好地理解老师的临床思路与方法。同时，加强基础理论的学习，对于巩固中医思维模式，拓展临床思路大有裨益。

### 5. 要有"人梯"精神

中医临床学有实践性强、主观性强和临床经验重在积累等特点，所以跟师至关必要。张师认为要有"人梯"精神，所有从事中医药工作的同道都要把传帮带视为己任。同时必须时常研讨、交流经验，做到善于传帮带。学者不是一张白纸，师者要有凝聚力，要有一种让外行也看得懂的本领。

### 6. 师者必须有较为博大的胸襟

师者必须有较为博大的胸襟，方可以给学习者有学习的空间。在临床交流上，张师允许并要求我们要有不同的思想和看法，鼓励我们提出来交流，这无疑给我们的学习提供了一个轻松的空间。他要求我们要做到"青出于蓝而胜于蓝"，认为只有这样学科才会发展，才有可能突破和发扬。这实际上是为我们制定了一个明确的学习目标，同样也成为现在和今后几代人学习和努力的目标。

### （三）跟师取得的成效

经过三年的学习，应该说我取得一定的成效，主要有以下几个方面。

在张师的悉心指导下，经过中医基础理论的温习、专业理论的学习，临床上老师的言传身教、耐心讲解、反复讨论，以及临床诊疗技法的强化训练，毫无疑问我的临床诊治水平有明显的提高。收益最大莫过于临床思辨方法、模式的改进，坚持和巩固中医思维模式，坚持在中医理论指导下进行诊疗活动，做到学中医、做中医、相信中医。

随着临床诊治思路的改进，我对一些常见的治疗方法进行了调整，随之门诊诊疗人次人数、住院收治人次人数逐年上升。病种也逐渐扩大，由原来以痛证、痿证为主，逐渐增加内科、妇科、儿科等病种。鉴于从事专业的特点，充分发挥针灸治疗的特点，药品使用比例控制在20%以下，取得一定的社会、经济效益。

我着手整理张师的学术思想和临床经验，撰写并发表《张永树老师养阳育阴法的基础理论与临床概要》，《张永树老师的辨证论治观》《张永树老师的经络辨治观》《张永树针刺手法概要》《张永树老师灸术概要》已成稿待发表。同时，我与数位同门将老师的其他临床经验一并整理，计划于今后正式出版。

我整理张师有关养阳育阴法的内容，设计"养阳育阴法治疗腰椎间盘突出症的临床及电生理评价"科研课题，以待进一步的研究和分析。该课题已获泉州市科技局科研基金资助，目前正在进行中。

在张师临床经验基础上，结合针灸治疗中风的学术发展状况和趋势，以及相关学科的治疗进展，提出针灸治疗偏瘫新的治疗方案。

2005年，我被福建中医学院聘为针灸临床专业硕士研究生指导老师，临床教学工作中继续以张师为榜样，发扬老师的治学精神及临床学术思想，为针灸临床学科带好学生。

### （四）跟师后的思考

张师为人谦逊，平易近人。对我而言，乃父辈恩师，师徒关系极为融洽。与张师共事多年，彼此相知，交流起来亦轻松自若，毫无困难。从这一层面而言，跟师过程没有什么问题。但从总体工作看，也存在一些问题。

#### 1. 时间问题

跟师3年为期，总觉时间太短。尤其是后半程，似乎学的看得多了，心中总是惶恐不安，总是觉得有越来越多需要进一步了解的问题。张师临证以杂病居多，涉及的病种较多，所学之时，总怕遗漏什么。加上我们平常亦承担大量临床工作，总觉得时间不够用。张师授课或讲解常寻找下班后或其他休息时间进行，我总是害怕拖累他，影响了他的休息。

2. 环境问题

当今的医疗环境不甚理想，尤其对中医传统的治疗更是如此。缺乏传统中医临床应用的环境，以及相关的法律保护，也缺乏适合于对传统中医临床的规范化管理。现在所采用的规范和有关法规的依据，均来源现代西方医学。而两者的方法论、认识论不一样，以西方医学学术体系来判断中医是不合理的，容易把某些精华因不符合其"规范"而被视为糟粕或被忽视。例如许多老中医医案，若按现在的管理机制，绝大多数都是不符合病历管理规范的，然而正是这些看似不完整的医案，却记录了老前辈们临证的精华，记录了他们在临证之时最为关注的内容，而这些经常是我们在追求完整时所忽视的。另外，在治疗疾病时，由于缺乏相应的保护，临床医生只能严格执行规范中的措施，放弃中医治疗或仅仅将中医治疗当成一种辅助手段。长此以往，渐渐失去信心、思维能力，最终连自己都不相信中医了。张师常鼓励我们以疗效来说话，但如果没有百分之百的把握，又如何在当今医疗风险很大的情况下去不断探索和研究呢？

周文强

## ● 四、继承学习体会

张老师常向我们谈及当年他学习中医的情景，上午跟师临床学习，下午课堂基础理论学习。他认为中医药学是实践性非常强的学科，中医的学科特点、中医几千年生命力的奥秘，就在于跟师临床学习、在于临床实践。继承是中医学术之本，临床实践是发展中医之根。跟师缩短了中医成才的周期，就像站在巨人的肩膀上。通过3年的跟师临床学习，我不仅对老师学术思想、临床经验、技术专长有了全面了解和掌握，而且从中学到了老师的临床方式、治学方法。我想，后者是我一生都用不完的巨大精神财富。老师对传统医学的热爱，对中医学术的不断求索，对患者的认真负责，更是我永远的学习榜样。

养阳育阴 澄江传薪

短短的 3 年过去了，通过老师的悉心教导和认真跟师学习，我根据继承教学协议、继承学习计划，整理、总结老师的有关临床经验、学术思想和技术专长，撰写老师《张永树主任医师运用耳针的临床经验》等临床经验论文 3 篇。其中，《张永树主任医师运用棍针的临床经验》发表《中国针灸》2003 年增刊，并参加由中国针灸学会、中国针灸杂志社主办的"环球杯"全国针灸特技演示暨学术大会，我在会上演示了老师的棍针疗法，获优秀演示奖。该文经过修改，发表于马来西亚《霹雳中医学院第九届毕业纪念特刊》。《张永树运用手阳明大肠经穴经验》发表《中国针灸》2006 年 26 期。

根据继承学习计划安排，跟师临床学习必须每周累计 1.5 天以上，我累计跟师临床学习时间 239.5 天。张老师根据针灸科操作多、占用大量临床时间的特点，坚持每月安排一个下午讲解他的临床经验、学术思想以及解答问题，共举行讲座 32 次。我独立临床时间每周均在 2 天以上，累计独立临床 522 天；认真做好跟师笔记，共计 249 篇；每月认真撰写学习心得、临床体会或老师经验整理，共完成月记 37 篇；完成跟师门诊病历 100 份。

## （一）心得体会与学习方法

我搜集整理老师从医四十年医教研的图文资料共 8 册，并刻录光盘。整理学术渊源——承淡安针灸学派之"陈应龙和泉州针灸的振兴"的 VCD 光盘。老中医的成才之路，对我们现在学习和将来发展指明了方向。

张老师的成才之路，首先是扎实学，学中悟、悟中学。勤学中医基础理论、中医经典，用心跟师临床，在临床实践中积累、感悟、思索和研究、发扬、创新，再不断学习中医医籍，充实、提高自己的理论知识和水平。老师常说"理论—能力—思路"是治学的三部曲，决定成败的是思路。思路源于丰富的理论知识和临床实践。要拓展思路，还要善于反思，做到理论和实践相结合、传统理论和创新点相结合、肯定规律和质疑谬误相结合、吸纳百家和否定自我相结合、指导学生和向学生学习相结合，以及学我和超我相结合。

针灸是一种治疗方法，它有一定适应范围。20 世纪 70 年代世界卫生组织宣传、推广针灸临床主治病症 43 种，包括上呼吸道、呼吸系统疾病，眼科、口腔科疾病，胃肠系统疾病，神经性肌肉－骨骼疾病等。针灸临床治疗病种涵盖内、外、妇、儿、五官、皮肤科等，从这一点上讲，针灸医师是全科医师，要有丰富的医学知识。张老师有着丰富的临床各科理论知识，并善于应用临床实践，同时又十分谦虚、对患者认真负责。对需要专科检查和不能明确诊断者，他都请相关科室医生或院外医生会诊，尽可能明确中、西医诊断，从中更新知识、丰富所学，即所谓处处留心皆学问。

跟师时，张老师常提"四基"，即基本理论、概念、技能和常识，认为这是中医和现代医学的必备要领。为此，张老师要求我们要持续不断地加强基本功的训练，包括中医辨证能力、定穴配伍的准确、施针施灸的手段娴熟等基本技能；要有扎实的基础理论、敏锐的观察眼光和缜密的思维能力。关于"四基"，我深有感触，在治疗妇科不孕症时，我坚持让患者测基础体温，这样做可同时监测排卵和黄体功能，并可为患者节约阴道B超的费用和缩短就诊时间。近年来，一些医院妇科在治疗不孕症时，多数仅查阴道B超，这虽算是常识性问题，但手段相对单一。然而，"四基"的训练，必须要在较长的实践中才能日臻成熟，张老师经常结合门诊考验学生的掌握程度。

张老师强调，临证不仅要有丰富的医学知识，还要善于抓住主要矛盾。这种诊疗思维在老师门诊中屡见不鲜，其中不乏有一些典型病例。2005年初，有一33岁的许姓患者来诊，他是一名司机，晋江龙湖镇龙湖亭村人，自诉发病时眉骨、鼻骨及牙齿嘴唇酸胀热不适，视物欠清，左侧头面部麻木，项肩臂酸痛、灼热、麻木，右侧为甚，卧位或坐位臀部灼热，并沿下肢外侧放射，反复发作已五年，长期大便干结、难排等，四处求医不断。张老师将其主诉凝练为：视物欠清，头面、项肩酸痛反复发作5年。其病史简约为：5年前始发上症，伴大便难、耳鸣。曾于2000年2月住福建医科大学附属第二医院眼科排除眼疾，后求治于泉州市第一医院、福建省立医院神经科，做眼眶CT、头颅CT、脑电图等多项检查，均排除器质性病变，服用多种中西药（具体不详）未见显效。现症：无明显消瘦，视物欠清，时觉眼前有层薄雾，时见有黑点浮动，鼻骨、印堂、眉棱骨胀痛不适，偶伴见左面部、项、双肩、上肢酸痛、麻木，食常，入眠难，睡可，但醒后头困重，大便难，2~3天一次，燥矢居多，舌偏红，边有齿印，苔

养阳育阴　澄江传薪

薄微黄，脉略沉弦，血压 130/100mmHg。中医诊断为眩晕，阳明经气失宣。西医诊断为神经性头痛，高血压病。治以疏泄经气，清泻阳明。方用承气类。生大黄 12g、芒硝 12g（后下）、川朴 12g、葛根 18g、桑枝 18g、忍冬藤 12g、茯苓 15g，2 剂，水煎服。医嘱：连续测血压 5 天，查心电图、心脏彩超。抓住其主要矛盾——阳明经气失宣，头面属阳明，予以清泻阳明。1 月 26 日二诊时，服药后大便通畅，耳鸣减，头面、项肩臂诸症减半，苔薄白，脉略沉，血压 115/85mmHg。后多次测血压均在正常值范围，排除高血压。配合针灸，取穴以手足阳明经穴为主，一个月后患者诉前伴见性功能下降已明显改善。治疗前曾查精液常规，精子活动度为 10%。治疗后查精液常规，精子活动度为 40%。诸症已明显缓解。老师对此病案写了按语：阳明主宗筋，宗筋主束骨利机关。独取阳明治痿，取不只用补，亦可用泻。《黄帝内经》云："邪中于面，则下阳明。"患者面部、鼻骨、印堂、眉棱骨胀痛不适等，为阳明经气失宣，予清泻阳明，亦有好转。

学习此案我还有一些体会：在患者诸多症状中，以经络辨证理出了头绪，抓住了主要矛盾，解决了根本问题。可见，经络辨治不仅指导针灸临床的理法针穴术，也同样适用于中医临床各科的理法方药。再者，临床所见错综复杂，寒热、虚实、表里均见，解决问题时难以面面俱到。面面俱到则重点不明，有时可能作用相互抵消或拮抗。善于抓住主要矛盾没有错，但有时应该首先解决容易解决的矛盾，或者你善于解决的矛盾，这样才能赢得患者的信任。个个突破，效专力宏，逐步解决所有问题。最后，在辨证准确的基础上，选方应选用本类方剂的基础方或代表方，如二陈汤、四君子汤、四物汤；用药以选用本类药物作用最大的药，如张老师温阳常用附子、通络常用蕲蛇、滋阴常用龟板；取穴要用针感最强的几个穴位，如合谷、足三里、大椎、风池、肾俞等。这一点，通过跟师得到最快速的提高。

张老师的治学方法之一，始终注重按照中医学方法研究中医。如老师腧穴的运用与研究，多从临床的角度、与其所属的经络脏腑紧密相连的，即从整体上综合地考虑、研究问题。取穴精、专、效，少自立奇穴，善于运用某些鲜为人用的普通穴位达到不普通的效果，手三里就是其中之一。老师取穴的特点是远道取穴多，即头身脏腑的病症取用四肢肘膝以下的腧穴，包括五输、原、络、郄等特定穴，为远道取穴，就是治"本"，也叫"本部取穴"，不拘泥于一方一药一穴治一病。老师常用非常规的方法，解决临床用常规的方法难以解决的问题。

老师的临床方式是善于与各阶层患者沟通，言语幽默，以取得患者的认同，调动患者的主观能动性，老师认为这点非常重要。针灸治疗需要一定的氛围，患者认为在老师这里接受针灸治疗是机体和精神的享受，乐于接受针灸治疗，进而达到最好的疗效。

在学习方法上，张老师提倡"烂笔头"、提倡做读书卡片。至今老师身边还带一笔记本，随时记录日常的工作、平时的想法和读书看报的佳句。根据老师的要求，我认真做好跟师笔记，定期整理，把临床所遇问题和一些想法记录下来，空闲时查书或向老师请教，或与实习生、研究生一起讨论，他们更年轻、思维活跃、没有固化，有时随便的一句话，对我却有很大的启发作用。通过相互交流，可以做到教学相长、教学互动。

### （二）取得的成果

通过3年的跟师临床学习，我的临床诊治水平有了很大的提高，治疗病种增多，门诊量明显增加。如治疗坐骨神经痛、腰椎间盘突出症，跟师初我与同事、老师在《中国针灸》杂志发表《大椎、关元对腰椎间盘突出症临床疗效的影响》一文，文中总结治疗有效率比较我1999年发表的《深刺大肠俞加电针为主治疗根性坐骨神经痛127例》，以及吴绪平主编的《针灸治疗55种病证临床研究进展》中收集的《针灸治疗坐骨神经痛概况》两文所总结治疗有效率均有所提高。

跟师初期，老师就要求我们要有传帮带的理念。张老师讲："一开始就有担当传承任务的思想准备，一是可以理解老师的心情，更好地和老师沟通；二是注意积累、整理资料，以备传承之用，实际上使自己得到充实；三是进入角色，熟悉乃至掌握传帮带的技巧，切实为来日带学生打基础。"通过跟师学习，我在传帮带方面确实有所收获，已为将来带学生积累了资料，打下了基础。

### （三）存在的问题和今后努力方向

一是 2005 年上半年，我的继承学习计划是临床研究老师关元大剂量隔姜灸降血压的临床经验，纳入病例为高血压病一期未曾服用降压药者，与针刺足三里对照。由于临床变数太大，保质保量完成临床研究太难。况且当时病例较少，仅做 3 例针刺足三里降压的观察，未能完成按计划完成临床研究。这是个遗憾，我想接下来应尽快完成这个课题，并补充老师在月记里提到的太冲穴。

二是要尽快完成《张永树针灸学科理论与实践解读》一书编撰工作。最后，要继续"经络与六经相关，经络'所生病'可以用经方调治"这一课题之"主骨所生病与少阳病柴胡类汤药合针灸取少阳经为主调治"的临床研究等。

总之，跟师前我虽有 18 年的临床工作经历，也有一定的患者群，但总觉得学越多知识、能力越欠缺。跟师让我解决了从医过程中不少难点、堵点。为解决门诊与跟师临床学习的时间冲突，我上午跟诊，下午安排患者来诊，放弃夜班休息时间，经常工作到晚上 7 点左右。虽然工作较为辛苦，但我以此为荣，以作为老师的继承人为荣。

黎健

年谱篇

**民国三十年（1941 年）**

1 月，出生于福建省泉州（今泉州市鲤城区）。

**民国三十五年（1946 年）**

9 月，就读于晋江县温陵镇鲤东保国民学校（现泉州市东门实验小学）。

**1949 年**

9 月，转学至泉州市临江中心小学（现泉州市第二中心小学）。

**1954 年**

9 月，就读于泉州四中初中部。

**1955 年**

6 月，加入中国共产主义青年团，先后任校学生会主席、校团委委员。

**1957 年**

9 月，就读于泉州五中高中部。其间任班长、校学生会宣传部部长。

**1960 年**

9 月，考入福建林学院木材机械加工专业，后因病退学。

**1961 年**

10 月起，成为泉州市中医四班学员，跟随泉州海滨卫生院伍德贤老中医学习，后师承针灸名家留章杰，受业于曾沧海、蔡友敬、张志豪。

**1968 年**

2 月，泉州市中医四班毕业，分配到泉州市海滨卫生院工作，任中医士。

**1979 年**

5 月起，参加第十届晋江地区中医进修班学习，历时 6 个月。

12 月，参加全省统一选拔考试合格，被录用到泉州市中医门诊部工作，任中医师。

**1980 年**

3 月，参加福建针灸进修班学习，历时 10 个月。受业于留章杰、陈应龙、施能云、林惠珍、蔡宗敏、吴宝华、黄建章、黄宗勖、庄玉柱等老师。

**1981 年**

3 月，筹备成立晋江地区针灸研究会，任秘书。

8月，担任泉州市中药加工炮制班班主任，并为学员授课。

11月，主持泉州市正骨医院学徒班教学工作，为学员讲授《中医基础理论》《针灸学》课程。

**1982 年**

3月，获评福建省卫生系统先进工作者。

4月，参加福建中医学院针灸师资班学习，历时9个月。受业于黄宗勖、陈俊鸿、陈以教、林求诚、白介辰、肖熙、陈竹友、孙兰英、林宏等老师。

5月，当选晋江地区针灸研究会秘书长。

11月，参加华东地区首届针灸学术交流会，担任福建代表团联络员，在会上作题为《灯心灸瘈脉治疗头面部疖肿》的报告。

**1983 年**

7月，参加福建省首届气功学术年会，在会上作题为《气功和中医理论》的报告。

8月，任泉州市中医院针灸科负责人。

9月，为泉州卫生学校首届针灸专业授课。

**1984 年**

4月，创办内部刊物《针灸界》，任主编。

8月，创建泉州市中医院针灸科病房。

12月，参加全国首届中华气功理论研修班，拜识石学敏院士。

**1986 年**

7月，当选福建省针灸学会第二届理事会常务理事。

7月，被聘任泉州市针灸学会秘书长。

**1987 年**

7月，参加全国首届灸法学术交流会，在会上作题为"灯心灸治疗缠腰火丹30例临床观察"的交流发言。拜识周楣声、谢锡亮、周逸平、仲谟等专家。

7月，主持电视资料片《福建针灸名医留章杰》的摄制，后由华侨大学电教中心制作完成。

9月，主持由华侨大学和福建中医学院联合主办的"海外针灸培训中心"教学工作。

**1988 年**

1 月，当选泉州市针灸学会第二届理事会理事长。

1 月，被聘为中国人民政治协商会议第六届福建省委员会委员。其间，与陈应龙委员联名提交《关于加强针灸人才的培养和管理的建议》提案。

11 月，接受法国新闻社记者米歇尔·埃尔芒先生的采访。

**1989 年**

9 月，参加"纪念承淡安诞辰九十周年暨国际针灸学术交流会"，以承门第三代传人身份在会上作题为"承门的灸术和针法"的报告。拜识谢永光、王雪苔、田从豁、赵尔康、梅焕慈、承为奋、戚淦、施土生等承门弟子。

**1990 年**

11 月，应邀到湖南中医学院作"灯心灸临床应用"专题讲座。

**1991 年**

8 月，任泉州市中医院针灸研究室主任兼门诊部副主任。

11 月，参与组织首届"中国泉州—东南亚中医药学术研讨会"，并撰文《留章杰针刺手法和灸法特点》发表于《福建中医药》。

**1992 年**

4 月，完成内部资料《留章杰先生纪念文集》的编写工作。

5 月，参加全国第三届耳穴医学学术交流会，在会上作题为"耳穴镇痛即时效应临床观察"的报告。

7 月，参与主持福建省中医进修学校针灸班（泉州）教学工作，负责临床带教。

12 月，参加全国中医方药学术研讨会，在会上作题为"针刺、中药并治肝胆系结石 83 例临床观察"的交流发言。

12 月，接受玛格南图片社新闻摄影师查克曼先生采访。

**1993 年**

7 月，个人事迹被收录海洋出版社出版的《中国专家人名辞典》。

10 月，个人事迹被收录东北师范大学出版社出版的《中国民间名人录（上卷）》。

**1994 年**

11 月，个人事迹被收录泉州市科学技术委员会主编的《泉州市科学技术志》。

12 月，个人事迹被收录学苑出版社出版的《中国当代中西医名医大辞典》。

**1995 年**

4 月，被确定为泉州市中医院针灸科学科带头人。

8 月，以访问学者身份被福建省卫生厅公派到日本讲学，为冲绳县针灸学会作"中国针灸的过去、现在和未来""关于提高针灸疗效若干问题"的主题报告。

11 月，当选福建省针灸学会第三届理事会副会长，在会上作题为"针刺、针药并治肝胆系结石 111 例临床治验"的报告。

11 月，个人事迹被收录泉州市科学技术委员会主编的《泉州科技十年》（内部资料）。

**1996 年**

3 月，被聘为中国人民政治协商会议第八届泉州市委员会委员。

3 月，接受中央电视台《杏林百草》栏目的采访。

5 月，公派到印度尼西亚雅加达中西医专科治疗中心讲学诊务一年。其间，应邀为雅加达中医同仁作专题讲座，与医疗队成员受到中国驻印度尼西亚大使馆周刚大使的接见。

夏，撰写的文章《棍针推拨法治疗头风治验》获评辽宁省第七届针灸学术年会优秀论文奖，刊发于《辽宁中医》杂志。

夏，撰写的文章《三度进针法、灸法的运用》收载于福建科学技术出版社出版的《福建中医临证特色》。

10 月，撰写的文章《灸法神功 不可偏废》刊发于《印度尼西亚日报》。

**1997 年**

6 月，个人事迹被《中国当代中医名人志》收载，由学苑出版社出版。

11 月，参加世界针灸学会联合会成立十周年学术大会，撰写的《留章杰老师治坐骨神经痛经验》入选大会论文集。

**1998 年**

7 月，牵头主持福建省卫生厅立项的中医科研课题"留章杰针灸学术经验整理研究"并顺利结项。

**1999 年**

9 月，参加纪念承淡安诞辰一百周年暨国际针灸学术研讨会，在会上作题为"承门针灸学派的过去、现在和未来"的报告，后该主题报告的论文发表于《上海针灸杂志》。

12 月，晋升为泉州市中医院中医主任医师。

**2000 年**

1 月，参加福建中医学院和德国美茵茨大学医学院联合举办的针灸康复学术研讨会，在会上作专题讲座。

3 月，被福建中医学院聘为硕士研究生导师。

4 月，参加国际传统医学大会，撰写的文章《棍针疗法治疗中风后遗半身不遂效验》入选大会论文集，后发表于《世界针灸》杂志。

4 月，参加第三届上海国际针灸学术研讨会。

4 月，作为"泉州市有突出贡献的医学界人物"收录《泉州市卫生志》。

7 月，负责泉州市中医院针灸科创建福建省中医重点专科工作，并顺利通过福建省卫生厅中期评估验收。

12 月，被聘为《马来西亚中医药资讯》学术顾问。

**2001 年**

4 月，被聘为中国人民政治协商会议第九届泉州市委员会委员。

5 月，主持福建省第 5 期针灸新技术学习班——针灸学会科研及课题申报培训班，讲授"世界针灸学术进展"。

**2002 年**

10 月，赴印度尼西亚雅加达为其中医学会作"正确认识针灸适应证"专题讲座。

10 月，被确定为第三批全国老中医药专家学术经验继承工作指导老师。

**2003 年**

4 月，被福建中医学院聘为教授。

**2005 年**

5 月 17 日，当选中国针灸学会第四届理事会理事。

6 月 18 日，撰写的文章《澄江针灸学派传人苏天佑海外医教史迹》发表于《中国针灸》。

12 月，应邀为湖北省中医药学会推拿专业委员会学术年会作"经络辨治与临床实践"专题报告。

12 月，从泉州市中医院退休并被返聘。

**2006 年**

9 月，主持第八届亚细安中医药学术大会工作，并作专题讲座。

12 月，获评中华中医药学会首届"中医药传承特别贡献奖"。

**2007 年**

2 月，个人图文资料被收录在由中医古籍出版社出版的《当代名老中医图录》。

4 月，参加国家中医药管理局主办的国际传统医药大会，并在大会作报告。

11 月，参加泉州市针灸学会主办的"首届海内外张永树学术经验研讨会"。

11 月，参加"全国首届中医药传承高徒奖"颁奖大会。

**2008 年**

5 月，应邀到澳门参加澳门厦门大学医学院医学会成立庆典。

7 月，参加中国针灸学会 2008 年度科技进步奖初评会。

9 月，参加中国针灸学会 2008 年度科技进步奖终评会。

10 月，参加泉州市广播电视台闽南语频道《养生之道》每周一期的录播。

12 月，个人临床经验被科技部列入"十一五"国家科技支撑计划"全国名老中医临床经验学术思想传承研究"项目课题。

**2009 年**

9 月，应邀赴美国讲学，被聘为美国中医针灸学会咨询委员会委员、美国纽约州执照针灸医师联合公会学术顾问、美国新泽西州普林斯顿中国针灸中心董事会学术顾问、美国加州执照针灸医师公会暨中国医学研究顾问。

10月，参加第九届亚细安中医药学术大会，参与主持大会交流，并做专题报告。受聘为马来西亚柔佛州中医师公会中医针灸科专家顾问、霹雳针灸学会名誉顾问。

11月，为厦门国际中医培训交流中心举办的"针灸实用技术培训班"授课。

**2010年**

5月，主持召开"第二届海内外张永树学术经验研讨会"。

7月，应邀为江西省南昌市中西医结合医院承办的三伏灸贴（冬病夏治）疗法国家级学习班授课。

8月，到山西省侯马拜访谢锡亮。

11月，被确定为全国名老中医药传承工作室建设项目专家。

**2011年**

1月，作为编委，参与编著的《泉州民间偏方选编》由九州出版社出版。

7月，"全国名老中医药专家张永树传承工作室"正式挂牌成立。

8月，参加中国针灸学会第五次会员代表大会。

10月，参加世界中医药联合会第二届消化病国际学术大会，并在会上作报告。拜会路志正、李济仁国医大师及福建省名医杨春波等。

10月，接待国医大师路志正来泉州考察。

10月，参加澄江针灸学派首届学术研讨，并在会上作专题报告。

11月，参加"中华传统文化在东南亚的传播和影响"的学术研讨会。

**2012年**

2月，协助泉州市中医院针灸科成功获评"十二五"重点专科建设项目。

9月，参加福建省第二十届针灸学会年会暨泉州市针灸学会年会，并在会上作"论养阳育阴"的专题报告。

9月，撰写的文章《中医临床辨》《针灸辨治消化系统疾病举隅》收载于华龄出版社出版的《华夏医魂》。

**2013年**

6月，为龙岩市中医院主办的"腰痛病诊治培训班"作专题讲座。

8月，协助泉州市中医院针灸科成功申报国家临床重点专科（中医专业）建设项目（2013—2015年）。

11月，获评福建省名中医。

11月，参与泉州市中医院与天津中医药大学第一附属医院联合设立的石学敏院士专家工作站的建设工作。

11月，协助接待石学敏院士到泉州市中医院参观指导。参加第十一届中国泉州—东南亚中医药学术研讨会暨闽南名老中医学术经验传承学习班、第三届海内外张永树学术经验研讨会。

**2014年**

1月，17则个人医案被选录《当代名老中医典型医案集内刊分册（第二辑）内科分册》，泉州市中医院列入课题承担单位。

6月，以泉州市非物质文化遗产代表性项目"泉州留章杰针灸"传承人身份参加泉州"中国文化遗产日"活动并发言。

7月，应邀赴宁夏回族自治区银川市讲学。

7月，被聘为中国针灸学会刺络与拔罐第一届专委会高级顾问。

**2015年**

1月，个人采访稿《半世悬壶情》在《泉州晚报》刊发。

1月，当选福建省中医药学会传承研究分会主任委员。

12月，协助接待美国中医药学会、福建中医药大学美国校友会代表团一行。

**2016年**

12月，参加福建省中医药学会传承研究分会学术会议暨中国针灸学会流派研究与传承分会泉州工作站研讨会、泉州市针灸学会第四次会员代表大会暨泉州留章杰中医针灸培训班。

**2017年**

1月，主持申报的"泉州留章杰针灸"被列入福建省第五批非物质文化遗产代表性项目名录。

10月，参加中医中药中国行活动。

**2018 年**

8 月，在泉州"中国医师节"座谈会上发言的图文在《泉州晚报》刊发。

**2020 年**

8 月，获评福建省"最美医师"。

8 月，为泉州市卫生健康委员会主办的中医药系列讲座上作题为"为医求知五字诀：勤、思、集、传、和"的报告。

8 月，应邀参加泉州广播电视台中国医师节特别节目《弘扬抗疫精神　护佑人民健康》的录制。

**2021 年**

4 月，接受人民网《闽医学派名家荟系列访谈——泉州留氏针灸学术流派》栏目组采访。

5 月，接待世界针灸学会联合会、上海中医药大学中医药国际化发展中心桑珍、杨宇洋、宋欣阳、张博源、梁秋语等专家来泉州调研座谈。

7 月，接待世界针联主席刘保延到泉州市中医院针灸科考察。应邀为澳大利亚澳华中医学会主办的学术讲座作"中医临床思辨"专题报告。

11 月，个人采访稿《留氏针灸守古训　金针度人传授业》在《泉州晚报》刊发，列入泉州市档案馆名人档案。

**2022 年**

8 月，应邀为澳大利亚澳华中医学会主办的学术讲座作"中医针灸临床辨证"专题报告。

9 月，参加纪念黄宗勗诞辰 110 周年学术研讨活动，作"承门嫡传显神功八闽针灸代代红"专题报告。

12 月，参加陈应龙针灸学术思想研讨会，以线上形式作"陈应龙先生与泉州针灸的振兴"专题报告。

**2023 年**

2 月，参加"福建省优秀病案传承论坛"系列活动，作"'养阳育阴'针灸验案举隅"专题报告。

3 月，接待澳大利亚中华针灸研究院院长江泓成来泉州参观考察、座谈交流。

**2024 年**

5 月，泉州市中医院针灸科列入国家中医药管理局公布的"国家中医优势专科建设单位"名单。

# 后 记

在中医学发展的历史长河中，名医辈出，著书立说者浩如烟海。而把历代名家的学术见解、诊治经验更好地、系统地整理、研究和总结起来，是我们继承和发展中医药学的初衷，也是历史赋予我们当代中医人的使命。泉州市中医院的前身是成立于1953年的泉州市中医联合诊所，建院之初就集结了全市顶尖的中医资源，名医荟萃，奠定了医院深厚的学术根基。70年薪火相传，一脉相承，培育了"全国老中医药专家学术经验继承工作指导老师"9名。整理出版老中医药专家独特诊疗经验，不仅为其传承人，还为广大的学者提供学习和借鉴，对指导后学临床诊疗具有重要意义。

根据中国人民政治协商会议泉州市委员会（泉州市政协）关于编撰"泉州市全国老中医药专家学术经验传承系列丛书"会议的要求，2022年12月，我院成立编撰工作领导小组，下设办公室，多次召开工作推进会，明确责任人和完成时限，定期报送编撰进度。各位老中医专家书稿各明确一位执笔人，并由若干传承人组成编写组，按照编撰大纲，尽心尽力采写。为推进书稿撰写进度，泉州市政协于2023年9月11日在我院召开协调会，再一次明确框架结构和编写进度。编撰过程中，得到老中医本人及其传承人的热情响应和支持，他们无私地、毫无保留地将各自的独到经验奉献出来，对此我们深表敬佩。同时也感谢各界人士对我院老中医书稿撰写的关心和大力支持，也殷切希望本套丛书能帮助到广大的中医药工作者。

限于编撰时间、条件和研究水平，书中错漏之处在所难免，冀中医药界同仁和有识之士多提宝贵意见，以便今后修正、充实和提高。

泉州市中医院

2023年10月

养阳育阴 澄江传薪

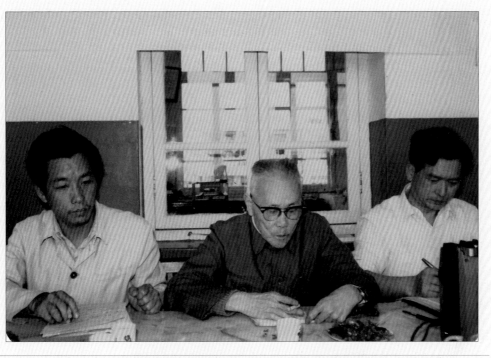

1984 年，张永树恩师留章杰主持泉州市针灸学会理事会会议
（左苏稼夫，中留章杰，右张永树）

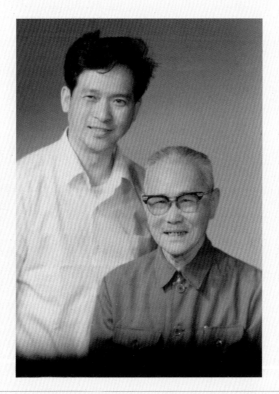

1985 年，张永树与其业师留章杰合影（左张永树，右留章杰）

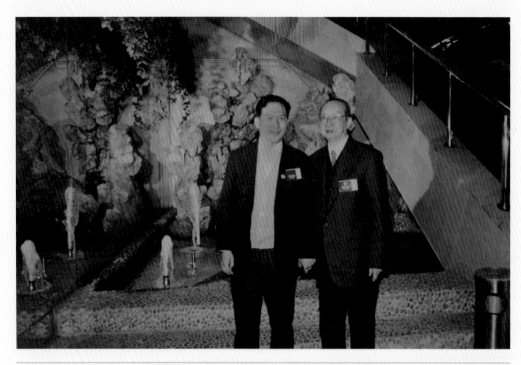

1988 年，张永树出席福建省政协六届一次会议时，与承门弟子、业师陈应龙合影（左张永树，右陈应龙）

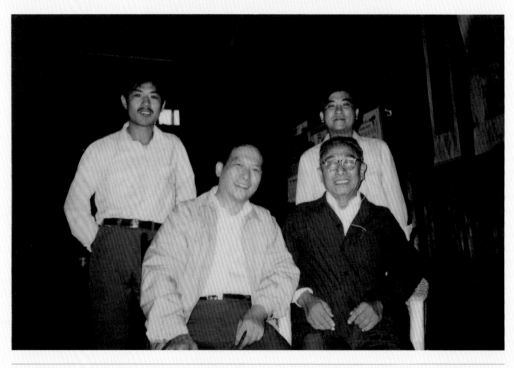

1989 年，承门弟子、业师张志豪和张永树等合影（前排右张志豪，左张永树）

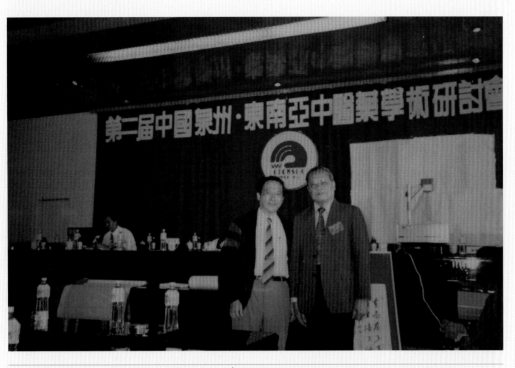

1993 年，张永树与承门弟子、业师黄宗勖合影（左张永树，右黄宗勖）

养阳育阴　澄江传薪

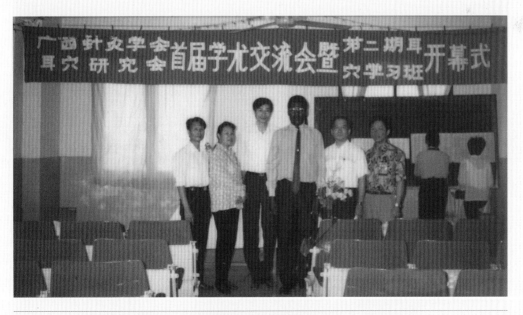

1993 年 10 月，张永树在广西参加学术活动与同道合影

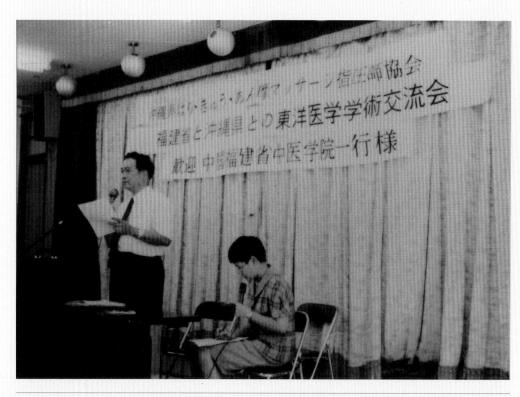

1995 年 8 月，张永树被公派到日本讲学

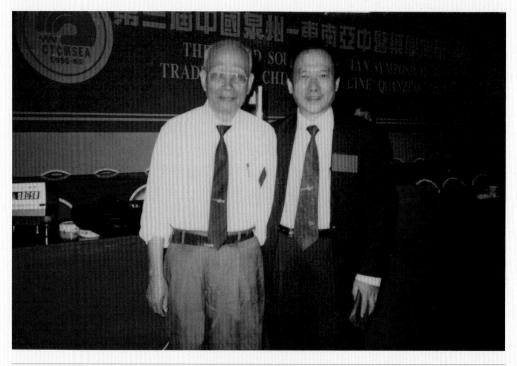

1995 年 10 月，张永树与其业师首批全国老中医药专家蔡友敬合影
（左蔡友敬，右张永树）

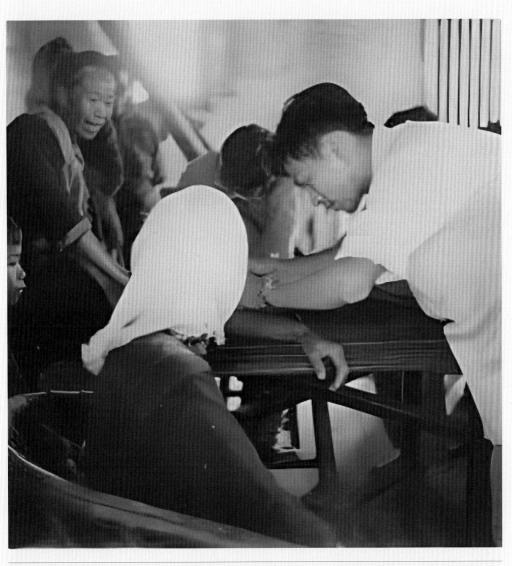

1996 年, 张永树下乡巡回医疗时, 为患者针灸

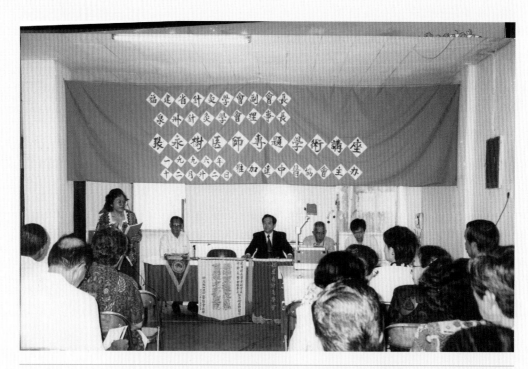

1996 年 12 月，张永树被公派到印度尼西亚讲学

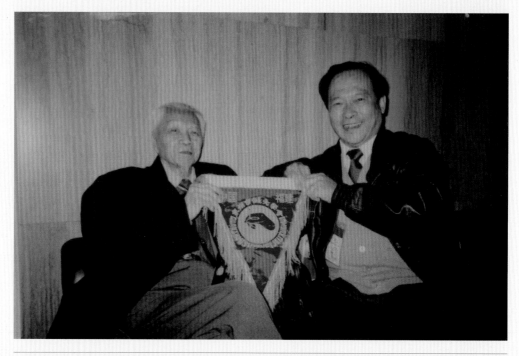

1997 年 11 月，张永树出席世界针灸联合会十周年学术大会（北京），向中国工程
院院士程莘农赠送泉州市针灸学会会旗（左程莘农，右张永树）

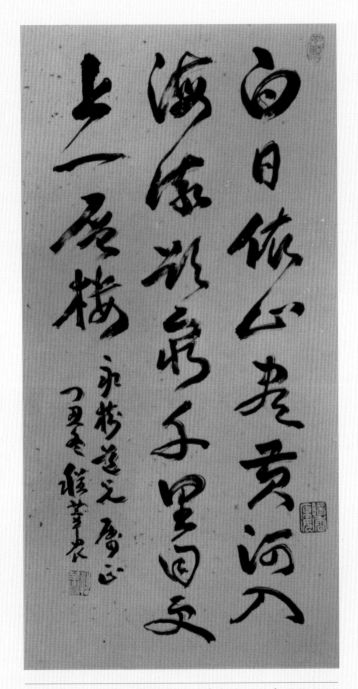

国医大师、中国工程院院士程莘农为《针灸界》题词

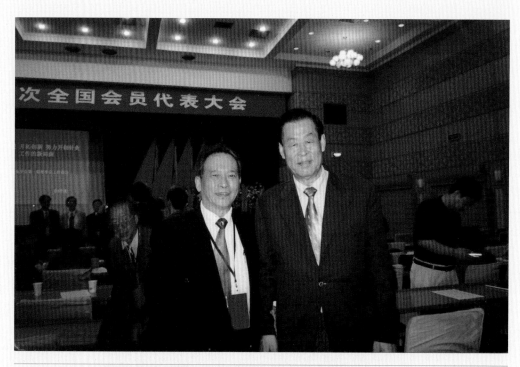

2005 年 5 月，张永树出席中国针灸学会第四次全国代表大会时，与中国工程院院士
石学敏合影（左张永树，右石学敏）

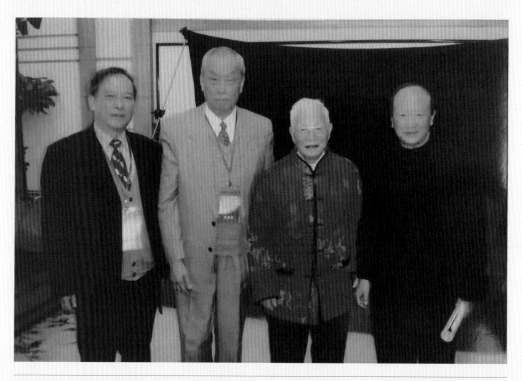

2006 年 12 月，张永树在首届中医药传承特别贡献奖颁奖大会（广州）与多位专家
合影（左一张永树，左二杨春波，右二邓铁涛，右一涂福音）

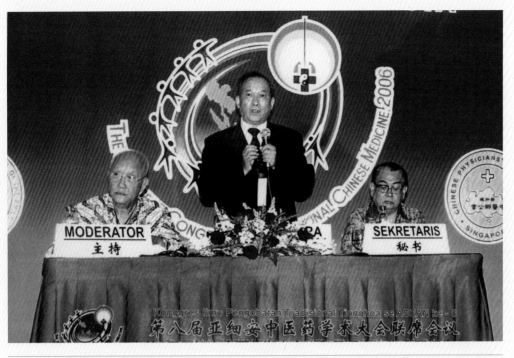

2006 年 9 月，张永树在第八届亚细安中医药学术大会（印度尼西亚泗水）上作主题报告

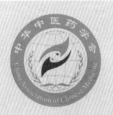

中华中医药学会首届中医药传承

# 特别贡献奖

*张永树 教授*

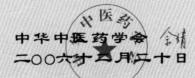

中华中医药学会

二〇〇六年十二月二十日

2006 年 12 月，张永树荣获中华中医药学会首届中医药传承特别贡献奖

中医养生在扶正治未病
未病先防　已病防变　病后康复
养阳育阴好修为　膳食饮食通有睡
如人经产带下顺　心态通达最珍贵
天伦乐和琴瑟随　戒烟節若酒莫酹
少水调护走末庚　适度活动健寿慧
福建有泉州市中医院　张永树撰并书
2018.12.16

张永树养生歌诀

# 国家中医药管理局司便函

国中医药科函〔2008〕58 号

## 关于十一五国家科技支撑计划项目 "名老中医临床经验、学术思想传承研究" 课题立项计划的通知

各有关单位：

根据科技部 "关于十一五国家科技支撑计划既有建筑综合改造关键技术研究与示范等 88 个项目的批复"（国科发计〔2008〕313 号），"名老中医临床经验、学术思想传承研究" 项目正式列入 "十一五" 国家科技支撑计划组织实施，项目完成时间为 2010 年 12 月。

本项目由 "名老中医临床经验、学术思想综合研究" 课题组负责协助我司进行综合管理，同时加强对项目各课题研究的成果技术指导和集成研究，下设综合组办公室负责具体事务性工作。我司将和各课题签订任务书，明确课题研究内容、实施路线和考核指标等。

现将课题及子课题的立项计划下达给你们，请按照国家科技支撑计划的有关规定和要求，加强组织管理，认真组织实施，确保研究目标和任务按期完成。有关进展情况请按要求及时报送我司中医科技处。

联系人：王思成　科技司中医科技处〔010－65914971〕

附件：十一五国家科技支撑计划 "名老中医临床经验、学术思想传承研究" 项目课题立项计划一览表

二〇〇八年七月二十一日

| | | | | |
|---|---|---|---|---|
| | | 附属医院 | | |
| 福建 | 2007BAI10B01-041 | 福建中医学院 | 杜建临床经验、学术思想研究 | 陈立典 |
| | 2007BAI10B01-042 | 福建省中医药研究院 | 林求诚临床经验、学术思想研究 | 陈志斌 |
| | 2007BAI10B01-043 | 泉州市中医院 | 张永树临床经验、学术思想研究 | 周文强 |
| | 2007BAI10B01-044 | 江西中医学院 | 皮持衡临床经验、学术思想研究 | 张光荣 |

2008 年 7 月，国家中医药管理局 "十一五" 国家科技支撑计划项目 "名老中医临床经验、学术思想传承研究" 课题立项通知

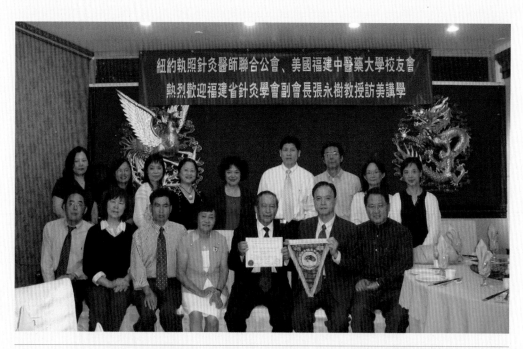

2009 年 9 月，张永树访美讲学，纽约执照针灸医师联合公会、美国福建中医药大学校友会欢迎张永树、傅梅新伉俪晚宴（前排右二林榕生，右三张永树）

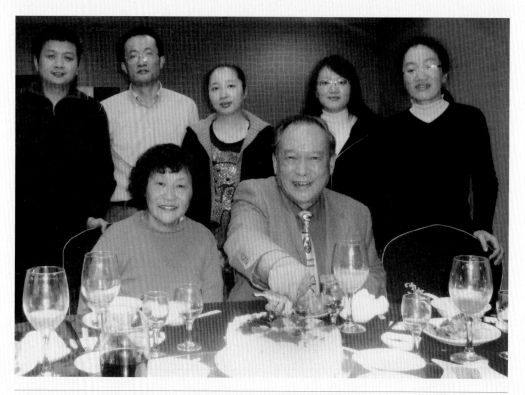

2010 年 1 月，张永树偕夫人傅梅新与其门人合影（前排左傅梅新，右张永树；后排左一阮传亮，左二周文强，中杨冬岚，右二吴宇航，右一黎健）

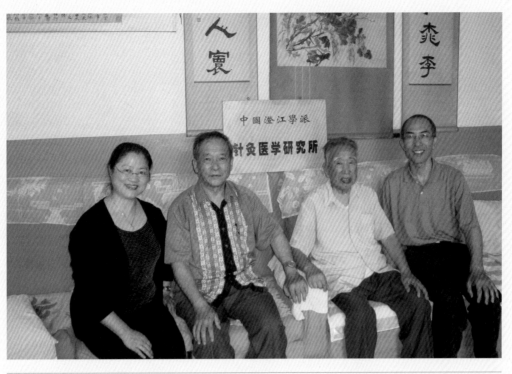

2010 年张永树拜望承公弟子谢锡亮，在谢锡亮山西侯马市家中合影
（左一谢小芬，左二张永树，右二谢锡亮，右一蔡达木）

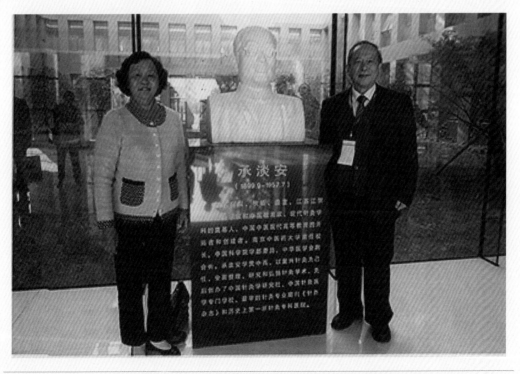

2013 年 10 月，张永树偕夫人傅梅新出席第二届"澄江针灸学派学术研讨会"（南京）

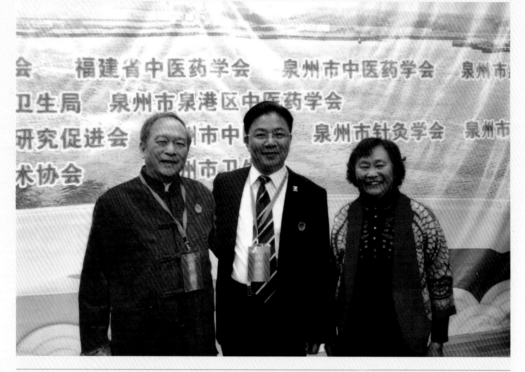

2013 年 12 月，张永树偕夫人傅梅新和留氏针灸学派第三代传承人肖惠中在第十一届"中国泉州—东南亚中医学术研讨会"上合影（左张永树，中肖惠中，右傅梅新）

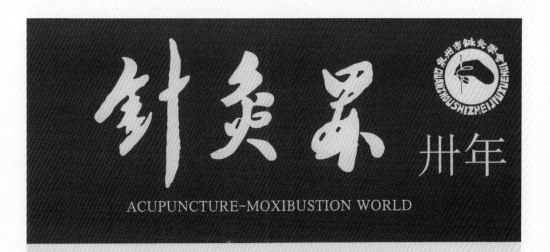

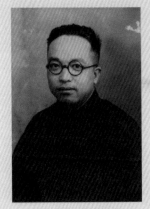

针坛宗师承淡安玉照

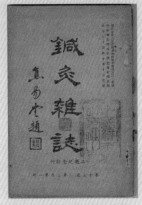

1933年承淡安创办《针灸杂志》

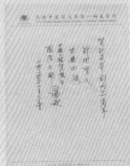

国医大师石学敏为《针灸界》创办卅年题词

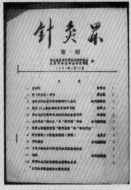

《针灸界》1984.4.26 问世

本册由泉州市预防医学会协办

《针灸界》（内刊）卅年（2014 年第 56 期）封面

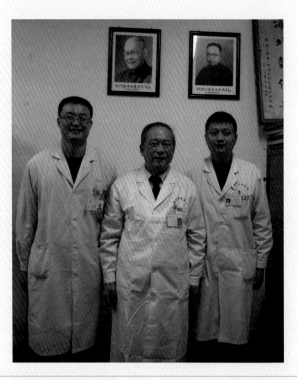

2014 年，泉州市中医院针灸科建立泉州留章杰中医针灸传习所，其间张永树与其弟子合影（左吴端淦，中张永树，右阮传亮）

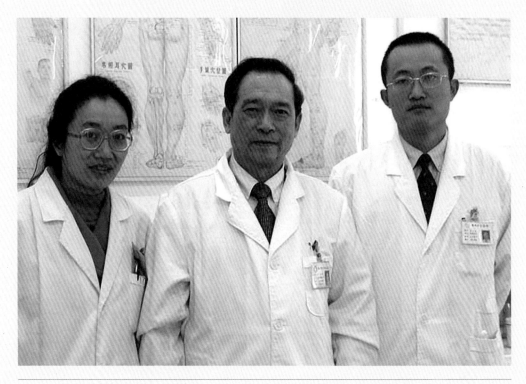

张永树与其学术继承人黎健、周文强合影（左黎健，中张永树，右周文强）